MDT Diagnosis and
Treatment of Classical Breast Cancer Cases

乳腺 MDT 经典病例
诊疗精粹解析

主 编 孙 涛

天津出版传媒集团

天津科技翻译出版有限公司

图书在版编目(CIP)数据

乳腺 MDT 经典病例诊疗精粹解析 / 孙涛主编. —天
津：天津科技翻译出版有限公司，2018.12
ISBN 978 - 7 - 5433 - 3895 - 1

Ⅰ．①乳…　Ⅱ．①孙…　Ⅲ．①乳腺癌 - 病案　Ⅳ．
①R737.9

中国版本图书馆 CIP 数据核字(2018)第 260680 号

出　　　　版:天津科技翻译出版有限公司
出 版 人:刘 庆
地　　　　址:天津市南开区白堤路 244 号
邮政编码:300192
电　　　话:(022)87894896
传　　　真:(022)87895650
网　　　址:www.tsttpc.com
印　　　刷:高教社(天津)印务有限公司
发　　　行:全国新华书店
版本记录:787×1092　16 开本　20 印张　450 千字
　　　　　2018 年 12 月第 1 版　2018 年 12 月第 1 次印刷
　　　　　定价:68.00 元

编者名单

主　　编　孙　涛

副 主 编　杨　谨　蔡　莉　佟仲生　李　曼

主编助理　井明晰　郭翔宇　徐君南

病例提供者（以姓氏汉语拼音为序）

曹　慧　　辽宁省肿瘤医院

陈哲灵　　西安交通大学第一附属医院

董丹凤　　西安交通大学第一附属医院

董旭媛　　西安交通大学第一附属医院

鄂　颖　　辽宁省肿瘤医院

高志超　　辽宁省肿瘤医院

贾羽丰　　辽宁省肿瘤医院

李　欢　　辽宁省肿瘤医院

李　曼　　大连医科大学第二附属医院

李　盼　　西安交通大学第一附属医院

孟文静　　天津市肿瘤医院

庞　慧　　哈尔滨医科大学附属肿瘤医院

邱瑞玥　　西安交通大学第一附属医院

任玉琳　　天津市肿瘤医院

申艳伟　　西安交通大学第一附属医院

宋　晨　　大连医科大学第二附属医院

孙思文　　大连医科大学第二附属医院

王　乐　　西安交通大学第一附属医院

王碧媛　　西安交通大学第一附属医院

王淑玲　　天津市肿瘤医院

吴　杰　　辽宁省肿瘤医院

吴　朔　　辽宁省肿瘤医院

闫　石　　哈尔滨医科大学附属肿瘤医院

杨　谨　　西安交通大学第一附属医院

张 杰　　天津市肿瘤医院
张 亮　　辽宁省肿瘤医院
张 咪　　西安交通大学第一附属医院
张继博　　天津市肿瘤医院
张灵小　　西安交通大学第一附属医院
赵 文　　西安交通大学第一附属医院
赵安帝　　西安交通大学第一附属医院
赵姗姗　　大连医科大学附属第二医院
赵晓艾　　西安交通大学第一附属医院
朱玉英　　天津市肿瘤医院

病例点评专家（以姓氏汉语拼音为序）
蔡 莉　　哈尔滨医科大学附属肿瘤医院
曹培龙　　西安交通大学第一附属医院
陈 杰　　天津市肿瘤医院
杜红文　　西安交通大学第一附属医院
段小艺　　西安交通大学第一附属医院
韩学哲　　西安交通大学第一附属医院
郝 玢　　哈尔滨医科大学附属肿瘤医院
何翠菊　　辽宁省肿瘤医院
何建军　　西安交通大学第一附属医院
井明晰　　辽宁省肿瘤医院
郎荣刚　　天津市肿瘤医院
李 兵　　哈尔滨医科大学附属肿瘤医院
李 霞　　辽宁省肿瘤医院
李晓梅　　哈尔滨医科大学附属肿瘤医院
刘 方　　天津市肿瘤医院
刘 红　　天津市肿瘤医院
刘 鹏　　天津市肿瘤医院
刘丽男　　辽宁省肿瘤医院
刘佩芳　　天津市肿瘤医院
孟喜君　　西安交通大学第一附属医院
任 予　　西安交通大学第一附属医院

邵真真　　　天津市肿瘤医院
宋丽萍　　　西安交通大学第一附属医院
王　珂　　　西安交通大学第一附属医院
王鸿雁　　　西安交通大学第一附属医院
徐君南　　　辽宁省肿瘤医院
许庆勇　　　哈尔滨医科大学附属肿瘤医院
杨　谨　　　西安交通大学第一附属医院
杨筱凤　　　西安交通大学第一附属医院
尤海生　　　天津市肿瘤医院
张柏林　　　天津市肿瘤医院
张国强　　　哈尔滨医科大学附属肿瘤医院
张红霞　　　哈尔滨医科大学附属肿瘤医院
张晓智　　　西安交通大学第一附属医院
张艳华　　　哈尔滨医科大学附属肿瘤医院
张毅力　　　西安交通大学第一附属医院
赵　林　　　辽宁省肿瘤医院
赵晓艾　　　西安交通大学第一附属医院
周　灿　　　西安交通大学第一附属医院
朱　莉　　　天津市肿瘤医院

前　言

在医学高度发达的今天，恶性肿瘤仍是居民健康的头号杀手。其中乳腺癌发病率占据女性恶性肿瘤之首，作为乳腺癌临床工作者，我们需不断提高对乳腺癌的预防和诊治水平。

在临床实践中，多学科综合治疗(MDT)模式的建立与推广，作为乳腺癌的规范化、科学化和精准化治疗的基础，使我们在乳腺癌的治疗中百尺竿头更进一步。"以证据为导向，以患者为中心，注重个体化治疗"，多学科综合治疗模式已在部分医院推广。多个学科专家围绕某一病例进行专业化讨论，综合意见后为患者制订最佳的治疗方案，为患者提供规范全面的治疗。患者作为一个系统性的整体，乳腺癌往往合并其他的肿瘤性或非肿瘤性疾病，MDT模式的优势在于可以最大程度整合多个学科的理念与技术，从而实现乳腺癌诊疗模式的个体化、科学化与规范化。

中国有一句古话称为"授人以鱼不如授人以渔"，作为以"病例为先导，问题为基础"的启发式教育模式，以问题为导向的学习方法(PBL)教学模式，能够举一反三，触类旁通，充分调动学习者的积极性，培养高水准的临床医学人才。

本书将MDT与PBL模式巧妙结合，通过搜集的全国范围内多家大型乳腺中心机构的大量乳腺癌典型病例，重点介绍最新的乳腺癌诊治理念。全书共设基于分子分型诊治的典型病例和特殊病例4个章节，囊括专家点评及典型病例诊疗过程，其中包含治疗方案的选择、疗效评估及预后情况，力求将完整信息展现给读者，并在每一个病例诊治的各阶段有专家点评部分，包括乳腺外科、肿瘤内科、放疗科、影像科、病理科等科室的知名专家对病例进行多层次、多维度解析，通过对不同分子分型及特殊类型病例的解析及点评，个体化展现不同分子分型的治疗特点，让读者有最大的获益。值得一提的是，本书所介绍的内容实用性极强，特别适合广大乳腺肿瘤专业医生及相关人士使用。

医学的迅猛发展，尤其是乳腺癌的研究日新月异，诊治方法层出不穷，医疗指南更新迭代。虽然本书中的某些病例可能存在落后于新技术和新治疗的瑕疵，但我们仍可以从中汲取宝贵的经验与教训。只有不断地学习与进步，积累经验，勇于思索，始终坚持从医疗实践中总结与探寻，才能更好地服务患者，切实提升诊治过程中的能力与水平。希望本书可以抛砖引玉，触类旁通，对广大临床医生有所助益。

目　录

第 **1** 章
HR阳性乳腺癌病例

病例 1：转移性乳腺癌的全程管理

★ 病史简介

患者，女性，61 岁，因"乳腺癌术后 8 年余，6 周期化疗后 7 年余"入院。2005 年 6 月，因发现左乳包块于外院行包块切除术，术后病理提示为左乳单纯癌。我院会诊，其免疫组化：雌激素受体(ER)(2+)、孕激素受体(PR)(−)、人表皮生长因子受体-2(HER-2)(2+)。2005 年 8 月于我院行改良根治术，术后病理(059093)提示：左乳腺改良根治切除标本内未见癌组织，周围乳腺增生症改变，乳头及手术基底无癌组织。同侧腋窝淋巴结 2/12 有癌转移。术后，于 2005 年 10 月至 2006 年 2 月行 6 个周期 CAF(环磷酰胺 CTX+阿霉素+5-Fu)辅助化疗，具体：环磷酰胺(CTX)(0.8g，每天 1 次，8 天为 1 个周期)+吡柔比星(60mg，每天 1 次)+CF(0.3g，每天 1 次，8 天为 1 个周期)+5-Fu(0.75g，每天 1 次，8 天为 1 个周期)。化疗结束后，口服他莫昔芬(TAM)内分泌治疗，未行放疗。2011 年 11 月，患者出现左下肢疼痛，于外院行骨盆平片显示：左侧髂骨、左侧耻骨上下支、左侧耻骨、坐骨溶骨性骨质破坏，边界不清，考虑转移，给予来曲唑+双膦酸盐治疗，定期复查。2013 年 12 月，出现左下肢疼痛并进行性加重，为进一步治疗来我院就诊。

既往史：否认高血压、糖尿病、冠心病、外伤史，23 年前行阑尾切除术。

个人史：否认有烟、酒等嗜好，适龄结婚，月经史为初潮年龄 14 岁，绝经年龄 49 岁。

家族史：无肿瘤家族史。

入院查体：身高为 165cm，体重为 63kg，卡氏功能状态评分(KPS)评分为 80 分，左侧胸壁可见 20cm 长的术后瘢痕，愈合良好，心、肺、腹查体未见明显异常。

肿瘤标志物：癌胚抗原(CEA)为 3.34 μg/L，糖类抗原 153 为 19.72U/mL。

骨扫描：全身多发骨转移瘤。

CT(2013 年 12 月 21 日)：左肺上叶前段及左肺上叶近胸膜下、右肺上叶后段近胸膜下、右肺下叶背段多发小结节，骨窗见胸 8、10 椎体内结节样高密度影，转移不除外。

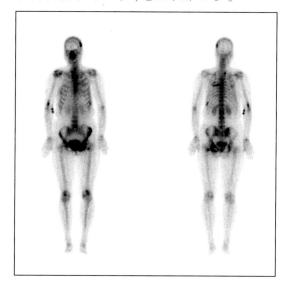

图 1-1-1

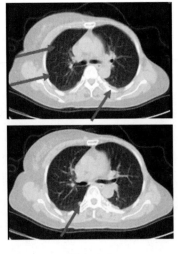

图 1-1-2　　　　　　　　　　　　　　　　图 1-1-3

入院诊断：乳腺癌术后Ⅳ期，骨转移，肺转移。

问题：对复发转移性乳腺癌如何治疗？

□ 化疗(单药/联合/序贯)　　□内分泌治疗　　□放疗

肿瘤内科专家赵晓艾点评：患者系乳腺癌术后 8 年，术后行 CAF 辅助化疗。化疗结束后，又先后行他莫昔芬及来曲唑内分泌治疗。目前，出现骨及肺的转移。对此类复发转移性乳腺癌的治疗，应根据分型选择。激素受体[ER 和(或)PR]阳性、疾病发展缓慢、无内脏转移或无症状的内脏转移的患者，首选内分泌治疗；HER-2 阳性复发转移性乳腺癌的患者，首选抗 HER-2 联合化疗；激素受体阴性、有症状的内脏转移或激素受体阳性但对内分泌治疗无效的患者，应考虑化疗。

本例患者为激素受体阳性晚期乳腺癌，内分泌治疗后，疾病进展，目前存在明显的骨痛症状，并且短期内进行性加重。因此，可考虑化疗+局部放疗。选择药物的单药或者联合化疗应了解两者效果。单药化疗优势在于毒性较轻，在改善总生存期(OS)上，与联合用药没有差异，对肿瘤负荷较低、无症状的患者更优；而联合化疗的优势在于显效快，疗效高，但毒性较大，对疾病快速进展、需要快速缓解症状/疾病的患者，或危及生命的内脏转移的患者，应选择联合化疗。

放疗专家张晓智点评：脊椎、股骨等负重部位骨转移并发病理性骨折的危险性约为 30%，病理性骨折将显著影响患者的生存质量和生存时间。放射治疗是乳腺癌骨转移姑息性治疗的有效方法，可以缓解骨疼痛，减少病理性骨折的危险。此患者系乳腺癌晚期，骨扫描提示全身多发骨转移瘤，目前骨痛症状明显。在胸椎多处有骨转移病灶，并且有病理性骨折的风险，针对胸椎的病灶可进行适当放疗治疗，防止发生病理性骨折。

骨科专家韩学哲点评：CT 骨窗见胸 8、10 椎体内结节样高密度影，考虑骨转移，但目前椎体稳定性尚可，手术意义不大。若后期出现神经、脊髓压迫或肢体功能障碍，可考虑外科干预，行骨损伤固定术、置换术或神经松解术。

一线化疗:2013 年 12 月 31 日至 2014 年 4 月 23 日,行 TP 方案[多西他赛(TXT)(100mg,每天1 次)+顺铂(DDP)(50mg,每天 1~2 次)]6 个周期,并行胸椎放疗及双膦酸盐护骨治疗。第 2、4、6个周期后,评价疗效为疾病稳定(SD)。

2014 年 2 月 14 日　　　　2014 年 4 月 1 日　　　　2014 年 5 月 14 日

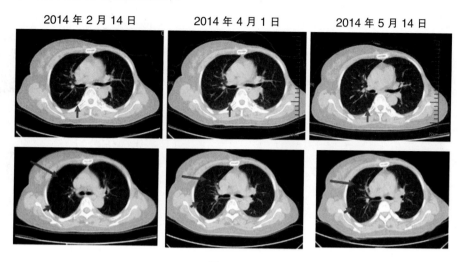

图 1-1-4

2014 年 5 月 14 日开始,依西美坦内分泌维持治疗+双膦酸盐。

复查 CT:双肺多发小结节影变化不明显,骨窗见胸 8、10 椎体内结节样高密度影,转移不除外,与此前比较未见明显变化。

骨 ECT:全身多发骨转移,与 2014 年 12 月之前的片子相比,病灶范围及核素浓集程度较前好转,疗效评价为 SD。

2014 年 11 月 4 日　　　　2015 年 2 月 11 日　　　　2015 年 8 月 12 日

2014 年 1 月 2 日　　　　　　　　　2015 年 6 月 9 日

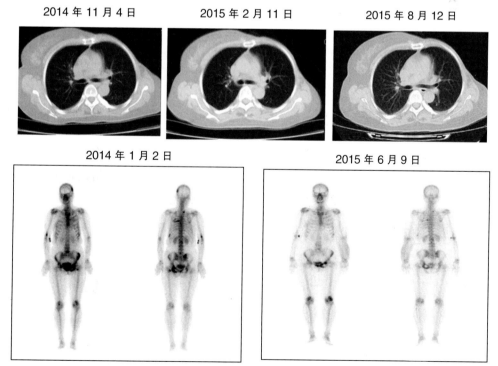

图 1-1-5

2016 年 11 月 1 日,**复查胸腹部 CT:**与 2015 年 8 月 12 日的 CT 片比较,新发肝内多发低密度影,左侧第 6 后肋骨质破坏及骨质增生变化,左侧第 9、10 后肋融合,较前未见显著变化;骨 ECT:对比病灶之前的片子(2015 年 6 月)数目增多。

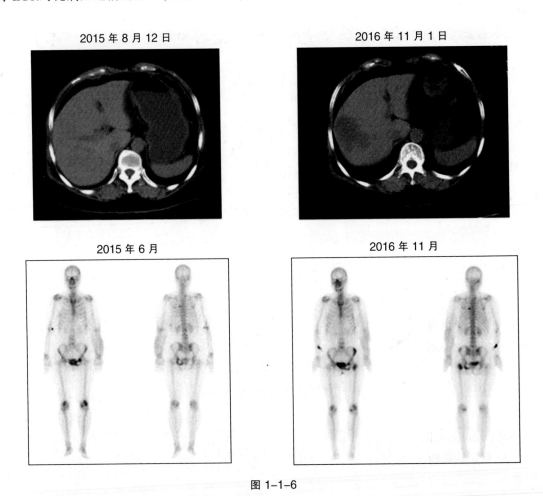

2015 年 8 月 12 日　　　　　　　　2016 年 11 月 1 日

2015 年 6 月　　　　　　　　2016 年 11 月

图 1-1-6

肝占位穿刺活检病理:ER(弱+,10%)、PR(中+,20%)、HER-2(1+)、P53(+ 10%)、Mammaglobin(+)、CK5/6(−)、Ki67(+ 70%)、HP-1(−)、GPC-3(−)、CK7(−)。

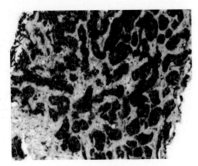

图 1-1-7　HE 10X 癌细胞核大,深染。(见彩图)

诊断：乳腺癌术后Ⅳ期,骨转移,肺转移,肝转移。

问题：①肺部病灶持续稳定,再审视其是否为转移灶？②原位灶和转移灶的病理如何对比？③如何进行下一步治疗？

医学影像科专家张毅力点评：在肺部影像学上发现占位性病灶,若为恶性则有生长的特点,没有生长就不是肿瘤。对于持续稳定的小结节,等待和观察是一种有效的办法。目前为止,肯定的、广泛认可的良性肺结节的放射学诊断标准只有良性型钙化,以及随访 2 年无生长。肺结节的大小与恶性程度有一定相关性,但也不完全一致。若是肺较大的结节,应首先假定为恶性,然后寻找证据去否定；对于肺微小结节,应先假定病变是良性,再寻找证据来确认恶性病变。该患者的肺部结节随访 2 年持续稳定,没有随治疗改变,不能排除良性疾病的可能。

病理学专家王鸿雁点评：2010 年,欧洲肿瘤内科学会(EMSO)相关指南中已明确指出,要尽可能评估转移灶生物标志物状态。2011 年,NCCN 指南亦建议,应对复发转移灶重新活检。本例患者术后 11 年出现肝脏新发病灶,并且已经过术后辅助及一线治疗,具有明确的再活检指征。再次活检的意义在于,明确目前的肿瘤分子分型及寻找可能的靶向治疗机会。

肿瘤内科专家赵晓艾点评：患者在经过一线的内分泌及化疗治疗后,出现肝脏新发病灶,内分泌治疗维持时间约为 2 年,肝脏穿刺活检病理提示 ER(弱+,10%)、PR(中+,20%)、HER-2(1+)。此时的 ER(弱+10%)表达水平较前降低,对于 ER 低水平表达(1%~10%弱阳性)的患者,内分泌治疗的获益有限,需要慎重考虑,从而制订最佳的方案。文献报道,约 30%激素受体阳性乳腺癌患者对内分泌治疗会原发耐药,而几乎全部患者在后续治疗中会继发耐药。而氟维司群作为雌激素受体下调剂,具有独特的作用机制以及降解雌激素受体的能力,可用于转移乳腺癌(MBC)的二线治疗。PALOMA 3 研究报道了氟维司群联合 CDK4/6 抑制剂 palbociclib 治疗激素受体阳性晚期乳腺癌的随机对照Ⅲ期研究,入组患者均为辅助内分泌治疗耐药。结果表明,氟维司群联合 palbociclib 较单药氟维司群组使无进展生存期(PFS)延长至 9.2 个月,证明 CDK4/6 抑制剂与内分泌药物联合可能成为逆转内分泌耐药的新模式。综上所述,氟维司群,或者氟维司群联合 CDK4/6 抑制剂,也是二线治疗的选择,但从经济角度及药物获得渠道上考虑,本例患者肝转移后,选择化疗。如果一线化疗已经选择紫杉醇联合铂类,二线化疗可选择吉西他滨。吉西他滨(中国注册)临床研究表明,对于经蒽环类治疗的中国晚期乳腺癌患者,GT 方案[吉西他滨(GEM)+紫杉醇(TAX)]治疗的缓解率可达 50%。

二线化疗：2016 年 11 月 4 日起至 2017 年 4 月 27 日,行 GT 方案[吉西他滨(1.4g,每天 1 次,8 天)+紫杉醇酯质体(240mg,每天 1 次)]8 个周期,骨髓抑制Ⅱ度,消化道反应Ⅰ度。

2、4 个周期后,评价疗效为 SD,6 个周期后,评价为部分缓解(PR)。

2017 年 5 月 23 日,行卡培他滨(1.5g,每天 2 次,口服),3 个周期至今。

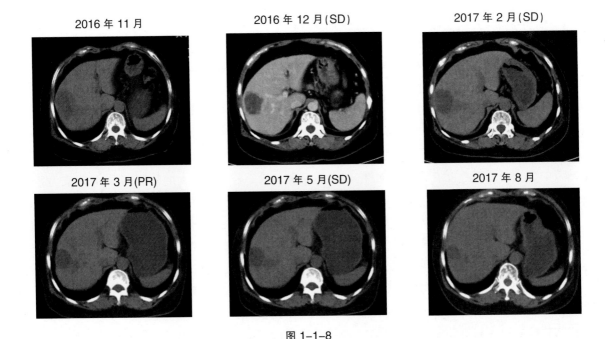

2016 年 11 月　　　2016 年 12 月(SD)　　　2017 年 2 月(SD)

2017 年 3 月(PR)　　　2017 年 5 月(SD)　　　2017 年 8 月

图 1-1-8

问题：如何进行维持治疗？

□维持治疗药物　　□长期维持的毒副反应及处理

肿瘤内科专家赵晓艾点评：患者行二线 GT 方案治疗 6 个周期，考虑进入维持治疗阶段。2013 年，一项前瞻性Ⅲ期临床研究(KCSG-BR0702)表明，对于 6 个周期 GT 一线化疗获得完全缓解(CR)、PR 或 SD 的晚期乳腺癌患者，随机分组后，继续 GT 维持治疗较单纯观察可显著延长 PFS 和 OS，毒性反应可控，而且生活质量不受影响。亚组分析表明，绝经前、≤50 岁、CR+PR、内脏转移、激素受体阴性、转移灶≥2 等亚组患者，从 GT 维持治疗中获益更大，提示对于这部分患者，继续 GT 方案维持治疗可以巩固一线方案疗效，延长生存。该患者虽然 GT 非一线治疗，但考虑到 GT 方案的安全性和有效性，可在维持治疗中选择。卡培他滨作为一种新型的口服氟尿嘧啶类药物，疗效与安全性已在晚期乳腺癌治疗中得到了证实，而且具有口服方便、减轻患者频繁入院就医的负担，适合长期用药等特点，使其在晚期乳腺癌维持治疗中发挥了重要作用。患者选择的是卡培他滨作为维持治疗，原则上是可行的。

药理学专家尤海生点评：患者选择的维持药物为卡培他滨，需要注意限制剂量的毒性包括：腹泻、腹痛、恶心、胃炎及手足综合征。几乎近一半使用卡培他滨的患者发生手足综合征，但多为 1~2 级，3 级综合征者不多见。多数副反应可以消失，尽管需要暂时停止用药或减少用量，但无须长期停止治疗。患者靶病灶包括肝脏病灶，而对肝转移引起的轻度至中度肝功能不全的患者所进行的卡培他滨药代动力学研究表明，无需对这类患者做剂量调整。卡培他滨所引起的毒性有时需要做对症处理或对剂量进行调整(停药或减量)。一旦减量，以后不能再增加剂量。如停药后需继续治疗，则应考虑到患者的最大益处，且在毒性症状恢复至 0~1 级水平时，以推荐剂量的 50% 进行使用。

经验教训

　　患者于 2005 年 8 月,行乳腺癌手术,术后病理 HER-2 (2+)。因此,应进一步明确 HER-2 状态。同侧腋窝淋巴结 2/12,有癌转移,术后应选择蒽环、紫杉类药物辅助化疗,这是因为 CAF 强度不够。一线骨转移后,出现肝转移,没有明显内脏危象,治疗也可考虑内分泌治疗,其等效低毒,会使患者的生活质量更好。

要点总结

1.晚期乳腺癌的基本现状

　　乳腺癌是女性最常见的肿瘤之一,也是女性癌症死亡的主要原因[1]。大多数乳腺癌死亡原因不是由于原发肿瘤本身,而是由于疾病发生转移[2]。对于晚期转移性乳腺癌患者,其治疗策略和早期患者基本是相同的,仍是基于其分子分型来选择治疗策略,如激素受体阳性的晚期转移性乳腺癌,不断涌现的内分泌治疗药物为复发或转移性疾病提供了治疗药物的最佳次序和组合的机会。随着内分泌治疗药物的不断涌现和现有的靶向治疗药物,中位生存可以延长到 5 年。目前的策略集中于与生长因子和 PI3K 通路靶向药物(如吉非替尼和依维莫司)的组合[3,4]。在 TAILORx 试验中,ER +背景下个体化治疗的基因正在试验中。这个随机 III 期临床试验的目的是,通过使用 21-基因标签 Oncotype DX.37 进行分类,为淋巴结阴性的 ER 阳性乳腺癌患者确定最佳的个体化治疗方案[5]。HER-2 阳性乳腺癌患者从 HER-2 靶向治疗中获益明显,如曲妥珠单抗联合化疗在辅助治疗和转移性疾病的治疗[6]。而曲妥珠单抗治疗后失败的患者还可从拉帕替尼中获益[7]。此外,包括帕妥珠单抗和 TDM-1 在内的几个针对 HER 超家族的药物也在临床研究当中[8]。对于 HER-2 阳性乳腺癌患者,抗 HER-2 靶向治疗药物在临床的广泛应用,也在一定程度上改写了这类乳腺癌患者的自然病程。对于三阴性乳腺癌(INBC)患者,目前临床上可用的治疗只有化疗,这一亚型的乳腺癌患者,是预后比较差的一个分子亚型。

2. 晚期乳腺癌的全程管理

　　近年来,由于乳腺癌治疗的改善和提高,患者生存时间大大延长。2006 年以来,世界卫生组织(WHO)等国际权威机构纷纷将癌症重新定义为可以调控、治疗,甚至治愈的慢性病。近 30 年来,癌症治疗新趋势修正了癌症治疗的成功标准,即不是肿瘤组织的缩小或消失,而是生存期的延长与生存质量的提升。

　　2013 年,我国学者提出了晚期乳腺癌"全程管理"的治疗理念,其以晚期乳腺癌"慢性病"和"维持治疗"为基础,并推荐晚期乳腺癌应持续治疗直至疾病进展[9]。在面对晚期患者时,心中树立全程管理的概念,将一线治疗和维持治疗贯穿始终。在这个过程中，一定要加强对患者不良反应的处理，同时还要强调对患者的依从性管理。

3.晚期乳腺癌的治疗原则

晚期乳腺癌的治疗主要遵循三大原则：①以分子分型为基础；②以综合治疗为中心；③以维持治疗为重点。治疗应基于以下考虑：①HR 和 HER-2 状态、既往治疗（疗效、毒性、耐受性等）、无病间期、肿瘤负荷（转移部位和数量）、年龄、全身状况、月经状态和并发症。还应根据患者的症状严重程度，疾病和（或）症状的快速控制需要以及患者的社会、经济和心理状况进行调整。②如果原发灶和转移灶之间的分子检测结果不一致，有一个病变显示阳性 [HR 和（或）HER-2]，则可基于该阳性选择内分泌治疗和（或）抗 HER-2 治疗[10]。③Ⅳ期乳腺癌患者是否可以切除原发病灶，仍有争议[11]。部分患者可行姑息性手术。

4.晚期乳腺癌一线化疗方案的选择

大多数 MBC 是不可治愈的。在确保生活质量的基础上，治疗的目的包括：控制肿瘤、缓解症状、延长肿瘤控制时间、尽可能延长患者的生存期。化疗使用细胞毒性药物来杀死肿瘤细胞，具有较高的功效，比内分泌治疗发挥作用更快，然而，毒副作用往往伴随着更高的治疗效应，从而恶化了患者的生活质量。因此，化疗通常用于激素受体阴性患者。在激素受体阳性患者中，如果发生内脏危象、疾病进展迅速和（或）症状明显或患者出现内分泌治疗耐药，则可考虑化疗。

治疗方案的选择和治疗的持续时间应基于治疗的有效性和患者的耐受性。如果一个方案是有效的，则应该持续到疾病发展或出现不可耐受的毒性。目前晚期乳腺癌的化疗有两种方式：一种是两药联合的化疗方案，另一种是单药化疗。两种方式都是合理的选择。疾病的治愈不再是 MBC 患者的治疗目标。相反，患者的生活质量应该得到保证。因此，单药治疗是首选[12, 13]。基于目前的数据，联合化疗可应用于疾病进展迅速、内脏危象或要求迅速解决症状和（或）控制疾病进展的患者。在先前未接受蒽环类或紫杉烷辅助治疗的 HER-2 阴性 MBC 患者中，通常选择基于蒽环类或紫杉类的方案，并且可以选择单一疗法或联合疗法用于一线治疗。在对蒽环类药物耐药或达到蒽环类最大累积剂量或已经产生蒽环类药物的剂量限制性毒性（如心脏毒性）的未经紫杉烷治疗的 MBC 患者中，基于紫杉烷的方案经常用于随后的治疗，单一疗法是首选的治疗方法。如果紫杉烷用于辅助治疗和紫杉烷类辅助治疗完成 1 年后的肿瘤进展，则紫杉烷仍可在复发/转移后使用。在以往，紫杉类单药是内脏转移乳腺癌的一种标准治疗，而后续上市的新药或联合治疗方案均以紫杉类单药作为对照。2004 年发表的一项研究比较了 GT 方案和紫杉醇单药，结果证实了 GT 方案使患者的客观缓解率（ORR）获得了显著改善，并使患者的疾病进展时间（TTP）和 OS 分别延长了 2.2 个月和 2.8 个月，具有显著的统计学意义[14]。基于 GT 方案对患者 ORR、TTP 和 OS 的改善，该方案令人印象深刻。一些Ⅱ期试验也对 GT 方案进行了研究，结果证实了该方案的一致疗效[15, 16]。

内脏转移乳腺癌患者的生存期相对较短，大多不超过 1 年，如果能够在临床实践中制订好的方案，使患者的生存延长到 16 个月甚至更长，这将具有重要的意义。每个方案的持续时间（周期数）和多线化疗的应用，应根据每个患者的具体情况进行量身定制。一项荟萃分析[17]提示，一线化疗持续时间长，既可延长疾病控制时间，也可延长 OS。此外，KCSG-BR07-02 研究提示[15]，在以 GT 全身治疗为基础后，继续 GT 维持使中位 PFS 延长至 7.5 个月，OS 延长至 32.3 个月。因此,一线治疗可以维持到疾病进展或发展成难以忍受的毒性。

5. 维持化疗的方案选择

对于乳腺癌的维持治疗,主要是指晚期转移性乳腺癌的一线治疗当中,通过药物治疗,得到完全缓解、部分缓解以及稳定的这部分患者,继续给予药物的治疗,叫作维持治疗。在对化疗反应良好的 HR 阳性乳腺癌患者中,使用化疗或内分泌治疗的维持治疗是合理的选择。在有效的化疗后的维持治疗期间,最初的方案或其中一种药物可以用于维持。或者,口服化疗药物(如卡培他滨)可用于维持。2013 年,韩国的 BR0702 研究中[18],吉西他滨联合紫杉醇作为维持治疗使患者的 PFS 达到了 7.5 个月,而观察组只有 3.8 个月。患者的生存期达到了 32.3 个月,而观察组只有 23.8 个月。亚组分析提示,对于那些年龄≤50 岁、HR 阴性、绝经前、通过晚期一线的治疗能够达到完全缓解或者是部分缓解的患者,以及伴有内脏转移、肿瘤负荷比较大的患者,采用维持治疗,获益更明显。

(董旭媛　赵晓艾　西安交通大学第一附属医院)

参考文献

[1] Jemal A, Bray F, Center MM, Ferlay J, Ward E, Forman D. Global cancer statistics. CA Cancer J Clin. 2011. 61(2): 69–90.

[2] Weigelt B, Peterse JL, van't Veer LJ. Breast cancer metastasis: markers and models. Nat Rev Cancer. 2005. 5(8): 591–602.

[3] Di LA, Malorni L. Polyendocrine treatment in estrogen receptor-positive breast cancer: a "FACT" yet to be proven. J Clin Oncol. 2012. 30(16): 1897–1900.

[4] Loi S, Michiels S, Baselga J, et al. PIK3CA genotype and a PIK3CA mutation-related gene signature and response to everolimus and letrozole in estrogen receptor positive breast cancer. PLoS One. 2013. 8(1): e53292.

[5] Sparano JA. TAILORx: trial assigning individualized options for treatment (Rx). Clin Breast Cancer. 2006. 7(4): 347–350.

[6] Vogel CL, Cobleigh MA, Tripathy D, et al. Efficacy and safety of trastuzumab as a single agent in first-line treatment of HER2-overexpressing metastatic breast cancer. J Clin Oncol. 2002. 20(3): 719–726.

[7] Blackwell KL, Burstein HJ, Storniolo AM, et al. Overall survival benefit with lapatinib in combination with trastuzumab for patients with human epidermal growth factor receptor 2-positive metastatic breast cancer: final results from the EGF104900 Study. J Clin Oncol. 2012. 30(21): 2585–2592.

[8] Swain SM, Kim SB, Cortés J, et al. Pertuzumab, trastuzumab, and docetaxel for HER2-positive metastatic breast cancer (CLEOPATRA study): overall survival results from a randomised, double-blind, placebo-controlled, phase 3 study. Lancet Oncol. 2013. 14(6): 461–471.

[9] Carlson RW, Allred DC, Anderson BO, et al. Metastatic breast cancer, version 1.2012: featured updates to the NCCN guidelines. J Natl Compr Canc Netw. 2012. 10(7): 821–829.

[10] Arslan C, Sari E, Aksoy S, Altundag K. Variation in hormone receptor and HER-2 status between primary and metastatic breast cancer: review of the literature. Expert Opin Ther Targets. 2011. 15(1): 21–30.

[11] Piccart-Gebhart MJ, Burzykowski T, Buyse M, et al. Taxanes alone or in combination with anthracyclines as first-line therapy of patients with metastatic breast cancer. J Clin Oncol. 2008. 26(12): 1980–1986.

[12] Huang HY, Jiang ZF, Wang T, et al. Efficacy and safety of regimens of capecitabine-based chemotherapy in the treatment of advanced breast cancer. Zhonghua Zhong Liu Za Zhi. 2011. 33(11): 850–853.

[13] Albain KS, Nag SM, Calderillo-Ruiz G, et al. Gemcitabine plus Paclitaxel versus Paclitaxel monotherapy in patients with metastatic breast cancer and prior anthracycline treatment. J Clin Oncol. 2008. 26 (24): 3950–3457.

[14] Park YH, Jung KH, Im SA, et al. Phase III, multicenter, randomized trial of maintenance chemotherapy versus observation in patients with metastatic breast cancer after achieving disease control with six cycles of gemcitabine plus paclitaxel as first-line chemotherapy: KCSG-BR07-02. J Clin Oncol. 2013. 31 (14): 1732–1739.

[15] Nielsen DL, Bjerre KD, Jakobsen EH, et al. Gemcitabine plus docetaxel versus docetaxel in patients with predominantly human epidermal growth factor receptor 2-negative locally advanced or metastatic breast cancer: a randomized, phase III study by the Danish Breast Cancer Cooperative Group. J Clin Oncol. 2011. 29(36): 4748–4754.

[16] Gennari A, Stockler M, Puntoni M, et al. Duration of chemotherapy for metastatic breast cancer: a systematic review and meta-analysis of randomized clinical trials. J Clin Oncol. 2011. 29(16): 2144–2149.

[17] Alba E, Ruiz-Borrego M, Margelí M, et al. Maintenance treatment with pegylated liposomal doxorubicin versus observation following induction chemotherapy for metastatic breast cancer: GEICAM 2001–01 study. Breast Cancer Res Treat. 2010. 122(1): 169–176.

[18] Park YH, Jung KH, Im SA, et al. Quality of life (QoL) in metastatic breast cancer patients with maintenance paclitaxel plus gemcitabine (PG) chemotherapy: results from phase III, multicenter, randomized trial of maintenance chemotherapy versus observation (KCSG-BR07-02). Breast Cancer Res Treat. 2015. 152(1): 77–85.

病例 2：激素受体阳性/HER-2 阴性乳腺癌的治疗

★ 病史简介

患者，女性，75 岁。因"右乳癌保乳根治术后 8 年，发现肝脏占位 1 个月"，收入西安交通大学第一附属医院肿瘤内科。

2007 年，无意中发现右乳内下象限距乳头约 2cm 处，有 1 个 2.6cm×2.8cm×2.2cm 肿块，质硬，活动度差，局部皮肤内陷，无红肿、发热及疼痛。2007 年 8 月 27 日，在外院行穿刺活检提示：右乳浸润性导管癌 II 级，免疫组化：ER(++)、PR(+)、HER-2(−)、Ki67 为 19%。行新辅助化疗：TEC[紫杉醇(TAX)+表柔比星(EPI)+环磷酰胺(CTX)]方案×2 周期、AC 方案×1 周期（具体不详），包块缩小。2007 年 10 月 30 日，行"右乳癌保乳根治术"。术后病理：右乳浸润性导管癌 II 级，手术切缘未见癌细胞，右腋窝淋巴结查见癌转移（1/7）。术后诊断：右乳浸润性导管癌（ypT2N1M0 II B 期）LuminalB 型。术后行 TEC 方案辅助化疗 3 个周期；化疗后，行右乳及引流区域淋巴结放射治疗。2008 年，开始口服阿那曲唑内分泌治疗。2011 年，"脑出血"后，停药。2015 年 7 月，出现肝区不适，增强 CT 显示肝左、右叶多发病灶，强化改变；考虑为肝恶性肿瘤、转移瘤或其他肿瘤。

既往：无特殊。

入院查体：疼痛数字评价量表(NRS)为 0 分，身高为 161cm，体重为 51kg，BSA 为 1.52m²，KPS 评分为 80 分。营养中等，左乳缺如，浅表淋巴结未触及肿大，心肺腹未见明显异常。

2015 年 8 月 4 日的胸腹部 CT 平扫显示：①右肺胸膜下结节，左肺多发结节，考虑转移；②肝内多发类圆形低密度影，考虑转移；③左侧肾上腺结合部结节影，考虑肺转移灶、肾上腺病灶 CT 影像。

后续了解：超声引导下行肝占位穿刺活检，病理提示：小块纤维组织内低分化腺癌浸润，片内结构结合免疫组化染色结果符合乳腺癌转移。ER(强+，80%)、PR(中+，30%)、HER-2(1+)、P53(+ 10%)、Mammaglobin(+)、CK5/6(−)、Ki67(+ 70%)、HP-1(−)、GPC-3(−)、CK7(−)。

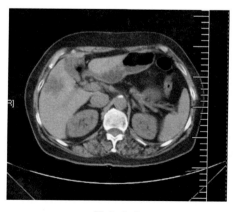

图 1-2-1

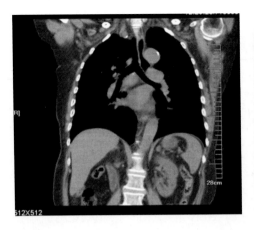
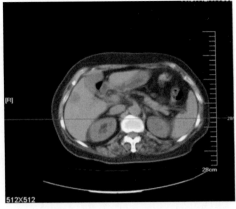

图 1-2-2

目前诊断:右乳腺癌保乳术后(rT2N1M1 Ⅳ 期),肝转移、肺转移、左侧肾上腺转移,脑出血后遗症期。

问题:一线治疗方案如何制订?

□ 化疗　　□ 内分泌治疗

乳腺科专家杨谨点评:患者,绝经后老年女性,诊断乳腺癌 8 年,因"肝区不适"来院,检查后,诊断为"肝转移、肺转移、左侧肾上腺转移",属于有症状的内脏转移,且范围较广、负荷较大。根据 CSCO 乳腺癌诊疗指南推荐,当具备以下 1 个因素即可考虑首选化疗:①有症状的内脏转移;②激素受体阳性但对内分泌治疗耐药。故建议一线先行全身化疗控制病情。根据 CSCO 乳腺癌治疗指南推荐,若既往蒽环类治疗失败,化疗的基本策略为以紫杉类药物为基础的方案:①紫杉类药物单药;②TX 方案:紫杉类药物联合卡培他滨;③GT 方案:吉西他滨联合紫杉类药物;可选方案:①卡培他滨;②长春瑞滨;③吉西他滨。故建议患者行 TX 方案化疗。

2015 年 8 月 11 日,行一线 TX 方案化疗 4 个周期,具体:紫杉醇酯质体(240mg,每天 1 次)+卡培他滨(1.5g,每天 2 次,口服,1~14 天为 1 个周期);疗效评估为 PR。

影像学评估

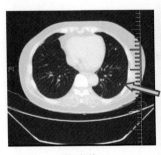
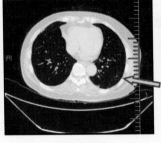
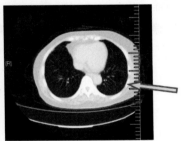

化疗前　　　　　　　2 个周期后　　　　　　　4 个周期后

图 1-2-3

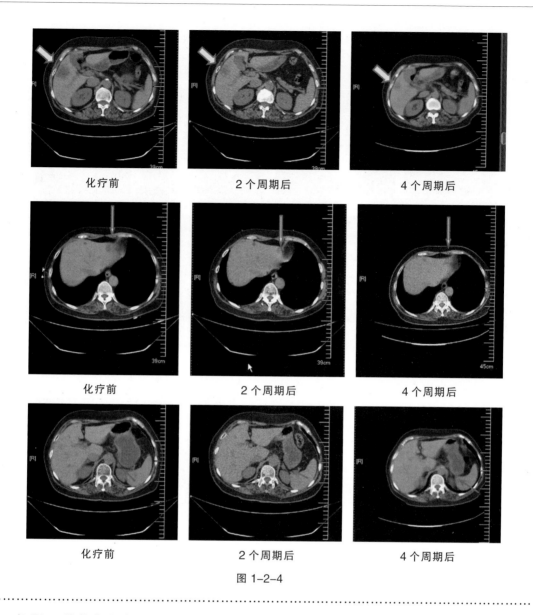

化疗前　　　　　2 个周期后　　　　　4 个周期后

化疗前　　　　　2 个周期后　　　　　4 个周期后

化疗前　　　　　2 个周期后　　　　　4 个周期后

图 1-2-4

问题：一线化疗有效后，下一步如何进行治疗？

□维持化疗　　□维持内分泌治疗

乳腺科专家杨谨点评：中国乳腺癌内分泌专家共识(2016)认为，HR 阳性乳腺癌化疗有效之后，采用单药化疗或内分泌维持都是合理的选择。一项针对激素受体阳性/HER-2 阴性晚期乳腺癌一线化疗后维持内分泌治疗的回顾性研究结果发现：维持内分泌治疗可显著延长 PFS (16.3 个月比 7.7 个月)及 OS(48.1 个月比 30 月)。患者一线化疗有效，病情稳定后，可考虑进入维持治疗，基于不良反应及生活质量，推荐转为内分泌维持治疗。在 FANCY 研究中，对 HR 阳性、HER-2 阴性晚期乳腺癌一线化疗后获得 CR/PR/SD 的患者，化疗后，用氟维司群内分泌维持治疗，中位 PFS 达 16.1 个月，有 14% 的患者在使用氟维司群维持治疗期间甚至获得了疾病的进一步缓解。本患者的 ER(强+,80%)、PR(中+,30%)，可考虑使用氟维司群进行维持内分泌治疗。

2015 年 11 月 3 日,调整为氟维司群内分泌维持治疗:氟维司群 500mg,肌内注射。

影像学评估

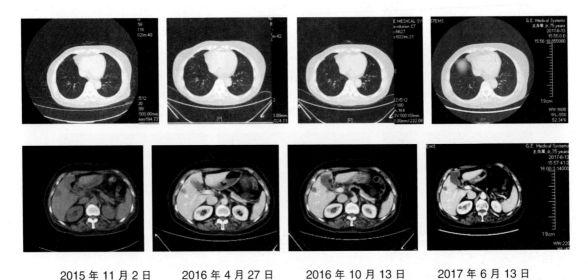

2015 年 11 月 2 日	2016 年 4 月 27 日	2016 年 10 月 13 日	2017 年 6 月 13 日

图 1-2-5

经验教训

内分泌治疗是激素受体阳性乳腺癌的主要治疗手段。晚期乳腺癌不可治愈,属于姑息性治疗,通过一种细水长流的方法达到延长生命的目的,即所谓维持治疗和全程管理。内分泌治疗恰恰有着较好的耐受性,而且易于维持。HR 阳性乳腺癌化疗有效之后,推荐转化为内分泌维持治疗。

要点总结

1.乳腺癌新辅助治疗的指征及方案选择

CSCO 乳腺癌诊疗指南(2017)推荐的乳腺癌新辅助治疗指征为:肿块较大(>5cm)、腋窝淋巴结转移、HER-2 阳性、三阴性、有保乳意愿但肿瘤大小与乳房体积比例大而难以保乳者。St. Gallen 专家的投票表明,对于 HER-2 阳性、三阴性早期乳腺癌(Ⅱ期以下),即使可以保乳,绝大部分专家仍支持其化疗应该在新辅助阶段进行。2010 年,国际乳腺癌新辅助治疗专家共识不仅进一步明确了"新辅助系统治疗是可手术乳腺癌的一个标准处理选择"的理念,还强调"预期高病理完全缓解(pCR)亚组人群"应优选这一策略,但高 pCR 亚组人群仅包括 HER-2 阳性及三阴性乳腺癌,并未提及激素受体阳性亚组。CSCO 乳腺癌诊疗指南(2017)中推荐新辅助化疗的基本策略:同时包含蒽环类(简称 A,包括多柔比星、表柔比星)和紫杉类(简称 T,包括紫杉醇、多西紫杉醇)的治疗方案。蒽环类和紫杉类可选择联合使用,如 AT 方案、TAC 方案,或序贯使用,如 AC-T 方案。对于存在化疗禁忌证的高龄激素受体阳性(如 ER>50%)患者,推荐使用第三代芳香化酶抑制剂行新辅助内分泌治疗,包括阿那曲唑、来曲唑、依西美坦,每 2 个月进行一次疗效评价。治疗有效且可耐受者,可持续治疗至 6 个月。手术治疗后,行辅助内分泌治疗。绝经前患者术前新辅助内分泌治疗与术前新辅助化疗比较的临床研究有限,暂不推荐术前新辅助内分泌治疗。

2.新辅助治疗后的病理诊断

新辅助化疗后的乳腺标本的病理评估非常重要,这是因为,可借此判断疗效,并预测患者的预后[3]。化疗后,肿瘤在大体及组织学上产生诸多改变,给术后标本的病理评估带来一定困难。肿瘤大小的测量,可根据 2015 年的乳腺癌新辅助化疗后的病理诊断专家共识来进行,若为向心性退缩,据实测量;若为非向心性退缩,以其中浸润性癌的最大连续病灶作为分期依据。因而建议,在备注中写明存在多个病灶。化疗疗效的病理评估根据 Miller-Payne(MP)系统、残余肿瘤负荷评估系统(RCB)、Chevallier 系统、Sataloff 系统等进行系统评估。而新辅助化疗后的淋巴结状态则包括以下几类:淋巴结中有转移癌,且伴有化疗后改变;淋巴结中有转移癌,但缺乏化疗后改变;淋巴结中未见转移癌细胞,但可见化疗后改变,提示该淋巴结在化疗前有癌转移;淋巴结中未见转移癌细胞,且缺乏化疗后改变[4]。

3.乳腺癌术后区域淋巴结照射的争议

绝大多数女性乳腺癌患者保乳术后需要接受全乳放疗,在全乳放疗基础上增加区域淋巴结放疗是否可改善患者预后?尚存在争议。一项由加拿大癌症研究社团资助的临床研究将保乳手术和辅助系统治疗的淋巴结阳性或高危淋巴结阴性的女性早期乳腺癌患者随机分为两组:一组接受全乳放疗联合区域淋巴结放疗(区域淋巴结包括内乳、锁骨上和腋窝),另一组仅接受全乳放疗(对照组)。首要预后指标为总生存率,次要预后指标包括无疾病生存、单独的局部无病生存和远处无病生存。共有 1832 名女性患者在 2000 年 3 月至 2007 年 2 月期间入组研究,两组各有 916 名患者。中位随访时间为 9.5 年,经过 10 年的随访,两组之间总生存率无明显差异,区域淋巴结放疗组和对照组生存率分别为 82.8%和 81.8%(HR,0.91;95%置信区间为 0.72~1.13,P=0.38)。无疾病生存区域淋巴结放疗组更优,两组分别为 82.0%和 77.0%(HR,0.76,95%置信区间 0.61~0.94,P=0.01)。区域淋巴结放疗组的患者发生二级及以上的急性肺炎和淋巴水肿的比例更高(1.2%比 0.2%,P=0.01;8.4%比 4.5%,P=0.001)。可见在全乳放疗基础上增加区域淋巴结放疗不能改善淋巴结阳性或高危淋巴结阴性女性乳腺癌保乳患者的总生存,但可以降低乳腺癌局部复发风险[5]。另外,NCCN 指南认为,当患者手术方式为肿块切除时,若≥4 枚阳性淋巴结,推荐全乳放疗±瘤床增量照射;锁骨上下区域,内乳淋巴结及腋窝床任何有风险部位照射。如有放疗指征,化疗通常在放疗后进行。若为 1~3 枚阳性腋窝淋巴结,推荐全乳放疗±瘤床增量照射;应考虑锁骨上下区域、内乳淋巴结及腋窝床任何有风险部位照射。如有放疗指征,化疗通常在放疗后进行。若无阳性腋窝淋巴结,推荐全乳放疗±瘤床增量照射;中央/中心肿瘤或高危患者肿瘤>2cm 时,考虑区域淋巴结放疗,或在某些低危患者之中考虑加速部分乳腺照射(APBI);如有放疗指征,化疗通常在放疗后进行。当手术方式为全乳切除,若≥4 枚阳性淋巴结,推荐行胸壁放疗+锁骨上下区域、内乳淋巴结及腋窝床任何有风险部位照射;如有放疗指征,化疗通常在放疗后进行。若为 1~3 枚阳性腋窝淋巴结,强烈建议行胸壁放疗+锁骨上下区域、内乳淋巴结及腋窝床任何有风险部位照射;如有放疗指征,化疗通常在放疗后进行。若无阳性腋窝淋巴结且肿瘤>5cm 或切缘阳性,考虑胸壁放疗±锁骨上下区域±内乳淋巴结及腋窝床任何有风险部位照射;如有放疗指征,化疗通常在放疗后进行。无阳性腋窝淋巴结且肿瘤≤5cm,切缘阴性<1mm,考虑胸壁放疗±中央/中心肿瘤或者高危患者肿瘤大于 2cm 时,考虑区域淋巴结放疗;如有放疗指征,化疗通常在放疗后进行。无阳性腋窝淋巴结且肿瘤≤5cm,切缘阴性≥1mm,不建议放疗。

4.绝经后激素受体阳性乳腺癌辅助内分泌治疗进展

辅助内分泌治疗对 HR 阳性的乳腺癌患者至关重要。根据 CSCO 乳腺癌诊疗指南的推荐,对 ER 阳性率为 1%~9%的患者,不建议放弃辅助内分泌治疗,一般在完成辅助化疗后,可考虑进行辅助内分泌治疗。但对于绝经前患者 ER 阳性率为 1%~9%的患者,不建议采用卵巢功能抑制联合口服内分泌药物的方案。

无论患者是否化疗,均应于手术前后、化疗之前判断患者的月经状态。绝经的定义一般是指月经永久性终止,提示卵巢合成的雌激素持续性减少。满足以下任意一条者,都可认为达到绝经状态:①双侧卵巢切除术后;②年龄≥60 岁;③年龄<60 岁,自然停经≥12 个月,在近 1 年未接受化疗、三苯氧胺、托瑞米芬或卵巢去势的情况下,FSH 和雌二醇水平在绝经后范围内;④年龄<60 岁,正在服用三苯氧胺或托瑞米芬的患者,卵泡刺激素(FSH)和雌二醇水平在绝经后范围内。

ATAC 研究随访 10 年结果显示,5 年 AI 治疗较 5 年 TAM 治疗可明显改善患者的无病生存,降低复发风险,因此确立了芳香化醇抑制剂(AI)作为绝经后早期乳腺癌患者辅助治疗标准方案的地位[6]。BIG1-98 研究除验证上述结果之外,还显示辅助治疗 5 年 TAM 与 AI 的换药方案较 5 年 AI 治疗的疗效并无明显差异。因而,建议初始辅助内分泌治疗时,为绝经后状态的患者使用 AI 5 年治疗,确实存在 AI 使用禁忌证的患者,初始辅助内分泌治疗可考虑选择 TAM[7]。MA17 研究[8]、DATA 研究[9]、ABCSG 6a 研究[10]纳入了在初始辅助内分泌治疗为 TAM 的患者。在使用 TAM 治疗 2~5 年后,使用 AI 类药物,辅助内分泌治疗总时间至少为 5 年。研究结果证实,对于初始辅助治疗选择为 TAM 的患者(初始治疗时为绝经前,治疗过程中确认为绝经后状态的患者;或绝经后初始选择了 TAM 的患者),在治疗期换用 AI 治疗 2~5 年的可行性和有效性。结合 BIG1-98 研究结果,换药方案更适宜那些无法耐受原方案的患者。在使用 AI 或 TAM 的治疗过程中,应正确指导患者应对不良反应,如不能耐受者,可考虑 AI 与 TAM 换药。如初始治疗使用 AI 时,患者不能耐受其不良反应,可换用 TAM。MA17R 研究证实:对于使用了 3~5 年 TAM 后又使用 5 年 AI 后的患者,如继续使用 5 年 AI,即 AI 治疗时间达 10 年,较安慰剂组进一步降低了复发风险[11]。绝经后患者,5 年 AI 后继续 5 年 TAM 或 AI,尚无对此研究。目前上述研究结果中,患者在完成初始 5 年治疗后,继续使用 AI(2~5 年)的不同研究结论并不完全一致。目前,在证据级别低的情况下,对需要延长治疗的患者的治疗选择,可以考虑继续使用 5 年 AI 治疗;无法耐受 AI 或相对复发风险不高的患者,也可以考虑换 5 年 TAM 治疗。绝经后低危患者初始辅助内分泌治疗使用 AI 已满 5 年，可以停药。　根据以上循证学证据,CSCO 乳腺癌诊疗指南推荐:绝经后乳腺癌患者辅助内分泌治疗基本策略为 5 年第三代 AI 临床治疗,包括阿那曲唑、来曲唑、依西美坦(1A);可选策略为初始辅助 AI 治疗已满 5 年,耐受性良好,可考虑延长内分泌治疗,继续 5 年 AI 或 TAM(2B)。符合以下之一者可考虑延长内分泌治疗:淋巴结阳性、组织病理分级 G3、其他需要行辅助化疗的危险因素。初始使用 TAM 的患者,治疗期内可换用 5 年 AI治疗。

5.激素受体阳性/HER-2 阴性晚期乳腺癌一线治疗抉择

在所有乳腺癌患者中,尽管大部分会接受辅助治疗,但是仍有 30%~40% 的患者会发展为转移性乳腺癌。而转移性乳腺癌的治疗目的是:改善生活质量、缓解症状、在良好的生活质量下获得更长的总生存期。对于激素受体阳性的乳腺癌,根据 CSCO 乳腺癌诊疗指南推荐,当具备以下 1 个因素即可考虑首选化疗：①有症状的内脏转移；②激素受体阳性但对内分泌治疗耐药。另外,根据 2014 年的 ASCO 指南和 ESO-ESMOABC-2 共识,以及《中国抗癌协会诊治指南与规范(2015)》提出的内分泌治疗指征为:①ER 和(或)PR 阳性的复发或转移性乳腺癌；②骨或软组织转移灶；③无症状的内脏转移；④复发距手术时间较长,一般大于 2 年；⑤如果是受体不明或受体为阴性的患者,临床进展缓慢也可以试用内分泌治疗。只要患者为激素敏感型,就应尽可能让其接受持续的内分泌治疗；由于化疗相关的毒性,对于合适的患者应尽可能地延长内分泌治疗。在患者出现激素抵抗时,才应当使用化疗。

6.激素受体阳性/HER-2 阴性晚期乳腺癌维持治疗的选择

对于一线化疗有效的患者,维持治疗可实现：①延长疾病控制时间；②通过使用可接受的治疗方案来延缓疾病进展并维持生活质量；③延迟后续毒性更大的治疗方案的使用；④延长OS；⑤持续治疗的心理获益。一项针对激素受体阳性/HER-2 阴性晚期乳腺癌一线化疗后维持内分泌治疗的回顾性研究结果发现,维持内分泌治疗可显著延长 PFS(16.3 个月比 7.7 个月)及OS(48.1 个月比 30 个月)[12]。FANCY 研究纳入 58 例绝经后 ER 阳性 HER-2 阴性晚期乳腺癌患者,接受一线化疗后获得 CR/PR/SD,其中 62% 存在内脏转移,43% 在内分泌治疗过程中或治疗结束 1 年内出现复发转移,33% 的患者无病间期短于 2 年,中位随访为 21 个月,临床获益率达到 76%,客观有效率为 14%。维持内分泌治疗的中位无进展生存期 PFS 达 16.1 个月,如果从化疗开始算起,PFS 达 19.5 个月。甚至在一线化疗结束后,有 14% 的患者在使用氟维司群维持治疗期间获得了疾病的进一步缓解。氟维司群不仅给患者带来了更长的 PFS,也为患者提供了更高的生活质量。故一线化疗有效后,可考虑使用氟维司群进行维持内分泌治疗。

(李盼　张灵小　西安交通大学第一附属医院)

参考文献

[1]　Hudis, C. CALGB 9344/CALGB C9741：What have we learned? Ejc Suppl. 4, 10 - 12(2006).

[2]　Eiermann, W. et al. Phase Ⅲ Study of Doxorubicin/Cyclophosphamide With Concomitant Versus Sequential Docetaxel As Adjuvant Treatment in Patients With Human Epidermal Growth Factor Receptor 2-Normal,

Node-Positive Breast Cancer：BCIRG-005 Trial. J. Clin. Oncol. Off. J. Am. Soc. Clin. Oncol. 29,3877-3884 (2011).

[3] 陈丽荣. 乳腺癌新辅助化疗的临床意义和病理学评价. 中华病理学杂志,2010,39:218-221.

[4] 杨文涛,步宏. 乳腺癌新辅助化疗后的病理诊断专家共识. 中华病理学杂志,2015,232-236.

[5] Use of regional nodal irradiation and its association with survival for women with high-risk,early stage breast cancer：A National Cancer Database... -PubMed-NCBI.

[6] Cuzick,J. et al. Effect of anastrozole and tamoxifen as adjuvant treatment for early-stage breast cancer：10-year analysis of the ATAC trial. Lancet Oncol. 2011,12:1101-1108.

[7] Regan,M. M. et al. Evaluating Letrozole and Tamoxifen Alone and in Sequence for Postmenopausal Women with Steroid Hormone Receptor-Positive Breast Cancer：the BIG 1-98 Randomized Clinical Trial at 8.1 years Median Follow-Up. Lancet Oncol. 2010,11:1135-1141.

[8] Goss,P. E. et al. Randomized trial of letrozole following tamoxifen as extended adjuvant therapy in receptor-positive breast cancer：updated findings from NCIC CTG MA.17. J. Natl. Cancer Inst. 2005,97:1262-1271.

[9] Abstract S1-03：First results from the multicenter phase Ⅲ DATA study comparing 3 versus 6 years of anastrozole after 2-3 years of tamoxifen in postmenopausal women with hormone receptor-positive early breast cancer | Cancer Research. Available at：http://cancerres.aacrjournals.org/content/77/4_Supplement/S1-03. (Accessed：27th November 2017)

[10] Jakesz,R. et al. Extended adjuvant treatment with anastrozole：Results from the Austrian Breast and Colorectal Cancer Study Group Trial 6a(ABCSG-6a). in Meeting of the American-Society-Of-Clinical-Oncology 10S - 10S (2005).

[11] Goss,P. E. et al. Extending Aromatase-Inhibitor Adjuvant Therapy to 10 Years. N. Engl. J. Med. 375,209-219(2016).

[12] Dufresne,A. et al. Maintenance Hormonal Treatment Improves Pmproves Free Survival Aftfr A First Line CHemotherapy Ii patients with Metastatic Breast Cancer. Int. J. Med. Sci. 2008,5:100-105

病例 3：激素受体阳性/HER-2 阴性绝经后晚期乳腺癌的治疗

★病史简介

患者，女性，65 岁，主因"左乳癌术后 9 年，发现双肺结节 5 天"，于 2014 年 8 月 13 日收入西安交通大学第一附属医院肿瘤内科。

2005 年 7 月 20 日，行左侧乳腺癌改良根治术。术后病理："左乳腺非特异性浸润性导管癌（单纯癌），左侧腋窝淋巴结（7/12）癌转移，ER(+)、PR(+)、HER-2(−)"，ki67 未检测。术后诊断：左乳浸润性导管癌ⅢA 期（pT2N2M0）。术后行 6 周期 TA[紫杉醇(PAX)+阿霉素(ADM)]方案辅助化疗及胸壁+区域淋巴结辅助放疗。2006 年起，口服他莫昔芬 2 年、来曲唑 5 年后，停药，这期间规律复查。既往史：20 余年前因"子宫肌瘤"行子宫切除术；个人史：14 岁初潮，5~7 天为 1 个经期，28~30 天为 1 周期，47 岁绝经，育有 1 女；无肿瘤家族史。

胸+上腹部 CT(2014 年 8 月 13 日)：两肺多发大小不等结节，考虑转移瘤。

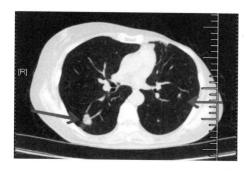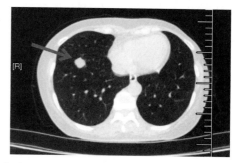

图 1-3-1

骨显像(2014 年 8 月 14 日)：未见明显代谢增高灶，骨质疏松。

肺占位穿刺活检，病理："肺穿"小块纤维组织内非特异性浸润性导管癌，片内结构结合免疫组化染色结果符合乳腺癌转移；ER(强+，75%)、PR(中+，20%)、HER-2(1+)、P53(+ 10%)、Mammaglobin(+)、CK5/6(−)、Ki67(+ 约 10%)、HP-1(−)、GPC-3(−)、CK7(−)、TTF-1(−)、NapsinA(−)。

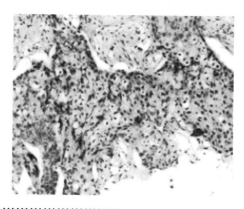

图 1-3-2 　(见彩图)

问题：如何对肺占位进行诊断？

☐ 原发性肺癌　☐ 乳腺癌肺转移

影像学专家张毅力点评：乳腺癌的肺转移多由血行转移而来，癌细胞进入静脉血流，流经肺脏，在肺毛细血管中停留并生长，进而穿透血管壁，进入肺组织形成肺转移灶。由于转移癌不直接侵犯肺的气道黏膜上皮，因此临床表现往往不同于原发性肺癌。在转移的早期多无临床症状和体征，多数患者往往是在进行常规影像检查时，才发现在肺内有多发大小不等的结节样阴影，病变以双肺同时并发多见。本例患者胸部 CT 显示双肺多发软组织密度结节，符合转移癌征象，结合乳腺癌病史考虑为乳腺癌肺转移。

乳腺科专家杨谨点评：乳腺癌的常见转移部位为淋巴结、骨、肺、肝和脑。该患者有乳腺癌病史，9 年前行乳腺癌改良根治术、辅助化疗及辅助内分泌治疗。EBCTCG 研究显示：激素受体阳性乳腺癌患者，完成 5 年辅助内分泌治疗之后，远期复发风险仍然较高。因此，对本例患者，首先需除外乳腺癌肺转移的可能，建议其再次行肺穿刺活检。这样，一来可以从病理的角度进行鉴别诊断，区分原发性肺癌与乳腺癌肺转移；二来如为转移灶，可以行免疫组化明确分子分型，为后续制订治疗方案提供依据。

病理学专家曹培龙点评：患者有乳腺癌病史，肺占位穿刺活检切片形态学显示为小块纤维组织内非特异性浸润性导管癌，诊断考虑为乳腺癌肺转移；免疫组化结果提示为激素受体阳性乳腺癌、HER-2 阴性，与原发乳腺癌分型一致。

目前诊断：左乳浸润性导管癌术后，双肺转移。

....

问题：如何进行下一步治疗？

☐ 全身化疗　☐ 内分泌治疗

乳腺科专家杨谨点评：晚期乳腺癌不可治愈，属于姑息性治疗，通过一种细水长流的方法达到延长生命的目的，即所谓全程治疗和全程管理。内分泌治疗有着较好的耐受性，而且易于维持。因此，包括 ASCO 指南、ESMO 指南及 ABC 会议专家共识等均推荐：对于激素受体阳性的晚期乳腺癌患者，除非存在内脏危象、疾病进展迅速急需缓解或者内分泌耐药情况，否则内分泌治疗应为首选的一线治疗方案。本例患者为绝经后激素受体阳性、HER-2 阴性乳腺癌。改良根治术后，行辅助放化疗，并行辅助内分泌治疗 7 年。停药 2 年后，出现无症状的内脏转移。无病生存期(DFS)长达 9 年，提示患者对内分泌治疗敏感。因此，建议予以一线内分泌治疗，其在控制疾病的同时，可为患者带来更好的生活质量。

....

问题：一线内分泌治疗最佳方案如何制订？

☐芳香化酶抑制剂　☐氟维司群　☐他莫昔芬

☐CDK4/6 抑制剂+芳香化酶抑制剂　☐CDK4/6 抑制剂+氟维司群

乳腺科专家杨谨点评：各内分泌治疗药物一线治疗的 PFS 分别为：他莫昔芬 6 个月、芳香化酶抑制剂 10~14 个月、氟维司群 16.6 个月、CDK4/6 抑制剂+芳香化酶抑制剂 24 个月。FIRST 研究及 FALCON 研究的实验数据证明，氟维司群作为雌激素受体下调剂，具有独特的作用机制以及降解雌激素受体的能力，可显著延长疾病进展时间。根据目前临床试验结果及药物可及性，建议氟维司群一线内分泌治疗。

★治疗过程

与患者及家属沟通后，于 2014 年 8 月 18 日起，予以氟维司群 500mg 肌内注射，分别在当天、14 天、28 天给药。此后，每 28 天为 1 周期，共治疗 9 个月后，患者自行停药。治疗期间，治疗

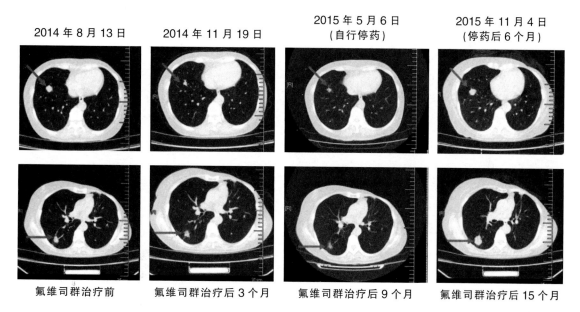

图 1-3-3

疗效评估为 PR。

2015 年 11 月 4 日，胸部 CT 显示：两肺多发小结节，右肺下叶前基底段、右肺下叶背段结节影，与 2015 年 5 月 6 日的片子比较明显增大，纵隔内多发小淋巴结。

2015 年 11 月 9 日，头颅增强 MRI 显示：小脑蚓部、左侧桥小脑脚区、右侧颞叶及左侧额

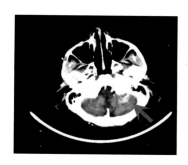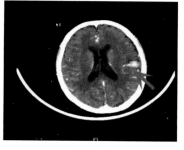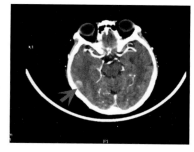

图 1-3-4

颞叶交界区多发明显不均匀强化结节灶，多考虑脑转移瘤（无自觉症状）。

患者停用氟维司群后，肺占位较前增大且出现头颅转移，疾病进展。

问题：HR+MBC 脑转移后如何进行治疗？

□局部放疗+化疗　　□局部放疗+内分泌治疗

乳腺科专家杨谨点评：患者一线内分泌治疗停药后，疾病进展，出现脑多发转移、幕下病灶，属于内脏危象，并且双肺病灶有增大趋势，考虑给予全身化疗。根据 CSCO 乳腺癌诊疗指南推荐，行以紫杉类药物为基础的 TX 方案。中国乳腺癌内分泌诊疗专家共识(2016)认为，激素受体阳性乳腺癌化疗有效之后，采用单药化疗或内分泌维持都是合理的选择。而联合化疗有效之后的单药维持治疗，则要根据患者的毒性反应及耐受情况，选用原联合方案中的一种药物进行维持。这时，应优先考虑选择使用方便、耐受性好的药物。基于这样的药物选择原则，可考虑解救化疗有效后，用卡培他滨单药维持或更换为内分泌维持治疗。

放疗科专家宋丽萍点评：针对患者颅内病灶应考虑局部治疗，根据中国乳腺癌内分泌诊疗专家共识(2016)，对于脑转移数目超过 4 枚，或者有脑膜累及，或者虽然转移灶数目不超过 3 或 4 枚，但是合并有未控制的全身疾病播散以及 KPS<70 的患者，首选在皮质激素和脱水等对症支持治疗基础上的全脑放疗。全脑放疗为脑转移的标准治疗模式，如果患者颅内病灶已经超过 4 枚，建议行全脑放疗。

行局部全脑放疗(DT30Gy/10f)。2015 年 11 月 10 日起给予 TX 方案全身化疗：多西他赛 75mg/m^2，每天 1 次；卡培他滨 1000mg/m^2，每天 2 次，1~14 天为 1 个周期，肌内注射 3 周，共 8 个周期。2016 年 4 月 4 日至 2016 年 6 月 28 日，改为卡培他滨单药维持治疗。

化疗期间的胸部 CT：化疗后，双肺结节较前明显减小。

6 周期化疗后头颅 MRI：未见颅内占位。

2015 年 12 月 21 日
(2 周期化疗后)

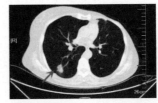

2016 年 3 月 14 日
(6 周期化疗后)

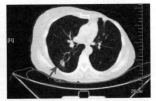

2015 年 12 月 21 日

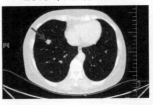

2016 年 3 月 14 日

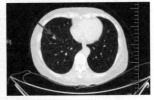

图 1-3-5

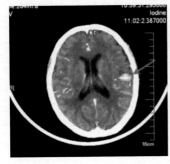
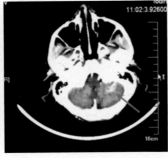

化疗前

图 1-3-6

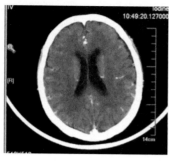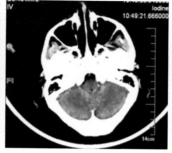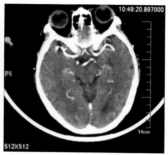

6 个周期化疗后

图 1-3-7

2016 年 7 月 1 日，患者因手足综合征 Ⅱ 度，难以耐受，经与医生沟通后，转为氟维司群 500mg 内分泌维持治疗。

下图是氟维司群治疗期间的胸腹部 CT 与头颅 MRI 的影像。

| 2016 年 6 月 28 日 | 2016 年 11 月 29 日 | 2017 年 3 月 7 日 | 2017 年 3 月 7 日 |

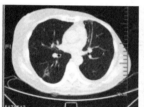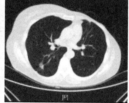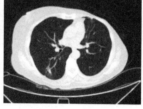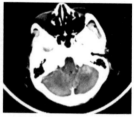

| 2016 年 6 月 28 日 | 2016 年 11 月 29 日 | 2017 年 3 月 7 日 | 2017 年 3 月 7 日 |

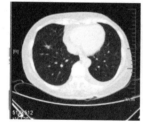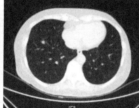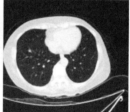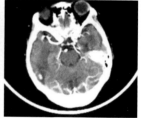

图 1-3-8

下图是 2017 年 6 月 7 日的头颅 MRI：新发脑转移灶。

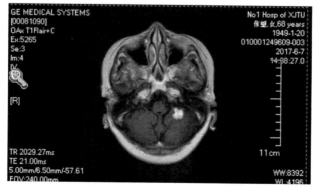

图 1-3-9

问题：颅内进展及颅外病灶稳定后，如何进行下一步治疗？

☐局部放疗+化疗　　☐局部放疗+内分泌治疗

放疗科专家宋丽萍点评：有研究结果提示，放疗+立体定向治疗或放疗+立体定向治疗+手术治疗的联合治疗方案较单用放疗或单用立体定向治疗，能明显延长脑转移患者的生存时间。另外，非对照试验表明，某些细胞毒类药物，如替莫唑胺对激素受体阳性乳腺癌脑转移患者有效。患者已行局部全脑放疗，目前颅内病灶进展，可以考虑行 γ 刀治疗，同时口服替莫唑胺治疗。

乳腺科专家杨谨点评：患者目前颅外病灶影像学评估稳定，可局部放疗处理颅内病灶，继续使用氟维司群进行内分泌维持治疗。

2017 年 6 月 13 日，行 γ 刀治疗+替莫唑胺口服，继续氟维司群内分泌治疗。

影像学疗效评估

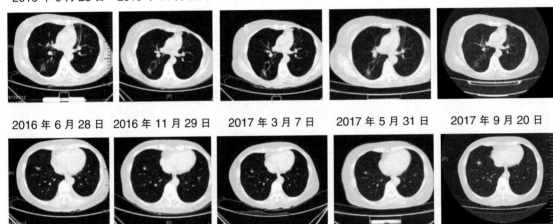

| 2016 年 6 月 28 日 | 2016 年 11 月 29 日 | 2017 年 3 月 7 日 | 2017 年 5 月 31 日 | 2017 年 9 月 20 日 |

图 1-3-10

经验教训

患者于 2005 年 7 月 20 日行左侧乳腺癌改良根治术，术后诊断：左乳浸润性导管癌 ⅢA 期（pT2N2M0）。2006 年起，口服他莫昔芬 2 年、来曲唑 5 年后，停药。2014 年 8 月，发现肺转移，予以氟维司群，疗效评估为 PR。脑转移经局部治疗、化疗之后，再次行内分泌挑战治疗，仍然有效，属于内分泌敏感和获益人群。治疗反思，对于此类患者，应该延长术后辅助内分泌治疗时间，这样或许可以带来更多获益。

要点总结

1.激素受体阳性、HER-2 阴性绝经后晚期乳腺癌的一线治疗抉择

在所有早期乳腺癌患者中，有 30%~40% 的患者在接受辅助治疗后，仍会发展为转移性乳腺癌。转移性乳腺癌的治疗目的是改善生活质量、缓解症状、在良好的生活质量下获得更长的

总生存。对于激素受体阳性的乳腺癌,化疗并不是唯一的一线治疗方案。一项荷兰实际数据表明,激素受体阳性晚期乳腺癌一线内分泌治疗 PFS/OS 获益均显著优于化疗[1]。2014 年,ASCO 指南和 ESO-ESMO ABC-2 共识以及《中国抗癌协会诊治指南与规范(2015)》提出内分泌治疗指征:①ER 和(或)PR 阳性的复发或转移性乳腺癌;②骨或软组织转移灶;③无症状的内脏转移;④复发距手术时间较长,一般大于 2 年;⑤如果是受体不明或受体为阴性的患者,如临床进展缓慢也可以试用内分泌治疗。只要患者为激素敏感型,就应尽可能让她们接受持续的内分泌治疗;由于化疗相关的毒性,对于合适的患者应尽可能地延长内分泌治疗,化疗应当留到患者出现激素抵抗时才使用[2]。

2.激素受体阳性、HER-2 阴性绝经后晚期乳腺癌的一线内分泌治疗方案的选择

TAM 是一种选择性雌激素受体调节剂(SERM),是获批用于乳腺癌治疗的第一个内分泌治疗药物。2001 年公布的 TARGET 研究证实,与他莫昔芬相比,阿那曲唑可提高疾病进展时间(TTP)达 4.3 个月;P025 研究中,来曲唑较他莫昔芬提高患者 TTP 达 3.4 个月。总体来看,AI 较TAM 能更好地控制疾病,且耐受性良好[3,4]。通过多项Ⅲ期临床研究证实,AI 一线治疗绝经后激素受体阳性晚期乳腺癌优于 TAM,并取代 TAM 成为 21 世纪新的标准治疗方案,也奠定了其一线治疗的地位。

2003 年起,围绕新型的雌激素受体下调剂(SERD)氟维司群开展了相关研究。通过开展临床研究寻找答案,探索在晚期乳腺癌一线治疗中的氟维司群与 TAM、AI 相比究竟如何? Ⅱ期的FIRST 研究对比了氟维司群 500mg 与阿那曲唑 1mg 在一线内分泌治疗中的疗效与安全性。研究纳入 205 例绝经后激素受体阳性晚期乳腺癌患者,经过中位 96 个月的随访,FIRST 研究结果显示,与接受阿那曲唑治疗相比,对于初诊的绝经后晚期乳腺癌患者接受氟维司群 500mg 能够显著延长 PFS 达 10.3 个月(23.4 个月比 13.1 个月,HR=0.66,P=0.01),OS 同样具有显著获益(54.1 个月比 48.4 个月,HR=0.70,P=0.041)[5]。对比多项晚期乳腺癌一线内分泌治疗相关研究的有效性,FIRST 研究也是唯一一项证实有 OS 获益差异的内分泌治疗研究。这项研究结果的公布,不仅回答了一线内分泌治疗谁更有效的问题,同时也在一定程度上动摇了相当长一段时间以来 AI 作为一线内分泌治疗标准药物的地位。Ⅲ期 FALCON 研究[6],纳入 450 例既往未接受任何激素疗法的绝经后激素受体阳性转移性乳腺癌患者,研究达到了设定的主要终点,氟维司群 500mg 与阿那曲唑相比显著延长 PFS(16.6 个月比 13.8 个月,HR=0.797,P=0.0486),充分验证了Ⅱ期 FIRST 研究的结果。

PALOMA-1 研究[7]证实:一线应用 palbociclib+来曲唑对比来曲唑单药,可以显著延长无进展生存。palbociclib 联合来曲唑治疗组患者的中位 PFS 为 20.2 个月,接受来曲唑单药治疗患者PFS 为 10.2 个月,但 OS 两组差异无统计学意义(37.5 个月比 34.5 个月;95%CI 0.623~1.294;P=0.281)。Ⅲ期临床研究 PALOMA-2[8]进一步确定了 P+L 治疗 ER+/HER-2 既往未接受过系统治疗晚期乳腺癌的显著疗效及安全性。随访至 2016 年 2 月 26 日,中位 PFS 分别为 24.8 个月(P+L)、14.5 个月(PLB+L)[HR=0.58(0.46~0.72)](P<0.000 001),OS 的数据因尚不成熟并未发布。Ⅲ期临床研究 MONALEESA2 结果显示,"Ribociclib+来曲唑"与"安慰剂+来曲唑"相比,可显著改善患者的 PFS,Ribociclib 组的中位 PFS 为 25.3 个月, 安慰剂组的中位 PFS 为 14.7 个月[9]。Abemaciclib 的Ⅲ期研究 MONARCH-3[10]中期分析同样证实,与 AI 对照组相比,"Abemaciclib+

AI"一线治疗的 PFS 显著延长(未达到 14.7 个月,P=0.000021),进一步夯实了 CDK4/6 抑制剂在内分泌治疗中的确切地位。但是,CDK4/6 抑制剂的不良反应值得关注,主要是血液学毒性。如在 PALOMA-2 研究中[18],各级别粒细胞减少发生率高达 79.5%,3~4 级粒细胞减少发生率达 66.5%,与传统意义上的内分泌治疗相对安全、不良反应小的概念并不一致。

因此,激素受体阳性、HER-2 阴性的绝经后晚期乳腺癌患者选择一线内分泌治疗方案时,应考虑以下 3 个问题:①是否经过辅助内分泌治疗;②辅助内分泌治疗方案是 TAM 还是 AI;③无病间隔时间长短,早复发还是晚复发? 2017 年,第 3 版的 NCCN 指南推荐:对于既往 1 年内未接受内分泌治疗的绝经后患者可考虑:①AI;②氟维司群;③AI+CDK4/6 抑制剂;④TAM。既往 1 年内已接受内分泌治疗的绝经后患者, 可考虑其他内分泌治疗 (±CDK4/6 或 mTOR 抑制剂)。

3.激素受体阳性、HER-2 阴性乳腺癌脑转移的治疗

乳腺癌是仅次于肺癌最易发生脑转移的原发肿瘤,乳腺癌脑转移(BCBM)约占所有脑转移的 15%,而在转移性乳腺癌中,脑转移占 10%~15%[11]。乳腺癌脑转移的预后与分子亚型、KPS评分、脑转移瘤个数和颅外转移等因素有关。目前,关于激素受体阳性/HER-2 阴性 BCBM 的治疗报道较少。2017 年,发表在 *Oncology Letters* 上的一项研究[12]纳入 54 例脑转移患者,比较了不同亚型患者出现脑转移后的生存预后情况,总的中位无脑转移生存期(BMFS)为 20 个月,其中Luminal 型患者为 33 个月,显著长于其他亚型(TNBC 为 15 个月;HER-2 为 17 个月);总的中位确诊脑转移后生存期(SFBM)为 8 个月,Luminal 型患者为 13 个月,显著高于其他亚型。另有一项研究[13]共纳入 222 例脑转移乳腺癌患者,其中 Lunimal 型占 19%,组织学分级 G2 较多,仅12%为初始脑转移患者,有 26%的患者同时存在肝转移,46%的患者存在骨转移,79%的患者接受了脑转移治疗,其中 Luminal 型的 SFBM 为 15 个月,显著长于其他亚型(TNBC 为 3.7 个月;HER-2 阳性为 9 个月)。内脏危象并非单纯指的是存在内脏转移,而是指危重的内脏情况需快速有效治疗而控制疾病进展,尤其是指进展后就失去化疗机会的情况。脑多发转移合并幕下病灶即使无症状仍应视为内脏危象,推荐局部放疗联合全身化疗。中国乳腺癌内分泌诊疗专家共识(2016)认为,对于脑转移数目超过 4 枚,或者有脑膜累及,或者虽然转移灶数目不超过 3 或 4枚但是合并有未控制的全身疾病播散以及 KPS<70 的患者,首选在皮质激素和脱水等对症支持治疗基础上的全脑放疗。全脑放疗剂量选择范围包括(20~40)Gy/(5~20)次,其中相对常见的选择包括 30 Gy/10 次、37.5 Gy/15 次和 40 Gy/20 次。不同的剂量和(或)分割方案对局部控制率和生存率的影响没有显著的差别,接受过全脑放疗后的患者,遵循原发肿瘤的分子分型而继续抗肿瘤全身治疗。

中国乳腺癌内分泌诊疗专家共识(2016)认为,激素受体阳性乳腺癌化疗有效之后,采用单药化疗或内分泌维持都是合理的选择;对于激素受体阳性且接受了化疗的患者,后续使用内分泌治疗还是化疗维持,目前多为回顾性研究,且未能证实两者在改善患者总生存方面的差别[14]。联合化疗有效之后的单药维持治疗,根据患者的毒性反应及耐受情况,选用原联合方案中的一种药物进行维持,优先考虑选择使用方便、耐受性好的药物。基于这样的药物选择原则,卡培他滨则被认为是单药维持化疗的优选药物。作为 5-FU 的前体药物,卡培他滨最终在肿

瘤组织内经过胸苷酸膦酸化酶转化成 5-FU 具有靶向发挥作用;作为口服药,卡培他滨给药方便且毒性低。卡培他滨单药的疗效确切、不良事件可控、口服便利提高生活质量及患者依从性均在晚期乳腺癌的应用中得到了广泛验证[15]。多项回顾分析[16-18]表明,在含卡培他滨方案联合化疗之后,与不做维持治疗相比,予以卡培他滨单药维持治疗可以显著延长晚期乳腺癌患者的中位无进展生存期和总生存期。

(赵文　张灵小　西安交通大学第一附属医院)

参考文献

[1] Lobbezoo, D. J. A. et al. In real life, one-quarter of patients with hormone receptor-positive metastatic breast cancer receive chemotherapy as initial palliative therapy: a study of the Southeast Netherlands Breast Cancer Consortium. Ann. Oncol. Off. J. Eur. Soc. Med. Oncol. 27, 256 - 262(2016).

[2] Robertson, J. F. R. et al. Endocrine treatment options for advanced breast cancer-the role of fulvestrant. Eur. J. Cancer Oxf. Engl. 1990 41, 346 - 356(2005).

[3] Bonneterre, J. et al. Anastrozole is superior to tamoxifen as first-line therapy in hormone receptor positive advanced breast carcinoma. Cancer 92, 2247 - 2258(2001).

[4] Mouridsen, H. et al. Superior efficacy of letrozole versus tamoxifen as first-line therapy for postmenopausal women with advanced breast cancer: results of a phase Ⅲ study of the International Letrozole Breast Cancer Group. J. Clin. Oncol. Off. J. Am. Soc. Clin. Oncol. 19, 2596 - 2606(2001).

[5] Robertson, J.F., et al., Activity of fulvestrant 500 mg versus anastrozole 1 mg as first-line treatment for advanced breast cancer: results from the FIRST study. J Clin Oncol, 2009. 27(27): p. 4530–4535.

[6] Robertson, J.F.R., et al., Fulvestrant 500 mg versus anastrozole 1 mg for hormone receptor-positive advanced breast cancer (FALCON): an international, randomised, double-blind, phase 3 trial. The Lancet, 2016. 388 (10063): p. 2997–3005.

[7] Finn RS, et al. Efficacy and safety of palbociclib in combination with letrozole as first-line treatment of ER-positive, HER2-negative, advanced breast cancer: expanded analyses of subgroups from the randomized pivotal trial PALOMA-1/TRIO-18. Breast Cancer Res. 2016;18(1):67.

[8] Finn RS, et al. Palbociclib and letrozole in advanced breast cancer. N Engl J Med. 2016;375(20):1925–1936.

[9] Romero D. Breast cancer: MONALEESA-2 and FALCON-PFS advantage. Nat Rev Clin Oncol. 2016;13(12): 717.

[10] GOETZ MP, Toi M, Campone M, Sohn J, et al MONARCH 3: Abemaciclib As Initial Therapy for Advanced Breast Cancer. J Clin Oncol. 2017 Oct 2

[11] Lin, N. U., et al. CNS metastases in breast cancer. J. Clin. Oncol. Off. J. Am. Soc. Clin. Oncol. 22, 3608 - 3617 (2004).

[12] Oehrlich, N. E., et al. Clinical outcome of brain metastases differs significantly among breast cancer subtypes. Oncol. Lett. 14, 194 - 200(2017).

[13] Niwińska, A., et al. Breast cancer brain metastases: differences in survival depending on biological subtype, RPA RTOG prognostic class and systemic treatment after whole-brain radiotherapy(WBRT). Ann. Oncol. Off. J.

Eur. Soc. Med. Oncol. 21,942(2010).

[14] Chen XL,et al. Hormonal therapy might be a better choice as maintenance treatment than capecitabine after response to first-line capecitabine-based combination chemotherapy for patients with hormone receptor-positive and HER2-negative,metastatic breast cancer. Chin J Cancer. 2016;35;39.

[15] 江泽飞.现代乳腺癌全程管理——新理念和临床策略.上海：上海科学技术出版社,2013.

[16] Segura-González M,et al. Systemic treatment with capecitabine as maintenance therapy in patients with recurring or metastatic breast cancer;experience in the Oncology Hospital,National Medical Center Siglo XXI, Mexican Social Security Institute. Med Oncol. 2015;32(4);93.

[17] Dong G,et al. The comparison of maintenance treatment with capecitabine (CMT)and non-maintenance treatment with capecitabine (non-CMT)in patients with metastatic breast cancer. Int J Clin Exp Med. 2015;8 (5);8283-8287.

[18] Liang X,et al. Capecitabine maintenance therapy for XT chemotherapy-sensitive patients with metastatic triple-negative breast cancer. Chin J Cancer Res. 2014;26(5);550-557.

病例 4：应用氟维司群治疗乳腺癌单纯骨转移

★ 病史简介

患者,女性,52 岁,因"发现左乳包块"于 2015 年 9 月 15 日收入西安交通大学第一附属医院。

既往:25 年前,右乳因"哺乳期乳腺炎脓肿"行切开引流术。14 年前,因"卵巢囊肿"行左侧卵巢切除术,13 年前行腹腔镜下胆囊切除术,血压升高史 3 年,最高达 150/90mmHg(1mmHg=0.133kPa),未做治疗。家族中无恶性肿瘤患者。

经史:初潮 13 岁,末次月经为 2014 年 10 月,育 1 子。

查体:全身浅表淋巴结未触及肿大,心肺查体未见异常。

专科查体:双侧乳腺对称,双侧乳头内陷,左乳外上象限触及为 3cm×2cm×2cm 大小肿物,质韧,边界欠光整,活动度尚可,右乳及双侧腋窝触诊无异常。

辅助检查:乳腺 X 线提示为乳腺影像报告和数据系统(BIRADS)分类,左乳 V 类,左乳外上象限肿块,左侧腋下肿大淋巴结,结合触诊,考虑多为恶性,有乳腺癌可能。乳腺超声提示:左乳低回声区,BI-RADS 4 级,考虑有乳腺癌可能,双侧腋窝淋巴结可见。

乳腺肿物穿刺病理:"左乳穿刺"小块浸润性低分化性腺癌。

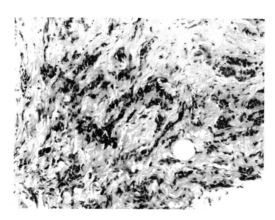

图 1-4-1　左乳穿刺病理:小块浸润性低分化性腺癌(HE 10×)。(见彩图)

★ 治疗过程

2015 年 9 月 9 日于西安交通大学第一附属医院行左侧乳腺癌改良根治术。术后病理提示:左乳腺非特殊型浸润性癌 III 级,肿块大小为 2cm×2cm×1cm,手术四周切缘,乳头未见癌组织,基底距癌组织为 0.2cm,左侧腋窝淋巴结(11/29)癌转移。免疫组化:ER(+)(80%,强)、PR(+)(30%,强)、HER-2(0)、P53(+40%)、CK5/6(−)、Ki67(+30%)。病理分期为 T1N3M0,III c 期,分子分型为 luminalB 型。

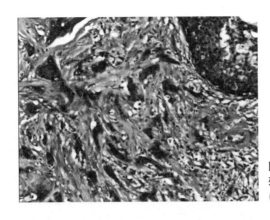

图 1-4-2 术后病理：非特
殊型浸润性癌（HE 10×）。
（见彩图）

化疗前，基线检查 CT 提示，右侧第 7 肋骨局部膨大，建议 ECT 检查。

2015 年 09 月 27 日至 2016 年 2 月 24 日给予 ECT 方案化疗：环膦酰胺 900mg，每天 1 次；表柔比星 120mg，每天 1 次，21 天为 1 个周期，共 4 个周期；序贯紫杉醇酯质体 270mg，21 天为 1 个周期，共 4 个周期。

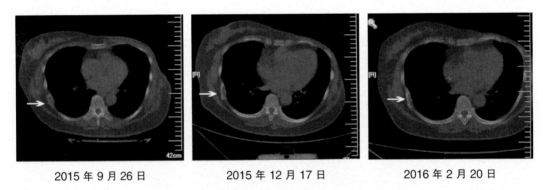

| 2015 年 9 月 26 日 | 2015 年 12 月 17 日 | 2016 年 2 月 20 日 |

图 1-4-3 化疗前，基线检查及化疗过程中的第 7 肋变化。

2015 年 12 月 17 日，行 CT 检查，提示右侧第 7 肋骨局部膨大较前（2015 年 9 月 26 日）有所增大。

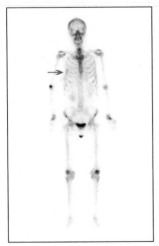
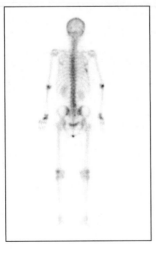

图 1-4-4 2015 年 12 月 21 日全身骨显像：
右 6~7 侧肋骨代谢增高灶，考虑转移瘤。

同时行全身骨显像显示：右 6~7 侧肋骨有代谢增高灶，结合 CT，考虑骨转移瘤。然后，予以唑来膦酸抗骨转移治疗。

2016 年 3 月 1 日于西安交通大学第一附属医院行腋锁野 56Gy/25f、胸壁 51Gy/25f，放疗结束时间为 2016 年 4 月 13 日。放疗期间按期行双膦酸盐治疗。

....

问题：孤立骨转移灶的诊断及一线内分泌治疗如何选择？

□他莫昔芬　　□AI　　□氟维司群

□他莫昔芬+卵巢功能抑制(OFS)　　□芳香化酶抑制剂+卵巢功能抑制

□氟维司群+卵巢功能抑制　　□CDK4/6 抑制剂+芳香化酶抑制剂+卵巢功能抑制

影像科专家杜红文点评：骨放射性核素扫描(ECT)是初步诊断骨转移的筛查方法。如进一步确诊，则需根据情况来选择 X 线平片、MRI 扫描或 CT 扫描等检查方法。必要时，还可考虑骨活检。肋骨转移的 CT 表现有以下特点：病灶以溶骨性破坏为主，亦有象牙样成骨性转移；肋骨膨胀不明显，这点不同于多数肋骨肿瘤，可能与病灶发展快且以溶骨性破坏为主有关；肋骨转移瘤常合并骨皮质中断，以及周围软组织包块。由于肋骨数目多、形态不规则，普通 CT 检查时，存在计数不准、范围局限等不足，目前推荐对怀疑肋骨转移的患者进行 CT 三维重建。本例患者基线检查 CT 提示，右侧第 7 肋骨局部膨大，但未见骨质破坏；3 个月后，复查 CT 提示，右侧第 7 肋骨局部膨大较前有所增大，并见骨质破坏，诊断为骨转移。

乳腺科专家杨谨点评：患者目前诊断为"乳腺癌术后化放疗后骨转移"，对于这样的激素受体阳性晚期乳腺癌，选择内分泌治疗方案时，需要考虑两点：①患者的月经状态；②患者既往的内分泌治疗药物及治疗反应。本例患者化疗结束后，行性激素水平测定显示，仍未达绝经状态。根据 NCCN 指南，应经促垂体激素释放激素 α(LHRHα)治疗或卵巢去势后，按照绝经后晚期乳腺癌内分泌治疗方案进行治疗。患者属于未接受辅助内分泌治疗的敏感人群，可选药物有他莫昔芬、芳香化酶抑制剂、氟维司群、芳香化酶抑制剂+CDK4/6 抑制剂。中国乳腺癌内分泌诊疗专家共识(2016)指出，绝经前乳腺癌患者复发转移后，首选卵巢抑制(戈舍瑞林或亮丙瑞林)或手术去势联合内分泌药物治疗。如果辅助治疗中未使用他莫昔芬或者已中断他莫昔芬治疗超过 12 个月，可选择他莫昔芬联合卵巢抑制或去势。结合最新的 FALCON 和 MONARCH3 的亚组分析数据，对此类未接受过内分泌治疗、无内脏转移的患者，推荐芳香化酶抑制剂或氟维司群单药一线内分泌治疗，可带来更长的 PFS。

妇产科专家杨筱凤点评：患者 14 年前曾行左侧卵巢切除术，腹腔可能存在粘连，考虑到患者即将达到绝经年龄，暂时不考虑手术去势，建议行药物(戈舍瑞林)去势治疗。

与患者充分沟通后，于 2016 年 3 月起给予戈舍瑞林 3.6mg，每隔 4 周，再加他莫昔芬 10mg，口服，每天 2 次内分泌治疗。

2016 年 8 月 26 日的肋骨三维重建提示，右侧第 7 肋骨局限骨质破坏并增生。综合评价为 SD。

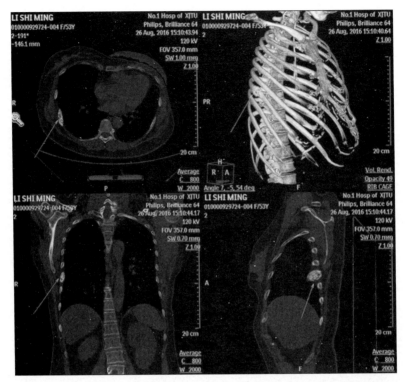

图 1-4-5　2016 年 8 月 26 日(他莫昔芬联合戈舍瑞林治疗 5 个月),肋骨三维重建。

2016 年 11 月 22 日,全身骨显像与 CT 显示:全身多发转移瘤,较前明显增多。综合评效为 PD。

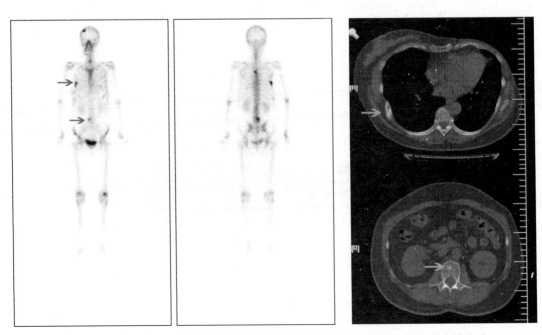

图 1-4-6　2016 年 11 月 22 日(他莫昔芬联合戈舍瑞林治疗 8 个月),全身多发转移瘤。

问题:如何进行下一步治疗?

□芳香化酶抑制剂　　□氟维司群　　□依西美坦+依维莫司

□CDK4/6 抑制剂+芳香化酶抑制剂　　□CDK4/6 抑制剂+氟维司群

乳腺科专家杨谨点评:患者行他莫昔芬治疗 8 个月后疾病进展,判断属于既往内分泌治疗有效的患者(TTP>6 个月)。中国乳腺癌内分泌诊疗专家共识(2016)指出:无论患者是否绝经,后续内分泌治疗仍然有可能控制肿瘤。疾病进展后,可以换用不同作用机制的其他内分泌药物治疗。患者现阶段未绝经,卵巢功能抑制治疗需继续进行。考虑到药物可及性的问题,二线内分泌治疗可考虑芳香化酶抑制剂、氟维司群或依西美坦+依维莫司。早期 0020 及 0021 试验提示,二线氟维司群 250mg 与阿那曲唑疗效相当。CONFIRM 研究证实,氟维司群 500mg 较 250nmg 能显著改善 PFS 和 OS。虽然没有大型临床试验支持二线内分泌治疗氟维司群优于 AI,但也有不少证据表明氟维司群 500mg 效果更显著。CONFIRM、MONARCH 2 研究中,二线应用氟维司群内分泌治疗,PFS 分别为 6.5 个月、9.3 个月。BOLERO-2 研究中,依维莫司+依西美坦联合治疗组的 PFS 为 7.8 个月,依西美坦单药治疗组为 3.2 个月。因此,建议此患者使用雌激素受体下调剂氟维司群联合 OFS。

肿瘤放疗专家张晓智点评:放射治疗用于乳腺癌骨转移治疗的主要作用是缓解骨疼痛、减少病理性骨折风险。外照射主要适应证为:有症状的骨转移灶,用于缓解疼痛及恢复功能;选择性用于负重部位骨转移的预防性放疗,如脊柱或股骨转移。放射性核素治疗俗称"内放射",核素治疗对于溶骨病灶能发挥一定的缓解作用,主要适用于骨转移病灶分布过于广泛,因而外照射难以对有症状的部位——实现的患者,对缓解疼痛有一定疗效。但是核素治疗后,骨髓抑制发生率较高,而且恢复周期较长。因此,放射性核素治疗前,应充分考虑选择合适的病例和恰当的时机,临床也要慎用。本患者腰椎椎体发生转移,但现阶段并无明显症状,建议严密观察若患者出现骨痛明显、椎体压缩或变形、脊髓压迫等相关症状,应考虑行局部放射治疗。

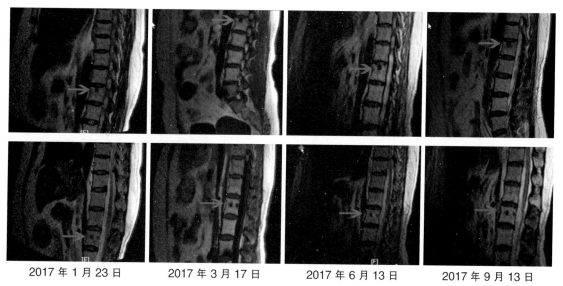

| 2017 年 1 月 23 日 | 2017 年 3 月 17 日 | 2017 年 6 月 13 日 | 2017 年 9 月 13 日 |

图 1-4-7　氟维司群治疗过程中,腰 1 和腰 2 椎体病灶稳定。

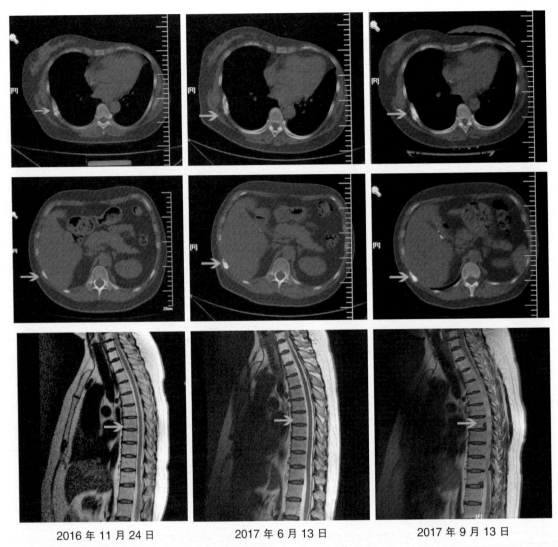

| 2016 年 11 月 24 日 | 2017 年 6 月 13 日 | 2017 年 9 月 13 日 |

图 1-4-8　氟维司群治疗过程中的第 10 肋与胸椎新发病灶，第 7 肋病灶稳定。

经过与患者及家属沟通后，于 2016 年 11 月 23 日更换药物为戈舍瑞林 3.6mg，皮下注射 4 周+氟维司群 500mg，肌内注射 4 周。

氟维司群联合 OFS 治疗疗效评估：2016 年 11 月至 2017 年 6 月，疗效评估为 SD。2017 年 6 月右侧第 10 肋新发骨转移。2017 年 9 月，胸椎新发转移灶。

....

问题：进展后的治疗方案如何选择？

□化疗　□依西美坦+依维莫司　□氟维司群+依维莫司

□CDK4/6 抑制剂+芳香化酶抑制剂　□CDK4/6 抑制剂+氟维司群

乳腺科专家杨谨点评：在氟维司群联合 OFS 治疗 7 个月后，患者出现新发骨转移灶。根据 CSCO 乳腺癌诊疗指南、NCCN 指南、中国乳腺癌内分泌诊疗专家共识(2016)，内分泌治疗失败后，可更改其他内分泌治疗药物。若明确内分泌耐药，还可联合逆转耐药的药物或转为化疗。本例患者为骨转移,病灶进展缓慢,未出现内脏转移,暂不考虑化疗。PALOMA-3 研究:CDK4/6 联合氟维司群是前期内分泌治疗进展的绝经前/围绝经期/绝经后乳腺癌患者的有效和耐受性良好的治疗方案。BOLERO- 2 和 PrECOG 0102 研究:依维莫司联合依西美坦或氟维司群对于 AI 耐药人群可以进一步改善临床疗效,且耐受性良好。本例患者后续治疗可考虑氟维司群+依维莫司或依西美坦+依维莫司。

经验教训

　　在晚期乳腺癌患者中,骨转移的发生率为 65%~75%。骨转移属于复发转移疾病,以全身治疗为主,按照分类治疗原则,选择化疗、内分泌治疗、分子靶向治疗。包括双膦酸盐在内的骨保护药物已经成为基本治疗,可以预防和治疗 SRE。合理的局部治疗可以更好地控制骨转移症状,其中手术是治疗单发骨转移病灶的积极手段,放射治疗是有效的局部治疗手段。

要点总结

1.激素受体阳性、HER-2 阴性、单纯骨转移的绝经前乳腺癌的一线治疗选择

　　1896 年,Beatson 最早报道了卵巢切除治疗绝经前转移性乳腺癌。其后,有学者证实了单药 LHRHa 与卵巢切除的总生存期相似,可代替绝经前晚期乳腺癌的卵巢切除。药物性 OFS 治疗用于绝经前、激素受体阳性晚期乳腺癌患者,客观缓解率约为 30%。针对 LHRHa 用于晚期乳腺癌患者的一项 Meta 分析结果证实,适合内分泌治疗的绝经前晚期乳腺癌患者,可以考虑 LHRHa 联合 TAM 的治疗方案,可明显延长总生存时间和无进展生存时间[1]。中国乳腺癌内分泌诊疗专家共识(2016)[2]指出:绝经前乳腺癌患者复发转移后,首选卵巢抑制(戈舍瑞林或亮丙瑞林)或手术去势联合内分泌药物治疗,如果辅助治疗中未使用他莫昔芬或者已中断他莫昔芬治疗超过 12 个月,可选择他莫昔芬联合卵巢抑制或去势。随着乳腺癌标准治疗的推进,绝大多数绝经前早期乳腺癌患者术后接受 TAM 辅助内分泌治疗,亦有相应研究结果证实了 OFS+AI 作为绝经前晚期乳腺癌一线治疗的有效性,可提高疾病缓解率、疾病控制率,中位疾病进展时间为 8 个月。2016 年,ESMO 年会公布的 FALCON 研究显示,对于绝经后激素受体阳性晚期乳腺癌一线应用氟维司群,与阿那曲唑治疗组相比能够显著改善患者的 PFS:16.6 个月比 13.8 个月;亚组分析中发现,基线时未发生内脏转移的患者 PFS 改善更为显著,氟维司群延长患者 PFS 达 8.5 个月(22.3 个月比 13.8 个月)[3]。MONARCH-3 研究结果[4]表明:Abemaciclib+阿那曲唑或来曲唑用于 HR 阳性、HER-2 阴性、绝经后乳腺癌患者一线治疗,比安慰剂+阿那曲唑或来曲唑方案显著延长 PFS,提高 ORR(59.2%比 43.8%)。预后较差的亚组从 Abemaciclib+阿那曲唑联合方案中获益更多;对于 DFS 较长,或仅合并骨转移的患者,内分泌单药可能是比较合适的一线治疗方案。

　　根据 2017 年的 NCCN 指南和乳腺癌骨转移和骨相关疾病临床诊疗专家共识 (2014)[5],对于存在骨转移的患者,预期寿命≥3 个月且肾功能良好,在化疗或者内分泌治疗的同时,应加用

地诺单抗、唑来膦酸或帕米膦酸二钠(均同时补充维生素 D 和钙)。临床研究证实,双膦酸盐可以有效治疗乳腺癌的骨转移, 预防乳腺癌骨转移患者发生骨相关事件。单个随机临床研究提示,乳腺癌骨转移需接受双膦酸盐治疗者也可考虑地诺单抗 120mg,每 4 周给药 1 次,皮下注射治疗。最近发表于《临床肿瘤学》(JCO)杂志上的一篇文章表明[6],在乳腺癌骨转移患者中,每 3 个月的唑来膦酸治疗方案在减少骨相关事件发生方面,性价比高于每月地诺单抗治疗方案。因此,对于经济情况欠佳的患者,唑来膦酸是较优的选择。

2.绝经前乳腺癌一线他莫昔芬治疗失败后的内分泌治疗选择

对于激素受体阳性晚期乳腺癌患者,在肿瘤进展缓慢并且无内脏危象的情况下,可继续内分泌治疗。根据 CSCO 乳腺癌诊疗指南(2017)[7],针对他莫昔芬治疗失败的患者可选用芳香化酶抑制剂或氟维司群。早期 0020 及 0021 试验提示,二线氟维司群 250mg 与阿那曲唑疗效相当[8]。CONFIRM 试验证实,氟维司群 500mg 内分泌治疗的 PFS 和 OS 分别为 6.5 个月和 25.1 个月,显著优于氟维司群 250mg[9]。MONARCH 2 研究中,二线应用 Abemaciclib+氟维司群的 PFS 为 16.4 个月,氟维司群+安慰剂组的 PFS 为 9.3 个月[10]。一项奥地利的单臂研究[11]显示,氟维司群 250mg 联合戈舍瑞林治疗晚期转移性绝经前乳腺癌患者,具有一定的临床应用价值。

3.氟维司群治疗失败后的 HR 阳性乳腺癌患者的内分泌治疗选择

根据中国乳腺癌内分泌治疗专家共识, 晚期内分泌治疗应结合既往内分泌治疗用药情况,尽量不重复使用辅助治疗或复发/转移内分泌治疗使用过的药物[12]。PALOMA-3 研究[13]结果表明:既往辅助内分泌治疗期间或停止辅助治疗 12 个月内进展,或是晚期内分泌治疗中进展的患者,CDK4/6 抑制剂(Palbociclib)联合氟维司群较单独使用氟维司群可改善 PFS。因此,在氟维司群治疗进展后,可加用 Palbociclib,但 Palbociclib 未在中国上市,需鼓励患者参加临床试验。此外,哺乳动物雷帕霉素靶蛋白(mTOR)受体抑制剂依维莫司联合依西美坦在治疗既往接受过非甾体类 AI 治疗后进展的、绝经后晚期乳腺癌患者具有一定的临床应用价值[14]。BOLERO-2[15]和 PrECOG 0102 研究[16]数据显示:依维莫司联合依西美坦或氟维司群对于 AI 耐药人群可以进一步改善临床疗效,而且耐受性良好。

(邱瑞玥 王乐 杨谨 西安交通大学第一附属医院)

参考文献

[1] Klijn, J.G.M., et al., Combined Tamoxifen and Luteinizing Hormone-Releasing Hormone (LHRH) Agonist Versus LHRH Agonist Alone in Premenopausal Advanced Breast Cancer: A Meta-Analysis of Four Randomized Trials. Journal of Clinical Oncology, 2001. 19(2): p. 343–353.

[2] 徐兵河,邵志敏,胡夕春,江泽飞.中国早期乳腺癌卵巢功能抑制临床应用专家共识(2016).中华医学杂志,2016. 96(22): p. 1719–1727.

[3] Robertson, J.F.R., et al., Fulvestrant 500 mg versus anastrozole 1 mg for hormone receptor-positive advanced breast cancer (FALCON): an international, randomised, double-blind, phase 3 trial. The Lancet, 2016. 388 (10063): p. 2997–3005.

[4]　Goetz,M.P.,et al.,MONARCH 3:Abemaciclib As Initial Therapy for Advanced Breast Cancer. Journal of Clinical Oncology,2017. 35(32):p. 3638–3646.

[5]　江泽飞,陈佳艺,牛晓辉,孙燕. 乳腺癌骨转移和骨相关疾病临床诊疗专家共识(2014). 中华医学杂志,2015. 95(4):p. 241–247.

[6]　Shapiro,C.L.,et al.,Cost-Effectiveness Analysis of Monthly Zoledronic Acid,Zoledronic Acid Every 3 Months,and Monthly Denosumab in Women With Breast Cancer and Skeletal Metastases:CALGB 70604(Alliance). Journal of Clinical Oncology. 0(0):p. JCO.2017.73.7437.

[7]　中国临床肿瘤学会指南工作委员会.乳癌癌诊疗指南. 中国临床肿瘤学会,2017(V1):p. 76.

[8]　Vergote,R.J.,Kleeberg U,Burton G,Osborne CK,Mauriac L;Trial 0020 Investigators;Trial 0021 Investigators.,Postmenopausal women who progress on fulvestrant(´Faslodex´)remain sensitive to further endocrine therapy. Breast Can Res Treat,2003. 79(2):p. 207–211.

[9]　Leo,A.D.,et al.,Results of the CONFIRM Phase Ⅲ Trial Comparing Fulvestrant 250 mg With Fulvestrant 500 mg in Postmenopausal Women With Estrogen Receptor-Positive Advanced Breast Cancer. Journal of Clinical Oncology,2010. 28(30):p. 4594–4600.

[10]　George W. Sledge,J.,et al.,MONARCH 2:Abemaciclib in Combination With Fulvestrant in Women With HR+/HER2? Advanced Breast Cancer Who Had Progressed While Receiving Endocrine Therapy. Journal of Clinical Oncology,2017. 35(25):p. 2875–2884.

[11]　Bartsch,R.,et al.,Ovarian function suppression and fulvestrant as endocrine therapy in premenopausal women with metastatic breast cancer. European Journal of Cancer,2012. 48(13):p. 1932–1938.

[12]　中国乳腺癌内分泌治疗专家共识专家组.中国乳腺癌内分泌治疗专家共识. 中国癌症杂志,2015. 25(9):p. 755–759.

[13]　Cristofanilli,M.,et al.,Fulvestrant plus palbociclib versus fulvestrant plus placebo for treatment of hormone-receptor-positive,HER2-negative metastatic breast cancer that progressed on previous endocrine therapy(PALOMA-3):final analysis of the multicentre,double-blind,phase 3 randomised controlled trial. The Lancet Oncology,2016. 17(4):p. 425–439.

[14]　Rugo,H.S.,et al.,Endocrine Therapy for Hormone Receptor-Positive Metastatic Breast Cancer:American Society of Clinical Oncology Guideline. Journal of Clinical Oncology,2016. 34(25):p. 3069–3103.

[15]　Yardley,D.A.,et al.,Everolimus Plus Exemestane in Postmenopausal Patients with HR + Breast Cancer:BOLERO-2 Final Progression-Free Survival Analysis. Advances in Therapy,2013. 30(10):p. 870–884.

[16]　Miller,L.,Everolimus Added to Fulvestrant Doubles PFS in HR+Breast Cancer. Dec 07,2016.Onclive.com.

病例 5：Luminal A 伴发胸壁和多发骨转移的治疗

★ 病史简介

病历：患者，女性，37 岁(1981 年 1 月)，绝经前。

既往：24 岁结婚，孕 3 流 2 产 1，无肿瘤家族史，无高血压、糖尿病、心脏病病史。

2010 年 4 月 21 日，因"右乳肿物半年"行乳腺超声：右乳多发实性占位(恶性可能性大)，位于右乳 1 点处，右腋下多发淋巴结肿大，较大的为 18mm×12mm，边清。分期：cT2N2M0-ⅢA 期。

2010 年 4 月 23 日，行"右乳改良根治术"，肿物直径为 3cm。术后病理：(右乳)浸润性导管癌 Ⅱ 级，淋巴结 6/29(+)。免疫组化：ER(+)、PR(+)、HER-2(−)、Ki67(+)为 10%左右。分期：pT2N2M0-ⅢA 期。

辅助治疗：2010 年 5 月至 2010 年 8 月，行 FEC-T 方案化疗 6 个周期。体表面积为 1.45m²，环磷酰胺 900mg(620.7mg/m²)，每天 1 次，静脉给药；表柔比星 40mg，每天 1 次；氟尿嘧啶 900mg(620.7mg/m²)，每天 1 次，静脉滴注；多西他赛 120mg(82.8mg/m²)，每天 1 次，静脉滴注。

2010 年 9 月至 2010 年 11 月，行右胸壁+右锁骨上区适形放射治疗，DT=49.4Gy(190cGy/f×26f)。

2010 年 11 月开始，内分泌药物 TAM 治疗至 2016 年 10 月(6 年)。

病情变化

2016 年 10 月 26 日，超声复查：右乳手术切口区内侧低回声区。穿刺病理：低分化腺癌；免疫组化：ER(+,40%,弱)、PR(+,40%,弱)、HER-2(0 分)，Ki67 指数为 10%。DFS：78 个月。患者自行中药治疗。

2017 年 11 月，哈尔滨医科大学第一附属医院 CT 提示：腰椎椎体及附件、骶骨、右侧髋臼、双侧耻骨多发骨质破坏。超声提示，右侧胸腔积液。

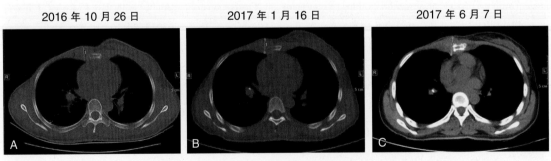

图 1-5-1　胸部 CT。图 1-5-1B 与图 1-5-1A 对比，胸骨破坏明显，胸壁软组织厚度无显著改变。图 1-5-1C：右侧前胸壁软组织较左侧明显增厚，考虑胸壁转移侵及胸骨，病灶增大，进展。

问题：如何进行下一步治疗(诊断：右乳癌术后，右胸壁复发，骨转移，右侧胸腔积液)？

病理专家点评：2010 年，术后病理为腔面 A 型乳腺癌。2016 年，胸壁切口区：ER、PR 弱表达，仍为腔面 A 型。建议胸腔积液脱落细胞学检查及沉渣包埋，进一步免疫组化检测细胞学分型。

影像专家点评：影像学检查是早期发现骨转移、确定骨转移累及范围、评价有无骨转移导致的病理性骨折或脊髓压迫以及监测疗效的有效手段。尤其是早期发现骨转移，对于肿瘤患者治疗方案的制订和预后评价具有重要意义。骨转移分 3 种类型：溶骨型、成骨型和混合型。溶骨型转移肿瘤细胞破坏正常骨结构，刺激破骨细胞吸收局部骨质。X 线表现为骨小梁变细消失、边界模糊、骨质凹陷或骨皮质缺损。成骨型转移瘤肿瘤细胞刺激成骨细胞成骨，或是宿主对骨质破坏的一种修复反应。X 线表现为结节状、圆形、散在的边界清晰或模糊的斑点状不规则骨质密度增高区，可无(或有)轻微骨膜反应。混合型转移瘤为溶骨和成骨性破坏混合存在，比例可有不同。骨转移 CT 表现为骨皮质连续性中断、骨髓内骨小梁结构破坏、局灶性骨硬化、骨质破坏伴软组织肿块。由于 CT 密度分辨率高，显示解剖结构清晰，CT 比常规 X 线检查发现骨转移瘤更敏感，还可以引导穿刺活检。CT 的后处理技术包括多平面重组(MPR)和三维成像。评价骨转移后，骨稳定性非常重要，因此，在外科手术计划中占有重要地位。本例患者 CT 提示：腰椎椎体及附件、骶骨、右侧髋臼、双侧耻骨多发骨质破坏，考虑转移瘤。

放疗科专家点评：本例患者右乳癌改良根治+术后放疗后，胸壁复发，多发骨转移，患者为 luminalA 型。建议在内分泌治疗基础上行骨转移病灶的放疗，如有右胸壁复发病灶，可行手术切除+术后放疗。

乳腺内科专家点评：辅助化疗方案的选择：根据术后病理报告，分期为 pT2N2M0-ⅢA，属于局部晚期患者；淋巴结≥4 枚，发病年龄<35 岁，属于高复发风险人群。根据 CALGB9741 研究，在标准 AC 方案中加入紫杉醇，与标准的 3 周给药方法相比，2 周剂量密集方案患者的 DFS (HR=0.74，P=0.0072)比 OS(HR=0.69，P=0.014)显著提高，4 年 DFS 和 OS 分别为 75%比 82%与 90%比 92%。结果提示剂量密集方案显著优于常规辅助治疗方案。本例患者选择常规 FEC-T 方案，并不是最佳选择。

治疗反思：目前一致认为，局部晚期患者应首选新辅助化疗，依据是 NSABP B-18 和 B-27 试验。NSABP B-18 试验的结果表明：AC×4(蒽环类+环磷酰胺)新辅助化疗组与辅助化疗组相比，DFS 和 OS 差异无统计学意义，但新辅助化疗组接受保乳手术的比例较辅助化疗组提高了 8%(P=0.001)，而且新辅助化疗中获得 pCR 的预后优于非 pCR 患者。B-27 试验的结果表明：在 AC 的基础上加用 T 与单用 AC 比较，DFS 和 OS 差异无统计学意义，但是患者的 pCR 从 13% 提高到 26%，临床完全缓解率(cCR)从 40.1%提高到 63.6%。B-27 试验同时也证实了获得 pCR 患者的预后优于非 pCR 患者。由以上两项经典试验可见，正确方案的新辅助化疗虽不能提高患者的 DFS 和 OS，但可以增加患者的保乳率，提高 pCR 和 cCR。

内分泌治疗方案：SOFT/TEXT 试验显示，相比 TAM，OFS+AI 可显著提高绝经前 HR 阳性乳腺癌患者的 DFS，尤其是年龄小于 35 岁及腋窝淋巴结转移较多的高危复发人群。因此，患者口服 TAM 治疗并不是最佳选择。

TAM 治疗近 6 年后，出现胸壁复发，属于内分泌继发性耐药（辅助内分泌 2 年后出现进展）。目前，乳腺癌内分泌治疗已经进入"后 AI 时代"，FIRST、BOLERO、PALOMA 等研究已确立了氟维司群、依维莫司、帕博西林在 HR+/HER-2 晚期乳腺癌治疗中的重要地位。OFS+AI 也是可选方案，但该患者依从性较差，自行中药治疗 13 个月后，出现骨转移。没有出现有症状的内脏转移，仍可首选上述内分泌治疗方案。患者有大量胸腔积液，应穿刺排液，缓解呼吸困难症状，送检胸腔积液查找脱落细胞。可考虑胸腔注药，局部控制胸腔积液。骨转移一经确诊，应尽早规律地给予双膦酸盐治疗，每 28 天 1 次。12 个月后，若疾病稳定，可更改为 3 个月 1 次。

后续治疗

2017 年 11 月，于我院行醋酸戈舍瑞林+来曲唑内分泌治疗。每月 1 次唑来膦酸治疗。行胸腔穿刺排液对症治疗，胸腔积液送检未查到肿瘤细胞，铜绿假单胞菌胸腔注入，建议高蛋白饮食。

2017 年 11 月 23 日，行腰椎骨病灶放疗 DT=30Gy（250cGy/f×12f）。

病情变化：2018 年 1 月 9 日，复查胸部 CT：多发骨质改变，考虑转移；右肺膨胀不良，右侧胸腔积液。PFS：2 个月。

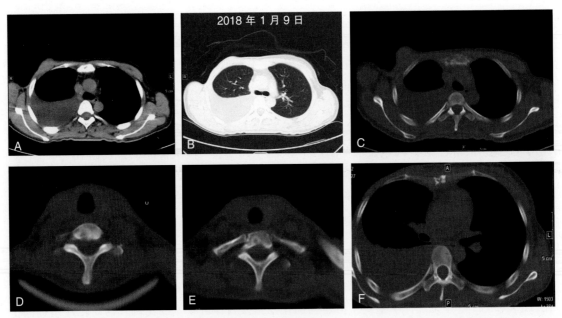

图 1-5-2　A、B、C 图：右侧胸腔积液，胸骨病灶范围增大。D、E、F 图：椎体多发新发骨破坏，进展。

问题：若胸腔积液控制不佳，如何进行下一步治疗？

□右乳癌术后　□右胸壁复发　□骨转移　□右侧胸腔积液

影像专家点评：胸腔积液是机体内多种疾病在胸膜上的反应。不同病因可产生不同性质的液体，如：胸膜炎症形成渗出液时，化脓性炎症产生脓液；心力衰竭和血浆蛋白降低时，产生漏出液；胸部创伤和恶性肿瘤导致血性液体，以及恶性肿瘤侵犯胸导管及左锁骨下静脉时，可产生乳糜性液体。由于胸腔积液中各种病理成分的沉着、堆积和对胸膜的刺激而形成不同的胸膜增厚改变。胸腔积液的良恶性鉴别主要依靠胸膜增厚的特征改变。胸膜增厚的病理基础为胸膜纤维增生、肉芽组织增生和肿瘤细胞增生等。胸膜钙化、线状粘连、均匀性胸膜增厚常提示良性病变;胸膜结节和结节明显强化,大多为恶性胸膜病变、恶性间皮瘤,但与胸膜转移瘤不易区分。临床上对胸腔积液患者行胸腔穿刺做病理组织学和细胞学检查是诊断胸腔积液良恶性的"金标准"。本例患者胸腔积液送检未见癌细胞,不能排除胸膜转移,建议行增强 CT,观察胸膜强化表现,引导 CT 可以对胸膜病变进行穿刺活检。

乳腺内科专家点评:患者行内分泌治疗 2 个月,胸腔积液控制不佳,呼吸困难症状明显,应考虑化疗。根据 NCCN 指南,可选择单药化疗,如卡培他滨、吉西他滨、长春瑞滨、白蛋白结合型紫杉醇等,或联合化疗,如 TX 或 GT 等。

后续治疗:2018 年 1 月 14 日起行 TX 方案化疗 4 个周期[紫杉醇 210mg(151mg/m^2),每天 1 次,静脉滴注;卡培他滨 1250mg(900mg/m^2),每天 2 次,1~14 天为 1 个周期,口服],右胸壁、右锁骨上整体评价可见 PR,右侧胸腔积液(少量)。

要点总结

1.对于年轻(37 岁)、pT2N2M0-ⅢA 患者,应首选新辅助化疗。而治疗方案的选择要根据免疫组化临床分子分型来制订。

2.辅助内分泌方案应优先考虑 OFS 联合 AI。

3.对于初诊ⅢA 期,尤其是 HR+的患者,应常规进行骨 ECT 检查。

4.如果恶性胸腔积液控制不佳,建议行胸腔积液脱落细胞学检查及沉渣包埋,然后,进行免疫组织化学(IHC)检测细胞学分型。还可以局部胸腔用药,同时进行有效的全身治疗。

(庞慧　闫石　蔡莉　哈尔滨医科大学附属肿瘤医院)

病例 6：Luminal B 小肿瘤高复发风险的治疗

★病史简介

病历：患者，女性，44 岁（1974 年 3 月），绝经前。

既往：22 岁结婚，孕 3 流 2 产 1，无肿瘤家族史，无高血压、糖尿病、心脏病病史。

2012 年 12 月 16 日，因"左乳肿物 1 个月"行乳腺超声：左乳实性占位伴多发钙化（BI-RADS 4 类）。

2012 年 12 月 19 日，行"左乳癌保乳手术+前哨淋巴结活检术"，术中见肿物大小为 2cm×2cm。术后病理：左乳浸润性导管癌 II 级伴导管内癌，冰冻前哨淋巴结 0/2。免疫组化：雌激素受体 ER（+约占 90%，染色强度为中）、PR（-）、HER-2（1+）、Ki67 指数约为 30%、p53（1+）。分期：pT1N0M0-IA。

辅助治疗：2013 年 1 月 5 日起，在我院行 TC 方案化疗 4 个周期。体表面积：$1.81m^2$。给予多西他赛 120mg（$66.3mg/m^2$），每天 1 次，静脉滴注；环磷酰胺 950mg（$524.9mg/m^2$），每天 1 次，静脉给药，每 3 周重复 1 次。

2013 年 4 月 11 日，行左乳+左胸壁三维适形放疗 190cGy×26f。

2013 年 5 月，他莫昔芬治疗至 2016 年 8 月，改服托瑞米芬至 2016 年 11 月。

病情变化：2016 年 11 月，行胸部 CT：左肺结节，转移瘤待排除；PET-CT 考虑右肺恶性病变，左肺转移可能，多发淋巴结转移。

2016 年 11 月 30 日，支气管镜病理：右肺中叶低分化癌（结合形态学及免疫酶标志物支持乳腺来源）。IHC：CK7（-）、TTF1（-）、NapxinA（-）、P40（-）、Mmammglobin（弱+）、GCDFP-15（-）、PR（+）、CK（-）、Villin（-）、ER（80% 中等强度阳性）。DFS：47 个月。

....

问题：如何进行下一步治疗？

□左乳癌术后 □肺转移 □多发淋巴结转移

病理专家点评：2012 年 12 月，手术病理为腔面 B 型乳腺癌。2016 年 11 月，行肺活检：ER（+）、PR（+）、mammaglobin 阳性，支持乳腺来源；TTF1（-）、NaspinA（-），不支持肺来源，为乳腺癌肺转移。

影像专家点评

影像表现：右肺中叶见斑片影及实变影，左肺下叶见类圆形结节影，分叶，边缘毛糙；纵隔淋巴结增大（图 1-6-1）。可能有右肺中叶转移瘤，建议复查；左肺下叶结节，可能是转移瘤；纵隔淋巴结增大。

具有乳腺癌病史，两年前复查双肺未见异常，双肺出现肿块及结节影，应首先考虑转移瘤。转移瘤较小时，可表现为球形，边缘光滑清楚；较大时，可出现分叶、毛刺、密度不均、邻近胸膜牵拉凹陷、周围肺野炎症等。

鉴别诊断：①支气管肺炎。好发于两中下肺的内中带，病灶沿支气管分布，呈多发散在小的

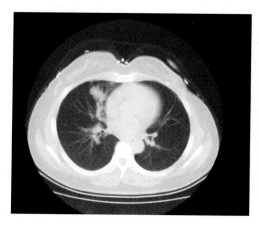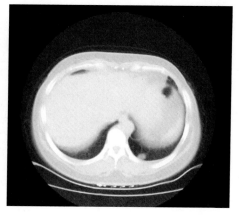

图 1-6-1　肺 CT。

斑片状影,常合并阻塞性小叶性肺气肿或小叶肺不张。②肺癌。一般为不规则的实性肿块,周围型肺癌可见毛刺、分叶征、空泡征、周围血管集束和胸膜凹陷等。③早期肺脓肿。多表现较大片状高密度影,肺窗上病灶胸膜侧密度高而均匀,肺门侧多较淡且不均匀,邻近叶间胸膜处边缘清楚锐利,边缘模糊;纵隔窗内可见空气支气管征。

乳腺内科专家点评

辅助化疗方案:患者根据免疫组化临床分子分型属于 LuminalB 型(HER-2 阴性),应给予术后辅助化疗。US Oncology 9735 研究证实,在乳腺癌辅助化疗中,TC×4 的疗效优于 AC×4。7 年随访结果显示,TC 与 AC 组 DFS:81%比 75%,$P=0.033$,OS:87%比 82%,$P=0.032$。所以患者选择 TC 方案化疗是合理的。

辅助内分泌方案:EBCTCG 荟萃分析表明,TAM 是 HR 阳性绝经前辅助内分泌治疗的标准治疗,15 年复发率降低 11.8%,死亡率降低 9.2%。患者选择服用 TAM 是可行的。

患者出现肺转移,多发淋巴结转移,DFS:47 个月,同时患者咳嗽、胸闷。根据 NCCN 指南,有明显症状的内脏转移,首选化疗快速控制病情,缓解症状。可选方案包括单药化疗和联合化疗。化疗后,进行内分泌维持治疗。

后续治疗:2016 年 12 月 14 日起,行 TP 方案化疗 6 个周期。体表面积:1.80m²。给予多西他赛 138mg(76.7mg/m²),每天 1 次,静脉滴注;奈达铂 50mg,每天 1~2 次;第 3 天为 39mg,(77.2mg/m²),静脉滴注,6 个周期总体疗效为 PR。2017 年 5 月,用托瑞米芬+戈舍瑞林。2017 年 12 月,改用依西美坦+戈舍瑞林。

病情变化:2018 年 1 月,复查肺 CT:右肺病灶增大,双肺结节。腰椎 MRI:腰 2 椎体异常信号,考虑骨转移。PFS:14 个月。

2017 年 8 月 21 日　　　　　　　　2018 年 1 月 5 日

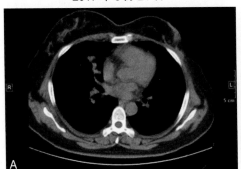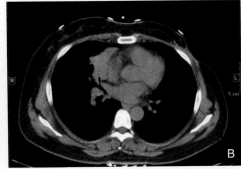

图 1-6-2　胸部 CT。

图 1-6-2B 与图 1-6-2A 对比，右肺病灶范围增大，淋巴结增大，考虑转移，疾病进展。

2018 年 1 月 11 日

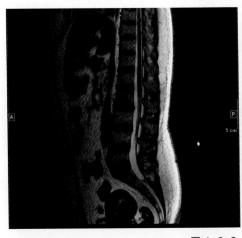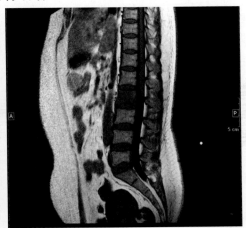

图 1-6-3　腰椎 MRI。

2018 年 1 月 5 日　　　　　　　　2018 年 2 月 22 日

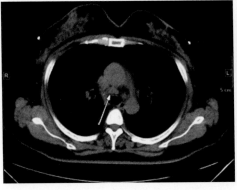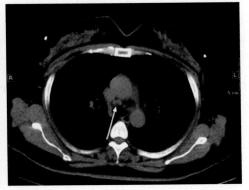

图 1-6-4　胸部 CT。

问题：如何进行下一步治疗(诊断：左乳癌术后、肺转移、多发淋巴结转移、骨转移)？

影像专家点评

影像表现：左乳癌术后，右肺中叶内侧段占位，左肺下叶近膈胸膜不规则结节；腰 2 椎体 MRT1WI 及 T2WI 信号减低，下缘见间盘组织突入。

诊断：左乳癌术后，右肺中叶转移瘤累及中叶内侧段支气管，右肺中叶内侧段部分不张；左肺结节，转移瘤治疗后可能改变；腰 2 椎体转移瘤。

1.右肺中叶病灶支气管镜已取材，结合免疫组化，病理诊断为转移瘤，所以不涉及鉴别诊断；左肺下叶结节。2017 年 2 月 7 日至 2018 年 2 月 22 日期间多次复查，结节形态持续变化。最近两次复查大小如下：2018 年 1 月 5 日，纵隔窗大小为 3mm×5mm，2018 年 2 月 22 日纵隔窗大小为 7mm×4mm，实性部分有增大趋势，考虑有转移瘤可能(见图 1-6-4)。

2.腰 2 椎体考虑为转移瘤(2018 年 1 月 11 日，MR 腰椎平扫，因只做此一次，没有前后对比)，鉴别诊断如下：①骨质疏松伴压缩骨折，椎体 T1WI 信号减低区；可分布于终板下呈条带状，也可于中部呈不规则横行或纵行线状、带状或片状，还可占据椎体大部，仅后部或后角信号正常；可出现气体信号。②结核和化脓性感染：椎间隙变窄，正常髓核和纤维环消失，终板中断或消失，代之以 T2WI 高信号；椎体受累及多局限于边缘，脓肿及软组织肿胀形成。③骨髓瘤：病灶弥漫分布多个脊椎，以及每个脊椎的椎体和附件，MR 扫描常见"椒盐征"。④白血病：多呈现弥漫均匀性异常信号，T1WI 呈低信号，T2WI 呈高信号。治疗后，信号恢复正常。

放疗科专家点评：右肺病灶及骨转移瘤均可行姑息放疗，局部控制率可达 50%~80%，但患者双肺转移病灶无法通过放疗控制。因此，上述病灶虽经放疗可控制，但对患者生存无延长作用。

乳腺内科专家点评：患者内分泌治疗 8 个月后肺病灶进展，而且出现骨转移，属于内分泌继发性耐药。考虑到此时患者存在咳嗽症状，首选化疗。如果患者身体状态尚可，可给予联合化疗。根据 NCCN 指南推荐的联合方案，结合患者既往用药情况，可选的方案有 NE、GT、GP、紫杉醇+贝伐单抗，或白蛋白结合型紫杉醇等。骨转移一经诊断，应尽早、规律地给予双膦酸盐治疗。

后续治疗：2018 年 1 月 10 日，行 GC 方案化疗 4 个周期[吉西他滨 1.9g(1g/m²)，每天 1 次，8 天，静脉滴注；卡铂注射液 550mg 每天 1 次，静脉滴注，AUC=5]，整体评价为 SD。

要点总结

1.luminalB(HER-2 阴性型)即使 I A 期也存在复发风险。

2.有乳腺癌原发病史，复查期间发现右肺中心型占位，必须行支气管镜检查，同时病理应行免疫组化鉴别诊断，支持乳腺癌来源，排除肺原发癌。但临床设计治疗方案时，医生仍心存顾忌，一线选择 TP 方案，行 6 个周期后，改内分泌维持治疗。虽无循证医学证据，但患者 PFS 为 14 个月，晚期患者 PFS>6 个月，已转换 OS 的延长了。

3.晚期患者治疗的目的是以保证生活质量为前提,然后适当延长生存期。因此,在全身治疗疾病得到控制的情况下,勿忘记局部治疗手段(手术、放疗、超声介入治疗),同时兼顾姑息治疗。总之,要尽量让患者减少痛苦,做到人文关怀。

(庞慧 闫石 蔡莉 哈尔滨医科大学附属肿瘤医院)

病例 7：恶性胸腹水的局部治疗

★ 病史简介

病历：患者，女性，51 岁（1966 年 4 月），绝经年龄为 50 岁。

既往：22 岁结婚，孕 2 流 1 产 1，无肿瘤家族史，无高血压、糖尿病、心脏病病史。

2004 年 2 月 25 日，因"发现右乳肿物 1 个月"行乳腺超声：右乳占位性病变（恶性可能性大），位于外下象限。分期：cT2N0M0-ⅡA 期。

2004 年 3 月 20 日，行"右乳癌仿根治术"，术中肿物大小为 3cm×3cm×2cm。术后病理：右乳单纯癌，腋下淋巴结为 22 枚，慢性炎症。免疫组化具体不详。分期：pT2N0M0-ⅡA 期。术后行化疗 1 个周期（具体时间、方案、剂量不详）。

病情变化：2014 年 12 月 22 日，DFS：129 个月后，出现左侧胸腔积液，行胸腔穿刺排液 4 次，共 3000mL。胸腔积液沉渣包埋：考虑乳腺癌转移。免疫组化：ER 阳性细胞数约为 60%，PR 阳性细胞数约为 50%，HER-2（+）、E-Ca（+）、P53（-）、WT-1（-）、Vimentin1（-）、CK1/3（+）、CEA（-）、TTF-1（-）、CR（-）、Syn（-）、CK7（-）、CK20（-）、Villin（-）。2015 年 4 月，胸腔曾注射顺铂（具体剂量不详）（图 1-7-1）。

2015 年 3 月 19 日	2015 年 4 月 8 日
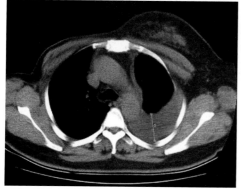	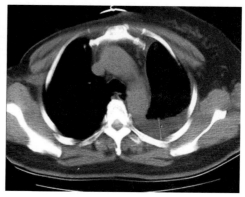

图 1-7-1　胸部 CT。

问题：如何进行下一步治疗（诊断：右乳癌术后，左侧恶性胸腔积液）？

病理专家点评：患者乳腺癌病史，胸腔积液沉积包埋可见恶性肿瘤细胞，免疫组化排除肺、胃、肠道以及间皮瘤来源，ER 和 PR 阳性支持乳腺来源。

乳腺内科专家点评：乳腺癌术后 10 年余，出现胸腔积液，考虑乳腺来源。NCCN 指南指出，既往未接受内分泌治疗的绝经前女性，疾病进展后可选择 OFS+AI 或 TAM。恶性胸腔积液是指原发于胸膜的肿瘤或其他部位的恶性肿瘤转移至胸膜所致的胸膜腔积液，为恶性肿瘤常见并发症之一。肺癌(36.3%)、乳腺癌(25%)和恶性淋巴瘤(8%~26%)是导致恶性胸腔积液的前 3 位病因。恶性胸腔积液患者预后差,平均生存期往往不到 6 个月。恶性胸腔积液的发生机制:肿瘤致使血液、淋巴液回流受阻,肿瘤细胞直接刺激胸膜,肿瘤诱导的血管生成,以及细胞因子的参与。恶性胸腔积液的诊断主要依靠患者的肿瘤病史、X 线、CT 等影像学检查,但是诊断"金标准"是胸腔积液细胞沉渣中找到恶性细胞或胸膜活检组织中观察到恶性肿瘤的病理变化。目前的专家推荐及共识多以对症及姑息治疗为主,无标准治疗。中国恶性胸腔积液诊断与治疗专家共识(2014)推荐的治疗措施包括:临床观察、治疗性胸腔穿刺术、肋间置管引流及胸膜固定术、门诊长期留置胸腔引流管、胸腔镜治疗、胸腔内注射纤维蛋白溶解剂(尿激酶、链激酶)和治疗药物,以及针对原发病的全身治疗。国内胸腔内灌注药物选择包括:顺铂为基础的胸腔内局部化疗,白介素-2(IL-2)和肿瘤坏死因子(TNF)等生物反应调节剂,重组人血管内皮抑素(恩度)和抗血管内皮生长因子(VEGF)单抗(贝伐单抗)等联合化疗,以及榄香烯、香菇多糖等中药制剂。但是多是小样本数据为基础的临床研究,缺乏大样本的数据支持。

后续治疗:2014 年 12 月 31 日,行 TAM 内分泌治疗至 2017 年 2 月。

病情变化:2017 年 2 月 8 日的胸上腹 CT:部分椎体骨质破坏,胸骨密度不均匀,考虑骨转移(图 1-7-2)。PFS:27 个月。

2017 年 2 月 8 日

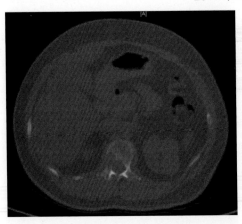
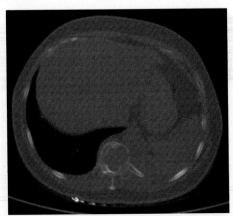

图 1-7-2　胸上腹 CT。

图 1-7-2:部分椎体骨质破坏,胸骨密度不均匀,考虑骨转移。

问题:如何进行下一步治疗?

□右乳癌术后　□左侧恶性胸腔积液　□骨转移

影像专家点评:乳腺癌常见的转移途径有淋巴转移和血行转移。乳腺癌常见转移至肺、骨、肝等部位,肾上腺转移为罕见的血行转移,而且预后较差。肾上腺转移癌起病隐匿,往往无肾上腺内分泌功能异常表现,常在原发肿瘤诊治过程中或在肿瘤治疗后的随访检查时发现,所以肾上腺转移癌的早期诊断、鉴别诊断有时仍比较困难。CT 是肾上腺检查中最有实用价值的影像学技术,可发现直径为 0.5cm 的肿瘤,而且可观察邻近器官及淋巴结有无转移。2017 年 2 月 8 日的 CT 图像可见右乳术后缺如,左侧胸腔内见水样密度影。左侧胸膜增厚,骨窗显示部分椎体见骨质破坏。胸骨密度不均匀。左侧肾上腺见小圆形结节灶,直径约为 16mm,边清。与 2015 年 4 月 8 日 CT 影像比较,左侧肾上腺结节体积增大,边缘毛糙,呈稍低密度影。因此,考虑转移瘤。多发椎体出现骨质密度增高区,根据乳腺癌病史,考虑骨转移瘤。晚期乳腺癌骨转移的发生率为 65%~75%,其中大部分为溶骨性病变,单纯的成骨性病变罕见,其发生率不到 10%。CT 扫描或 MRI 成像显示有骨破坏,最常见的部位为腰椎、骨盆。一般认为,单纯骨转移患者预后相对较好,合并有其他部位转移,特别是合并有内脏转移预后较差。左侧胸膜增厚,左侧胸腔包裹性积液,与 2015 年 4 月 8 日影像比较,胸腔积液减少,左侧胸膜增厚,左肺野可见实变影,可考虑炎症。

骨科专家点评:患者发生骨转移后,出现脊髓压迫症可能性大,建议外固定并全身治疗,同时应用放射治疗。

放疗科专家点评:对本例患者来说,在全身治疗基础上,可给予骨转移瘤姑息放疗。

乳腺内科专家点评:内分泌耐药分为:①原发性内分泌耐药。辅助内分泌治疗时间<2 年,或晚期一线内分泌治疗<6 个月,出现疾病进展;②继发性内分泌耐药。辅助内分泌治疗时间>2 年,或晚期一线内分泌治疗≥6 个月,出现疾病进展。该患者服用 TAM 27 个月后进展,属于继发性耐药,而且患者无内脏转移症状,可以再次尝试其他内分泌治疗方案。此时,患者已处于绝经后,根据 NCCN 指南,可选不同的内分泌治疗方案(±CDK4/6 抑制剂或 mTOR 抑制剂)。骨转移应在早期定期给予双膦酸盐治疗。

后续治疗

2017 年 2 月 15 日起,应用伊班膦酸钠 4mg,28 天 1 次。2017 年 2 月 15 日,应用阿那曲唑内分泌治疗至 2017 年 8 月。

2017 年 2 月 23 日,左胸锁关节行调强适形放射治疗(IMRT)(单次剂量:200cGy/次,共 15 次);然后,胸椎、腰椎行 IMRT(单次剂量:200cGy/次,共 40 次)。

| 2017 年 2 月 8 日 | 2017 年 5 月 18 日 |

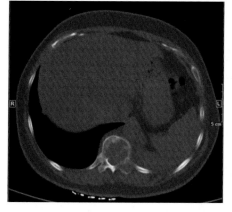 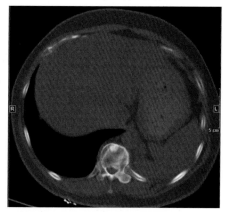

图 1-7-3　上腹 CT(骨窗)。骨转移治疗后,成骨改变明显。

病情变化

2017 年 8 月 18 日的肝 MRI 显示:肝 S8 段异常信号(考虑转移)(图 1-7-4)。乳腺超声:左侧乳腺多发结节占位(BI-RADS 4b 类),左腋下、左锁骨上多发淋巴结肿大。

左乳及左腋下行超声引导下穿刺,病理提示:左乳 9 点浸润性癌,左腋下低分化癌。免疫组化:ER(+,阳性细胞约为 10%,染色弱 - 中)、PR(-)、HER-2(0)、Ki67 指数约为 1%、P53(+)。PFS:6 个月。

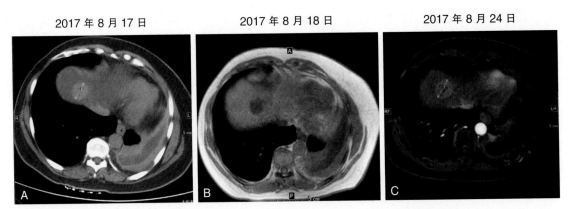

2017 年 8 月 17 日　　　　2017 年 8 月 18 日　　　　2017 年 8 月 24 日

图 1-7-4　上腹 MR 及 CT。A:上腹 CT;B:上腹 MRI;C:上腹增强 MRI。

图 1-7-4 所示的肝内转移为单发病灶。

问题:如何进行下一步治疗(诊断:右乳癌术后,左侧恶性胸腔积液、骨转移、肝转移、左乳癌、左腋下淋巴结转移)?

影像专家点评:2017 年 8 月 17 日,CT 显示肝脏信号弥漫性减低,考虑为治疗后的改变,肝脏内出现新病灶,肝 S8 可见一类圆形稍低密度影。2017 年 8 月 18 日,MRI 显示,肝 S8 见类圆形异常信号影,T1WI 呈稍低信号,T2WI 呈稍高信号,磁共振弥散加权成像(DWI)呈弥散受限,综合 CT 及 MR 平扫,考虑为肝转移瘤,建议结合增强扫描。2017 年 8 月 24 日,增强 MRI 补差显示,肝 S8 异常信号呈明显不均匀强化,符合转移瘤强化特征,左侧肾上腺结节呈环形强化,符合肾上腺转移瘤特征。与 2017 年 2 月 8 日影像比较,左侧肾上腺结节体积略缩小,椎体内高密度病灶无明显改变,胸腔积液及胸膜无明显改变。

乳腺内科专家点评:该患者二线内分泌使用阿那曲唑 6 个月即进展,可认为对内分泌原发耐药,而且出现内脏转移,应更改治疗方案为全身化疗。根据 NCCN 指南,紫衫类及蒽环类药物被认为是乳腺癌化疗的基础药物,而且患者既往未规范化疗,应优先考虑 TE(多西他赛+表柔比星)方案。

超声介入科专家点评:建议肝脏病灶超声介导活检,明确病灶性质。同时建议超声造影,明确肝 S8 段病灶能否超声扫查到肝内肿瘤数目及肿瘤最大直径。如 S8 病灶超声可以扫查到,原发病灶已得到有效控制而且肝外转移灶稳定,局部消融可作为姑息性治疗或联合全身治疗的一部分。

肝胆外科专家点评:回顾分析 1999-2010 年相关文献后得出结论:外科处理肝脏转移瘤可使患者的术后中位生存时间延长至 20~57 个月,2、3 和 5 年存活率分别为 58%~94%、35%~65% 和 21%~61%。其中对于无其他部位转移、肝转移病灶较局限者,外科治疗可能取得更好的预后效果。鉴于该患者现有恶性胸腔积液、骨转移、左肾上腺转移,肝脏病灶暂时不适合行手术切除,应积极进行全身治疗。

后续治疗

2017 年 8 月 24 日至 2017 年 11 月 24 日,给予患者 TE 方案 6 个周期。

体表面积:1.59m²。给予多西他赛 117mg(73.6mg/m²),每天 1 次,静脉滴注;表柔比星 117mg(73.6mg/m²),每天 1 次,静脉给药;因Ⅳ度粒细胞减少伴发热 38.2℃,第 3 个周期减量至多西他赛 110mg(69.2mg/m²),静脉滴注;表柔比星 110mg(69.2mg/m²),静脉给药。第 2 周期后,疗效评价为 PR;第 4 周期后,评价为 PR;第 6 个周期后,评价为 PR,整体评价为 PR。

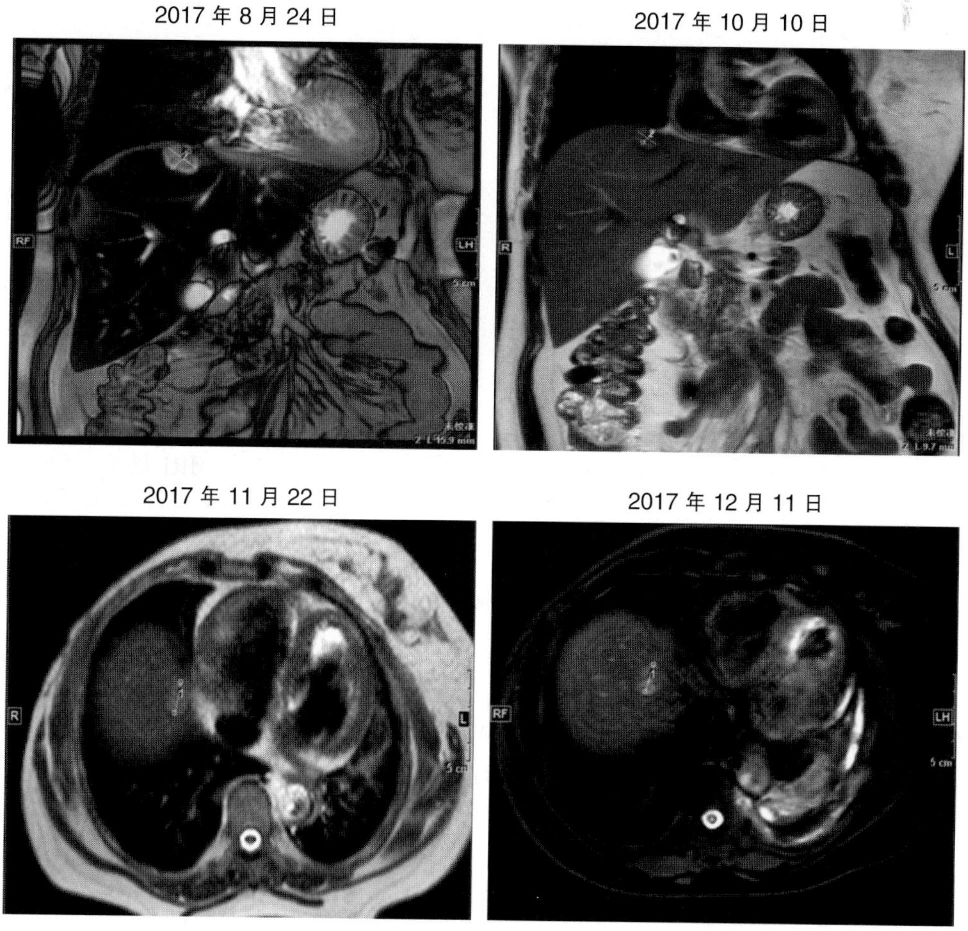

图 1-7-5　肝 MRI。

　　问题:有怎样的疗效评价?肝转移瘤能否射频消融?如何进行下一步治疗(诊断:右乳癌术后,左侧恶性胸腔积液、骨转移、肝转移、左乳癌、左腋下淋巴结转移)?

　　影像专家点评:肝 S8 类圆形异常信号影,T1WI 呈稍低信号,T2WI 呈稍高信号,增强扫描边缘强化,DWI 弥散轻度受限,大小为 15mm×9mm。与 2017 年 8 月 24 日影像比较,病变明显缩小,说明治疗效果明显。左侧肾上腺结节呈环形强化,与前片相比大小无明显改变。多发椎体骨质破坏,未见明显改变。

　　乳腺内科专家点评:根据 NCCN 指南,考虑后续继续给予内分泌治疗,直到出现疾病进展或不可耐受的毒副作用。患者既往已使用过 TAM、AI,可尝试其他类别的内分泌药物,如氟维司群±CDK4/6 抑制剂、依维莫司+机制不同的 AI 等。

　　超声介入科专家点评:建议超声造影,明确肝 S8 段病灶能否超声扫查到肝内肿瘤数目及肿瘤最大直径。如 S8 病灶超声可以扫查到,原发病灶已得到有效控制而且肝外转移灶稳定,局部消融可作为姑息性治疗或联合全身治疗的一部分。

　　后续治疗:肝病灶射频消融术、氟维司群内分泌治疗。尚未返院复查。

要点总结

　　1.肺癌和乳腺癌占所有恶性胸腔积液原发基础病因的 50%~65%,乳腺癌是女性恶性胸腔积液最常见的原因,一经确诊,中位生存期为 11 个月。绝大多数患者有活动后胸闷、气短、刺激性咳嗽等呼吸道症状;也有 25% 的患者无任何症状,通过 X 线、CT 检查时才发现。

　　无症状的患者可以临床观察;有症状的需要 MDT 团队讨论,以决策是否进行临床观察。

　　如需要行胸腔穿刺术,第一次穿刺排液量应控制在 600mL 内,最多不超过 1000mL,并注意放液速度不能过快,同时置入肋间引流管引流,方便排液和注药,以后单次引流量不宜超过 1500mL。

　　常用药物:顺铂、生物反应调节剂、中药制剂(香菇多糖、榄香烯乳)、抗血管生成药物(重组人血管内皮抑素、贝伐单抗)等。需要注意:胸腔积液中查到恶性肿瘤细胞才能注入化疗药物。

　　2.该患者为右乳癌,左侧胸腔积液,除了鉴别诊断排除常见肺、淋巴、泌尿生殖系统肿瘤和消化系统肿瘤,以及胸膜间皮瘤等相关恶性胸腔积液以外,一定要密切注意左乳癌的可能性。必要时,行钼靶、超声和 MRI。

　　3.晚期乳腺癌骨转移发生率为 65%~75%,常见的骨转移部位为胸椎、腰椎、骨盆及肋骨,临床表现为骨骼的疼痛。脊椎转移时,癌肿可以突入髓腔危害或压迫椎弓根,或形成病理性压缩性骨折。严重时,可导致截瘫。因此,临床医生必须高度警惕,可脊椎 CT 与 MRI 并重,密切观察病情变化。

(庞慧 闫石 蔡莉　哈尔滨医科大学附属肿瘤医院)

病例 8：HR 阳性/HER-2 阴性高危患者的强化辅助治疗

★病史简介

病历：患者，女性，死亡年龄为 46 岁（1970 年 11 月），绝经前。

既往：28 岁结婚，孕 2 流 1 产 1，姨妈于 67 岁因肺癌病逝，无高血压、糖尿病、心脏病病史。

2005 年 9 月 15 日，因"右乳肿物 1 年余"于哈尔滨医科大学第一附属医院行"右乳癌改良根治术"，术中见肿物大小为 3.5cm×2.5cm×2.5cm。术后病理：右乳浸润性导管癌 Ⅱ 级，乳头见癌累及，乳腺边缘未见癌累及，腋窝淋巴结未见癌转移 0/3。免疫组化：ER（+）、PR（+）、HER-2（+）、P53（+），Ki67 指数为 40%。分期：pT2N0M0- Ⅱ A 期。

辅助治疗：2005 年 10 月，行 CMF 方案化疗 1 个周期；2005 年 11 月至 2006 年 2 月，行 FEC 方案化疗 5 个周期（无法提供详细病史资料）。2006 年 03 月开始服用 TAM。

病情变化：2008 年 11 月 9 日，因右胸壁原切口处局部复发，于哈尔滨医科大学第二附属医院行"右乳癌术后局部复发病灶扩清术"，肿物大小为 3.5cm×1.5cm×1.6cm。术后病理：右乳浸润性癌，癌组织位于横纹肌脂肪组织内。免疫组化：ER（2+）、PR（−）、HER-2（−）、P53（−），Ki67< 1%。DFS：38 个月。

....

问题：如何进行下一步治疗（诊断：右乳癌术后、右胸壁复发术后）？

病理科专家点评

2005 年病理：

1.重新评估 ER、PR 情况或重新进行一次 IHC 染色。

2.累及乳头，可以累及乳头下组织或至乳头处皮肤，但未形成肉眼所见肿块或溃疡，不影响 T 分期。

3.腋下淋巴结 0/3，淋巴结取材过少，应该至少取材 10 枚淋巴结。

2008 年胸壁结节病理：

1.重新界定复发结节组织学分级。

2.ER、PR、HER-2 的表达情况。

影像专家点评

CT 扫描范围广泛，接收信息量大，不仅能清晰显示解剖结构，容易发现较小的病灶，还可显示深部（靠近胸壁侧）肿块及淋巴结，同时通过改变窗宽、窗位观察病灶情况，直接反映肿块的形态、数目、边缘及与胸壁的关系，并可以观察周边浸润征象。螺旋 CT 能发现隐匿性的病灶，CT 增强可发现平扫未能发现的小病灶。另外，CT 扫描能显示乳腺以外的肺内及肺外远处转移。

随着患者及医师越来越重视乳腺的功能和美观，保留乳房手术成为乳腺癌的主流手术方式。然而，由于东方女性乳腺体积较小、组织致密度较高，同时由于病灶组织类型、肿瘤体积大小及其距乳头的距离、淋巴结转移情况、术中切缘范围、患者乳腺特点不同等因素影响，乳腺保乳术仍然具有较高的局部复发率。定期随访、动态监测对于保乳术后患者至关重要。然而，保乳术后的乳腺组织因为手术及放疗造成局部组织结构紊乱、组织粘连、扭曲、变形,使乳腺影像较复杂,会对复查结果产生影响。MRI 检查具有较高的软组织及空间分辨率,而且多平面、多参数,没有辐射损害,因此 MRI 检查成为乳腺保乳术后常用的影像随诊方法。

MRI 动态对比增强 (DCE-MRI) 可以对病变组织血液灌注等灌注参数进行半定量和定量计算、分析,可以根据病灶的 TIC 类型,以确定病灶良恶性,客观、准确地反映病变的生物学行为。

DWI 是常用的 MRI 功能成像,是活体测量细胞中水分子的扩散运动成像方法,可以反映组织结构特征。早期强化率及表观弥散系数(ADC)值,可以为乳腺瘢痕或病灶复发的正确诊断提供辅助诊断依据。

CT、MRI 对乳腺胸壁复发均有意义,根据需要进行选择。

外科专家点评:胸壁复发是改良根治术后最常见的局部复发类型。对于不伴有远处转移、局部病灶切除可获得阴性切缘的患者,局部治疗应该首选手术,术后辅以放疗,局部控制的机会较高。术后可以根据病灶大小和免疫组化特点选择全身治疗,其中针对受体阳性患者的内分泌治疗,毒性较低且效果确切,化疗的价值还不明确。

放疗科专家点评:本例患者初次手术时,对于改良根治术的术式来说,腋窝淋巴结清扫数不够(应≥10 枚),因此,虽然腋窝未见淋巴结转移(0/3),但清扫不彻底。根据术后放疗原则,乳腺原发肿瘤达 T3 以上,或腋窝淋巴结转移数≥3 枚,需行术后放疗,腋窝淋巴结转移数为 1~2 枚时,需考虑患者是否存在高危因素。如果合并一个高危因素,即建议放疗。中国抗癌协会乳腺癌诊治指南与规范(2017)指出:"乳头见癌侵及"对术后放疗无指导意义。本例患者术后未行放疗,3 年后复发,再行二次手术后,根据 NCCN 指南,改良根治术后胸壁复发者在行复发病灶切除后,应行右胸壁及右锁骨上下区的放疗。

乳腺内科专家点评

辅助化疗方案:Bonadonna 研究表明,与单纯手术的乳腺癌患者相比,术后接受 CMF 方案化疗,能够显著改善 DFS 及 OS。10 年绝对获益为 10.2%,确立了辅助化疗在乳腺癌治疗中的重要地位。而后的 INT 0102 研究对淋巴结阴性的存在高危因素的乳腺癌患者,评价了 6 个周期的 FEC 与 CMF 的疗效,结果表明,FEC 稍优于 CMF,5 年时的 DFS 和 OS 分别为 85%比 82%与 93%比 90%。所以,该患者选择 FEC 方案化疗是合理的。

辅助内分泌治疗:EBCTCG 荟萃分析表明,TAM 是 HR 阳性绝经前辅助内分泌治疗的金标准,15 年复发率降低了 11.8%,死亡率降低了 9.2%。该患者选择服用 TAM 是正确的。

患者服用 TAM 32 个月后,出现右胸壁复发。在 2008 年,AI 仍然是晚期乳腺癌一线内分泌治疗的首选。TARGET 试验及 P025 试验结果证实阿那曲唑、来曲唑在疾病进展时间、客观缓解率方面较 TAM 优越。所以推荐方案为 OFS 联合 AI。

后续治疗

2008 年 12 月,右胸壁放疗 25 次(具体剂量不详)。

2008 年 12 月,服用 TAM 至 2011 年 2 月(建议 OFS+AI,但患者继续服用 TAM)。

病情变化

2011 年 5 月 21 日,因右锁骨上淋巴结转移,于哈尔滨医科大学第二附属医院行"右锁骨上淋巴结切除术",肿物大小为 1.5cm×2.0cm。术后病理:右锁骨上淋巴结淋巴组织及软组织内见少量腺癌组织及大片退变坏死组织。PFS:30 个月。

2011 年 6 月 3 日超声:右乳手术切口区多发实性占位。

....

问题:如何进行下一步治疗(诊断:右乳癌术后,右胸壁复发术后,右锁上淋巴结转移术后,右胸壁再次复发)?

外科专家点评:该患者接受术后辅助 TAM 32 个月后,出现胸壁复发。再次接受了胸壁复发病灶的局部手术和放疗后,仍然采用 TAM 继续内分泌治疗是不妥当的。应该考虑更换内分泌药物。胸壁二次复发,如果临床及影像提示手术能获得阴性切缘,则建议手术。术后进行放疗及内分泌治疗。

放疗科专家点评:当胸壁复发时,同侧锁骨上淋巴结转移概率增加。因而,在胸壁复发的二次手术后行放疗时,照射范围包括右胸壁及右锁骨上下区。文献提示,胸壁复发仅照射胸壁而不照射锁骨上区,锁骨上区复发率为 16.6%。因此,在胸壁复发后的放疗中,治疗原则是同时行锁骨上区的预防照射。患者现在出现锁骨上淋巴结转移,仍建议行放疗,至于胸壁切口区占位,建议行穿刺活检,明确复发后,酌情考虑二次放疗。

乳腺内科专家点评:该患者一线内分泌治疗没有选择 OFS+AI,而是继续服用 TAM,这并不是最优的选择。30 个月后,出现右锁骨上、右胸壁转移,属于内分泌继发性耐药,认为该患者可以从内分泌治疗中获益。根据 NCCN 指南,一线内分泌治疗进展后,如果认为内分泌治疗敏感,可考虑再给予一次内分泌治疗或者化疗。因一线治疗未使用推荐的 OFS+AI,二线治疗仍可考虑该方案。但为了更快地控制病情,可考虑 NCCN 指南推荐的化疗方案,可给予单药卡培他滨、吉西他滨、长春瑞滨,或联合化疗,如多西他赛+卡培他滨方案。化疗结束后,再口服卡培他滨单药维持或内分泌维持治疗。

后续治疗

2011 年 6 月 5 日至 2011 年 9 月 20 日,行 XT 方案化疗 6 个周期。体表面积为 1.57m²。给予卡培他滨 1500mg(955.4mg/m²),每天 2 次,1~14 天为 1 个周期,口服;多西他赛 120mg(76.4mg/m²),每天 1 次,静脉滴注,共 21 天。第 2 周期将卡培他滨减量至 1000mg(636.9mg/m²),每天 2 次,1~14 天为 1 个周期,口服。6 个周期化疗结束后,疗效评价为 PR。

2011 年 10 月开始行卡培他滨 2000mg(1273.9mg/m²),每天 2 次,共 21 天,口服,维持治疗。

2011 年 10 月 17 日至 2011 年 12 月 1 日,给予右锁骨区及右胸壁放疗,共 6080cGy。

2012 年 4 月 19 日,CT 显示右胸壁病灶消失,疗效评价达 CR。

病情变化:2013 年 3 月,因颈部疼痛行胸+全腹 CT 及脑+颈椎 MRI:颈、胸椎多发骨转移瘤。PFS:21 个月。

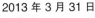

2013 年 3 月 31 日

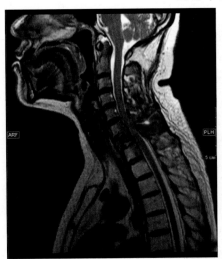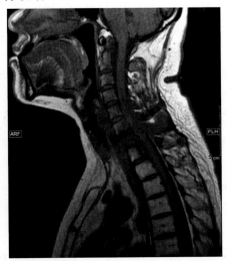

图 1-8-1　脊柱 MRI。

图 1-8-1 中可见颈 6、7,胸 1、2 椎体及颈 5、6、7 附件骨转移瘤,累及椎管,颈段脊髓异常信号,考虑缺血性改变。

问题: 如何进行下一步治疗(诊断:右乳癌术后,右胸壁复发术后,右锁上淋巴结转移术后,右胸壁再次复发,骨转移)?

影像专家点评

骨骼是乳腺癌常见的转移部位,超过 50% 的乳腺癌复发患者首发转移为骨转移,70% 死于乳腺癌的患者被证实患有骨转移。骨转移一旦发生,不仅会使患者的生存质量受到严重影响,还会导致疼痛、病理性骨折、贫血和脊髓神经压迫等一系列骨相关事件的发生。若想要尽可能长期保持患者良好的生存质量,控制骨转移至关重要。为了有效管理骨转移患者,运用一致的可重复的可靠的手段对疗效进行评估是至关重要的。其中,影像学检查因具有非侵入性、可重复性和适用性广等独特的优势被广泛应用于临床。CT 具有良好的骨皮质和骨小梁分辨率,因此成为评价骨转移(尤其是肋骨转移)较好的影像检查手段。CT 可通过调节窗宽窗位获得专门的骨窗,还可以通过三维重组从多平面观察骨骼,从而更清晰地显示出骨转移灶。乳腺癌骨转移常是多发病灶,多分布于脊柱,其次是肋骨,脊柱转移以单纯胸椎转移最多见。骨转移类型以成骨性转移多见,其次是溶骨性。

骨转移需与骨结核及炎症病变相鉴别。椎体转移常累及附件骨,椎间隙无狭窄,不累及间盘。结核一般累及椎间盘,椎间隙狭窄,周围软组织脓肿形成。炎症病变可累及间盘。

骨科专家点评

1.乳腺癌骨转移发病率高达 65%~75%,且大部分患者没有临床症状。个人建议乳腺癌确诊患者行常规 ECT 检查,可以早期筛查,并为以后复查做好准备。目前,NCCN 指南建议,有症状或碱性磷酸酶升高的Ⅲ期以上患者,应常规检查 ECT。

2.ECT 无法定性,只能定位,需要结合其他影像学检查做出诊断,如 X 线、CT、MRI、PET-CT 等,各项检查不能互相完全替代。MRI 敏感性高,特异性稍差;CT 特异性较高,但必须在病变达到一定程度后才被发现,特别是对成骨性及溶骨性病变的诊断以及骨破坏程度有一个清晰认识;X 线对病变整体评估比较重要。

3.转移瘤的诊断应以病理学诊断作为金标准,防止重复癌的误诊。

4.双膦酸盐药物应尽早应用。

放疗专家点评:乳腺癌骨转移治疗可在全身治疗基础上联合局部放疗。放疗的目的是为了姑息止痛,放疗对骨痛缓解率可达 85%。本例患者骨转移为多发,在全身治疗后,仍局部疼痛或有脊髓压迫风险时,可考虑给予局部放疗。

乳腺内科专家点评:该患者一线 XT 方案化疗后,卡培他滨维持治疗,21 个月后出现骨转移,未发现肝、肺、脑等脏器转移。如前所述,可考虑行 OFS+AI 类药物内分泌治疗。010 研究表明,唑来膦酸可以降低乳腺癌骨转移患者 20% 的骨相关事件风险,疗效优于帕米膦酸二钠。建议:唑来膦酸 4mg 每月 1 次,暂行 1 年规律治疗。1 年后,根据病情发展情况,再适当调整唑来膦酸应用的时间。

后续治疗

2013 年 3 月,行颈椎放疗 190cGy/25 次,同时,由这月开始,每月给予唑来膦酸治疗。

2013 年 6 月,在哈尔滨医科大学第一附属医院行"双侧卵巢切除术"。此后,口服阿那曲唑内分泌治疗至 2015 年 12 月 15 日。

病情变化

2015 年 12 月 17 日复查颈部 MRI 及胸上腹增强 CT 显示:颈 5 至胸 4 椎体异常信号,与 2013 年 5 月 2 日的片子相比,病灶增大,考虑病情进展。PFS:33 个月。

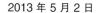

| 2013 年 5 月 2 日 | 2015 年 12 月 17 日 |

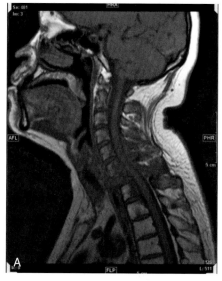 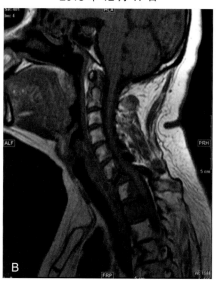

图 1-8-2　脊柱 MRI。

图 1-8-2B 与图 1-8-2A 对比,转移瘤增多,颈 7 椎体破坏加重,颈 7 椎体几乎消失,生理弯曲变形明显。

··

问题:如何进行下一步治疗(诊断:右乳癌术后,右胸壁复发术后,右锁上淋巴结转移术后,右胸壁再次复发,骨转移)?

影像专家点评:MRI 因其出色的软组织分辨力及日趋完善的多种功能成像而被临床广泛应用于对各种疾病的影像诊断及疗效评估,同时也是检测骨髓腔转移灶及其周围组织结构累及程度的最佳影像学手段。MRI 对骨转移灶的检出具有很高的敏感性,因为病灶处转移沉积物引起的 MRI 信号改变早于病理性骨质沉积在骨扫描上表现出的浓聚异常。MRI 的关键性优势在于除常规序列外,还可以通过多样化的特殊序列从多个方面,如骨髓细胞密度 DWI、血运情况 DCE-MRI 等,对骨骼及骨髓病灶进行直接评估。如果在单次检查中将各种序列综合运用,则能对骨转移疗效进行形态学及功能学(甚至定量)的综合评估。此外,MRI 还具有多区域甚至全身扫描及无电离辐射的优势。

骨科专家点评:脊柱转移瘤的治疗原则主要是姑息性治疗。治疗的主要目的是减轻疼痛、恢复功能、维持或重建脊柱稳定性。也有少数肿瘤可以通过广泛切除治愈。

放疗专家点评:骨转移瘤放疗后,有出现再次复发的可能。但是,是否二次放疗还需考虑初次放疗的计划,明确正常器官的照射剂量,在保护正常器官不发生严重损伤的情况下,才能考虑二次放疗。本例患者为颈 5 至胸 4 进展,如果与初次放疗时的病灶有重叠,考虑其初次放疗时脊髓已达耐受剂量,若再行放疗脊髓,则不能耐受,而且出现严重损伤的风险也较高。因此,不建议再行放疗,可考虑同位素治疗或其他治疗。如果病灶无重叠,脊髓剂量不会造成叠加,可考虑再行放疗。

乳腺内科专家点评:该患者 33 个月后出现骨病灶进展,PFS 时间较长,内分泌治疗获益,可继续内分泌治疗。药物可由非甾体类的阿那曲唑,更改为甾体类的依西美坦。

后续治疗:2015 年 12 月更换为内分泌药物依西美坦。

病情变化

2016 年 7 月,患者突然出现下肢活动障碍。脊柱 MRI:颈胸腰椎多发椎体及附件转移,颈 7 椎体脱位,伴病理性压缩性骨折,胸 2 水平脊髓形态及信号改变,考虑受侵可能(图 1-8-3)。PFS4:7 个月。

图 1-8-3 为颈、胸、腰多发椎体及附件转移,颈 7 椎体脱位,伴病理性压缩性骨折,胸 2 水平脊髓形态及信号改变,考虑累及可能。

2016 年 7 月 13 日

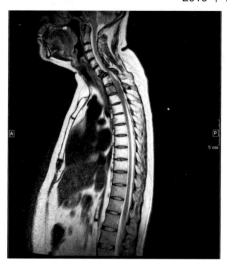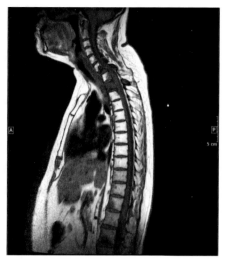

图 1-8-3　全脊柱 MRI。

问题：如何进行下一步治疗(诊断：右乳癌术后，右胸壁复发术后，右锁上淋巴结转移术后，右胸壁再次复发，骨转移)？

影像专家点评：MRI 可以明确显示骨质和软组织病灶，尤其是脊柱扫描和矢状位序列扫描功能，便于对转移部位确定，并且可以直观显示椎体形态，更有利于病理骨折的判断。此时，因其具有对软组织高分辨率，从而对识别脊髓侵犯具有独特优势。平扫时，可以发现脊髓形态及信号改变异常。脊髓可局部增粗，信号呈 T1WI 略低改变、T2WI 呈略高改变。增强后，可发现脊髓异常强化及脊膜强化，可发现脊膜转移，以及早期脊髓受侵转移情况。怀疑脊髓、脊膜转移时，首选 MRI，最佳的是增强 MRI。

骨科专家点评：脊柱手术指征。存在神经受压、神经功能进行性减退，存在脊柱不稳，非手术治疗无效的严重顽固性疼痛，放疗后增大，即将发生脊柱不稳，需要病理诊断，预期寿命大于 12 周。

放疗专家点评：患者出现脊髓压迫症状，建议在能手术的情况下给予减压手术。如果不能手术，胸 2 椎体未曾放疗，可考虑姑息性放疗，但放疗效果不确定，与肿瘤对放疗的敏感性有关。如患者未完全瘫痪，放疗后的肢体功能有 40%可能恢复。如完全瘫痪，放疗后的肢体功能仅有 10%可能恢复。

乳腺内科专家点评：7 个月后，骨病灶再次进展，考虑到患者一般状态欠佳，应慎用化疗，可继续内分泌维持治疗。如患者经济条件允许，可加用 mTOR 抑制剂依维莫司，或者使用其他类型的内分泌药物，如甲地孕酮。

后续治疗：2016 年 7 月 28 日于哈尔滨医科大学第二附属医院行 "胸椎肿瘤姑息切除椎管减压内固定术" 及 "右胸壁射频消融术"。死亡日期：2017 年 3 月 15 日。

但在患者接受治疗时,TEXT 和 SOFT 的试验还在进行中,针对受体阳性的高风险患者,卵巢抑制还不是首选的标准治疗。⑤术后仅完成计划内的后两个周期的 TAC,而没有接受标准辅助放疗是最大遗憾。

放疗科专家点评:新辅助化疗术后的淋巴结转移者,局部和区域淋巴结复发风险达 13%~40%。NCCN 指南建议,这部分患者术后行放射治疗。患者右腋下及右锁骨下淋巴结转移,符合放疗适应证。据文献报道,淋巴结区域复发的患者放疗后 5 年的局部控制率为 78%。因此建议行放疗。

乳腺内科专家点评:化疗方案。BCIRG 001 研究表明,TAC 较 FAC 显著改善了淋巴结阳性早期乳腺癌的无病生存率(中位随访为 120 个月,复发风险降低 20%,$P=0.0043$),同时显著延长总生存期(中位随访为 120 个月,死亡风险降低 26%,$P=0.002$)。而后,BCIRG005 研究对比了 AC-T 与 TAC,结果显示 DFS 及 OS 获益相似,但 AC-T 中性粒细胞减少性发热等血液学毒性发生率更低,所以患者化疗选择 AC-T 可能更适合。

内分泌治疗:SOFT/TEXT 试验显示,相比 TAM,OFS+AI 可显著提高绝经前 HR+乳腺癌患者的无病生存率,尤其是具有腋窝淋巴结阳性等危险因素的人群。考虑到 2010 年该试验正在进行,TAM 仍然是 HR 阳性早期乳腺癌的首选内分泌药物。他莫昔芬的相关副作用有子宫内膜增厚、诱发子宫内膜癌、血栓形成、眼毒性、肝毒性。考虑到患者意愿,在日常临床实践中,可选用托瑞米芬。所以,患者选择托瑞米芬也是可以的。

患者术后 47 个月出现区域淋巴结复发,转移灶免疫组化提示激素受体表达较好,根据 NCCN 指南,既往接受过内分泌治疗的绝经前患者,可首选 OFS+AI。

后续治疗:2014 年 3 月,来曲唑内分泌治疗联合戈舍瑞林卵巢功能抑制剂,至 2016 年 3 月。

病情变化:2016 年 4 月 11 日,行乳腺超声显示右锁下及右腋下淋巴结较前增大。PFS:26 个月。

....

问题:如何进行下一步治疗(右乳癌术后,右腋下、右锁骨下淋巴结转移)?

外科专家点评:锁骨下及腋下淋巴结转移患者,接受腋窝清扫很难获得根治效果,如果考虑局部治疗应该首选放疗。

放疗科专家点评:患者右锁骨下及右腋下淋巴结转移进展,建议行放疗。

乳腺内科专家点评:患者使用 OFS+AI 方案治疗 26 个月后,区域淋巴结进展,属于继发性内分泌耐药(晚期一线内分泌治疗时间>6 个月),认为患者可以从内分泌治疗中获益。根据 NCCN 指南,一线内分泌进展后,可考虑再给予一次内分泌治疗的机会。CONFIRM 研究入组了 AI 治疗失败的进展期乳腺癌患者,比较了氟维司群 500mg 与氟维司群 250mg 的疗效,结果显示 PFS 为 6.5 个月比 5.5 个月,$P=0.006$。建议患者行氟维司群 500mg 的治疗。

后续治疗

2016 年 4 月至 2016 年 8 月,行氟维司群 500mg 联合 OFS 内分泌治疗。

2016 年 5 月 30 日,复查乳腺超声出现右锁骨上淋巴结略增大,疗效评价为 SD,继续使用氟维司群观察疗效。

2016 年 8 月 1 日,行超声引导下穿刺,病理提示右锁骨上淋巴结内见癌。IHC:ER(−)、PR(<1% 强+)、c-erbB-2(1+)、Ki67 指数约为 90%。PFS:4 个月。

....

问题: 如何进行下一步治疗(诊断:右乳癌术后,右腋下、右锁下、右锁上淋巴结转移)?

病理专家点评: 2016 年,右锁骨上穿刺,肿瘤细胞恶性度进一步增强,ER、PR 低表达,ki67 高表达。

放疗科专家点评: 建议行右侧胸壁、右腋下、右锁骨下、右锁骨上淋巴结区域放疗。

乳腺内科专家点评: 目前认为,原发灶和转移灶存在生物学行为异质性。在肿瘤的进展过程中,转移灶会发展不同的亚克隆,影响患者的预后和药物的敏感性。患者此次右锁骨上穿刺病理属于三阴性,与原发灶病理类型不同(Luminal 型)。接下来的治疗原则应针对转移灶病理分型进行。三阴性对内分泌治疗、靶向治疗均不敏感,应首选化疗。O'Shaughnessy 于 2002 年做了Ⅲ期临床研究,晚期乳腺癌 XT 方案对比 T 方案,结果显示,ORR 提高 12%(42% 比 30%,P=0.006),TTP 延长 1.9 个月(6.1 个月比 4.2 个月,P=0.0001)。患者目前身体状态尚可,首选卡培他滨联合多西他赛化疗,每 2 个周期评价一次疗效。

后续治疗

2016 年 8 月 10 日至 2017 年 1 月 12 日,于哈尔滨医科大学第二附属医院行 XT (多西他赛+卡培他滨,具体剂量不详)方案化疗 6 个周期。2016 年 9 月 5 日,疗效评价为 PR。2016 年 10 月 8 日,疗效评价为 PR;2016 年 11 月 4 日,疗效评价为 PR;2016 年 11 月 24 日,疗效评价为 PR;2016 年 12 月 14 日,疗效评价为 PR。2017 年 1 月 12 日,疗效评价为 PD。PFS:5 个月。

2017 年 1 月 15 日,行卡培他滨单药方案化疗至 2017 年 2 月 2 日。

2017 年 2 月 3 日,行乳腺超声疗效评价为 PD,考虑卡培他滨耐药。PFS:1 个月。

2017 年 2 月 7 日,行洛铂单药方案化疗第 1 个周期。

2017 年 3 月 9 日,行乳腺超声疗效评价为 PD。

2017 年 3 月至 2017 年 7 月,行 TE(紫杉醇+表柔比星,具体剂量不详)方案化疗 4 个周期,疗效评价为 SD。

2017 年 8 月 30 日至 2017 年 10 月 31 日,行右胸壁+右锁骨上区放疗,DT=50Gy(200cGy/f×25f),左锁骨上补充剂量放疗 DT=10Gy(200cGy/f×5f)。

病情变化: 2018 年 3 月 9 日,CT 显示肝内可见多发低密度影,考虑肝转移。

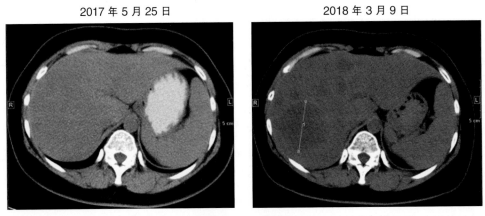

图 1-9-1 肝 CT。

图 1-9-1：对比前片，肝内见多发新发病灶，转移瘤，进展。

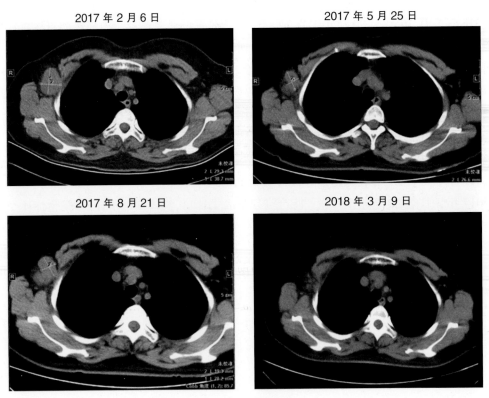

图 1-9-2 胸部 CT。

问题：如何进行下一步治疗？

□右乳癌术后　□右腋下　□右锁骨下　□右锁骨上淋巴结转移　□肝转移

影像专家点评

诊断：右乳癌术后，右腋下多发淋巴结转移乳腺癌病史，腋下多发淋巴结肿大，较大者直径超过 20mm，强烈提示转移。右腋下淋巴结转移为同侧，符合乳腺癌淋巴结转移特点。

2017 年 5 月 25 日与 2017 年 2 月 6 日的片子比较，右腋下淋巴结转移灶明显缩小，数目减少。2017 年 8 月 21 日与 2017 年 5 月 25 日的片子比较，右腋下转移淋巴结无明显变化。2018 年 3 月 9 日与 2017 年 5 月 25 日的片子比较，右腋下转移淋巴结接近消失（见图 1-9-2）。肝 CT 平扫见多发占位，可考虑有转移灶可能，建议增强检查。

尤其建议行增强 MRI 检查，因为 MRI 软组织信号分辨率高，可以显示直径为 3mm 的转移病灶，同时结合 DWI 及肝特异性对比剂普美显 MRI 增强检查，可以提高转移瘤的检出率。还可以通过多种 MRI 成像方法对转移瘤的治疗疗效进行评估。转移瘤在治疗过程中，病灶大小并没有改变，但中心区坏死，无强化，DWI 弥散无受限。因此，通过 MRI 多种手段的综合应用，可以提高疗效评估的准确性。

肝胆外科专家点评：乳腺癌肝转移患者 50% 的肝实质都会被累及，而孤立性转移灶仅占 5%~10%，不幸的是，只有 2% 的患者能进行手术治疗，而在无法手术治疗的患者中，全身治疗是唯一的治疗手段。患者肝脏病灶多发，左右半肝均有，已不能行根治性切除，建议考虑全身治疗。

乳腺内科专家点评：患者多个化疗方案后，进展，出现肝转移，可尝试其他类型的单药治疗，如白蛋白结合型紫杉醇、长春瑞滨、吉西他滨、铂类、依托泊苷胶囊等，也可以考虑姑息治疗。

后续治疗：2018 年 3 月 12 日开始，依托泊苷胶囊口服（早晚各 100mg，21 天为 1 个周期），目前患者自述区域淋巴结缩小，待 2 个月后复查。

要点总结

1.新辅助化疗尽量在术前完成，并且新辅助化疗前必须对局部病灶做标志，同时，行乳腺 MRI 检查。

2.患者术后行新辅助化疗，应对治疗疗效做充分评估，如果 pCR，则不需要继续化疗；如果没有达到 pCR，是否换用不同方案来补充化疗，则要进行 MDT 专家讨论。

3.肿瘤异质性导致进展过程中转移性发展不同的亚克隆，通常为恶性程度越来越高。

4.三阴性乳腺癌一旦为晚期，PFS 为 3~4 个月，OS 为 9~22 个月。尽量姑息治疗，同时选择高效、低毒、口服化疗药物，方便患者回归家庭。

（庞慧　闫石　蔡莉　哈尔滨医科大学附属肿瘤医院）

病例 10：HR 阳性乳腺癌的新辅助综合治疗

★病史简介

患者，女性，66 岁，2016 年 6 月发现左乳肿物，未进行任何处理。3 个月后，自觉肿物增大伴疼痛入院，查体扪及左乳外下象限有肿物，为 4cm×3cm，质硬，活动度差，左腋下扪及 2cm×2cm 融合结节。

辅助检查

1. 乳腺彩超：左侧锁骨上见大小为 17.8mm×10.2mm，以及 7.6mm×7.2mm 的低回声区，形态尚规则，边界尚清晰，内见丰富血流信号。左乳外下象限腺体内见大小为 26.3mm×19.9mm×13.6mm 不均质回声区，形态不规则，边界不清晰，内见丰富血流信号。其旁可见 8.5mm×6.4mm 等不均质回声区，形态欠规则，边界欠清晰，内见少许血流信号。左侧腋下见大小为 20.6mm×16.1mm、15.7mm×14.2mm 等低回声区，形态尚规则，边界尚清晰，内见少许血流信号。

2. X 线：左侧乳腺中央区可见肿块，形态不规则，边界不清，范围为 48mm×41.1mm。左侧乳腺内另见钙化灶。左侧腋下可见淋巴结影。BI-RADS 4C 类。

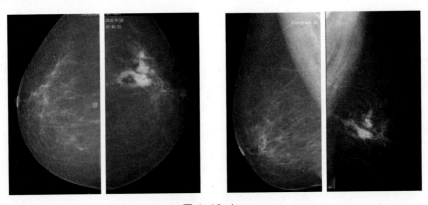

图 1-10-1

3. 乳腺 MRI：左乳外下象限平乳头水平及外下象限可见多发不均匀强化结节、肿块影及节段性异常强化影，曲线呈速升速降型。BI-RADS 5 类。左腋下淋巴结肿大。

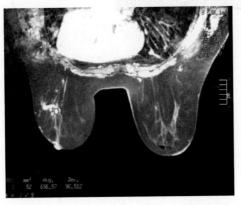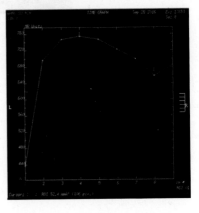

图 1-10-2

4.骨 ECT:左侧第 1 前肋、第 2 腰椎见异常放射性核素分布浓聚。

行左乳肿物空芯针穿刺及左锁骨上淋巴结活检,病理:左乳肿物导管上皮重度异型增生,考虑癌变,ER(95% +)、PR(80% +)、HER-2(-)、Ki67(5%~10% +)。左锁骨上淋巴结见大量变性圆形细胞,结构不清,胞浆模糊。

2016 年 11 月 2 日,行胸 CT+肋骨三维重建:左侧胸骨旁肿块,考虑内乳区淋巴结肿大,左侧第 1 前肋未见明确异常。

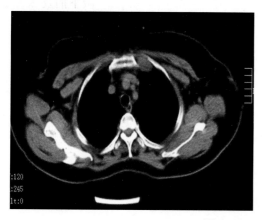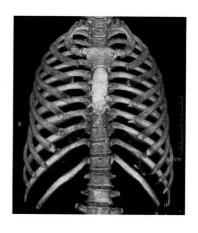

图 1-10-3

2016 年 11 月 3 日,行腰椎增强 MRI:腰椎退行性变;腰 4/5 椎间盘突出,椎管狭窄;胸 12/腰 1 椎间盘膨出。腰部软组织局部水肿。

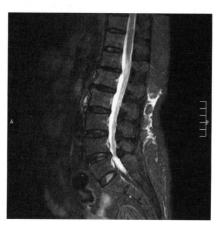

图 1-10-4

问题:患者下一步应如何进行治疗?

□手术　　□化疗　　□内分泌治疗

乳腺外科专家点评:患者骨 ECT 提示,左侧第 1 前肋、第 2 腰椎见异常放射性核素分布浓聚。单凭骨 ECT 结果不能判定为骨转移,需要进行 CT 等检查明确。若非骨转移,目前美国癌症联合委员会(AJCC)分期为 T2N2M0 ⅢA 期,仍无手术指征,故暂不考虑手术治疗,可给予新辅助治疗,以期缩小乳腺及腋下病灶,争取为手术治疗创造条件。

影像科专家点评：患者通过 CT 检测可见胸骨旁肿物，可考虑为内乳区淋巴结转移。虽然骨 ECT 显示左侧第 1 前肋、第 2 腰椎见异常放射性核素分布浓聚，但肋骨三维重建显示，第 1 前肋未见明确异常，而且腰椎增强 MRI 显示腰椎退行性变；腰 4/5 椎间盘突出，椎管狭窄；胸 12/腰 1 椎间盘膨出。腰部软组织局部水肿。因此，目前可排除骨转移。

乳腺内科专家点评：患者为 Luminal 型乳腺癌。首诊时，分期较晚为ⅢC 期，目前暂无手术指征。患者激素受体阳性，HER-2 阴性，Ki67 低表达，提示患者对化疗可能不敏感，对内分泌治疗敏感。国内外多项指南指出，对于激素受体阳性的晚期乳腺癌患者来说，只要不伴有内脏危象或内分泌耐药，治疗原则上应优先考虑内分泌治疗。患者发病时已达 66 岁，属于 NCCN 指南规定的绝经标准，建议应用芳香化酶抑制剂 AI 内分泌治疗。若 CT 诊断为骨转移，可给予唑来膦酸抗骨转移治疗。若原发灶及腋下淋巴结明显缩小，骨转移修复，可考虑行姑息性手术治疗切除原发灶，减缓疾病进展。

后续治疗：患者于 2016 年 11 月至 2017 年 1 月行 TEC 方案化疗 4 个周期，肿物大小、腋下淋巴结无明显变化，疗效评价为 SD。

化疗前：

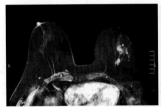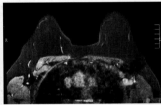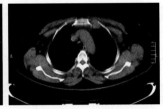

图 1-10-5

4 个周期后：

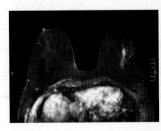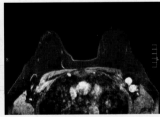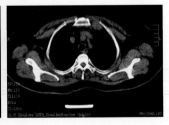

图 1-10-6

问题：如何进行下一步治疗？

□手术 　□继续化疗 　□转为内分泌治疗

乳腺外科专家点评：患者目前接受 TEC 方案化疗 4 个周期，疗效评价为 SD，仍无手术指征。患者激素受体阳性，HER-2 阴性，从化疗中得到的获益相对有限，原则上对内分泌治疗相对敏感。可考虑改行新辅助内分泌治疗，根据疗效判定手术时机。

乳腺内科专家点评：新辅助化疗的疗效评估需考虑多方面，而不是仅考虑肿物大小。目前，乳腺癌新辅助化疗疗效评价有很多方法，MRI 虽然在肿瘤大小测量方面有很高的准确性，但是在化疗过程中,由于功能与代谢变化比形态变化更早,故而临床治疗中无法准确判断,从而不能准确指导适当调整治疗方案。相关试验证实,新辅助化疗对肿瘤的 ER、PR、Ki67 等均有影响,化疗对增殖活跃的乳腺细胞有很强杀伤力。因此,一些学者认为,Ki67 可以作为乳腺癌化疗敏感性的指标,对新辅助化疗病理完全缓解 pCR 进行预测,从而为个体化治疗提供依据,并对预后进行判断。故可考虑再次取病理,根据结果制订下一步治疗方案。

后续治疗:2017 年 1 月 11 日,左乳肿物病理:浸润性导管癌。ER(90% +)、PR(60% +)、C-erbB-2(0)、Ki67(1%)。鉴于 Ki67 较前虽明显降低,但肿物大小无明显变化,仍无手术适应证。目前,患者病理仍表现为 luminal A 型,提示可能对内分泌治疗敏感,考虑改行新辅助内分泌治疗。患者于 2017 年 1 月开始口服阿那曲唑内分泌治疗,2017 年 4 月复查,疗效评价为 PR。

2017 年 1 月(内分泌治疗前):

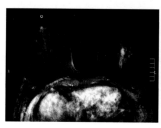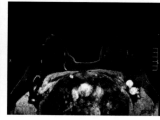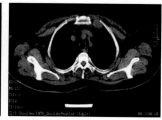

图 1-10-7

2017 年 4 月(内分泌治疗 3 个月后):

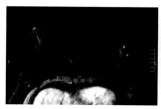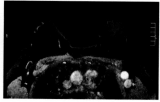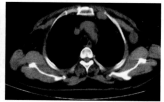

图 1-10-8

问题:下一步治疗如何选择?

□继续内分泌治疗　□手术治疗

乳腺内科专家点评:根据目前复查结果,患者从内分泌治疗中得到获益,肿瘤明显缩小。相关实验证实,AI 新辅助内分泌治疗 6 个月、8 个月或 12 个月疗程的疗效均优于 4 个月,建议继续内分泌治疗。待肿物进一步缩小后,可考虑行手术治疗。

后续治疗:患者 2017 年 4 月至 2018 年 3 月,继续口服阿那曲唑内分泌治疗,疗效评价为 PR。2017 年 4 月 21 日与 2018 年 3 月 27 日的 MRI 对比显示:左乳病变范围缩小;左腋窝淋巴结缩小,中央液化坏死。CT 对比显示:左侧内乳区肿大淋巴结明显缩小。左侧锁骨上肿大淋巴结较前缩小。

2017 年 4 月(内分泌治疗 3 个月后):

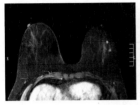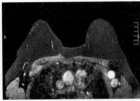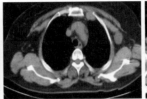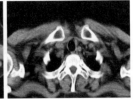

图 1-10-9

2018 年 3 月(内分泌治疗 14 个月后):

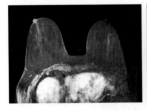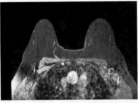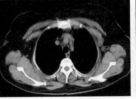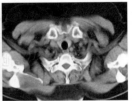

图 1-10-10

问题:患者应何时考虑手术治疗?

乳腺外科专家点评:患者目前接受新辅助内分泌治疗,肿物持续缩小,但最佳疗程尚无定论,需个体化治疗,目前尚无 12 个月以上的数据。虽然一些专家认为,应在内分泌治疗达到最大获益后行手术治疗,然而,由于存在早期转移的可能性,而且目前内分泌治疗已达 14 个月,可考虑手术治疗。

后续治疗:2018 年 4 月 8 日,行左乳改良根治术,肿物最大径约为 1cm,病理提示:左乳浸润导管癌,Ⅱ级,伴化疗后反应(Miller-Payne 系统 G4)。未见肯定的脉管侵犯。腋窝淋巴结见转移癌(1/11)、ER(+,约 90%,强)、PR(-)、CerbB-2(0)、Ki67(+,约 1%)。术后行辅助放疗,目前在行阿那曲唑内分泌治疗中。

经验教训

　　Luminal A 型乳腺癌患者在行新辅助治疗时,可选新辅助内分泌治疗,尤其是体力状态差或高龄等不适合化疗的患者。新辅助内分泌治疗时长至少 6 个月,之后,可择期行手术治疗。

要点总结

新辅助治疗的适应证与疗程

　　乳腺癌新辅助治疗,又称初始全身性治疗,不仅可以使肿瘤降期,以及增加手术方式的选择、评估，同时也是一种非常重要的研究手段，以筛选疗效预测分子、药代动力学指标；并可通过重复活检直接验证药物疗效。因此，新辅助治疗已成为乳腺癌多学科综合治疗的重要组成部分。根据 2010 年的德国比登科普夫国际乳腺癌新辅助治疗会议专家共识[1]，任何适合接受辅助治疗的患者都可以接受新辅助治疗，其主要的目的是缩小手术范围。局部进展期乳腺癌、炎性乳癌患者则均应接受新辅助治疗。一般而言，三阴性、人类表皮生长因子受体–2(HER-2)阳性或高级别雌激素受体(ER)阳性乳腺癌患者，从新辅助治疗中获益较大，而肿瘤长径<2cm、低级别 ER 阳性乳腺癌或小叶癌患者，则可能从新辅助治疗中获益较小。

新辅助化疗的合理疗程是其研究的重点。2011 年，Von Minckwitz 等[2]汇总分析了包括 3332 例乳腺癌患者的 7 项德国大型新辅助化疗临床试验后发现，每增加 2 个疗程的新辅助化疗，其 pCR 率可提高 18%。ABCSG-14 临床试验结果证实，表柔比星联合多西他赛新辅助化疗 6 个疗程，其 pCR 率、腋窝淋巴结阴性率明显高于 3 个疗程的组[3]。而在 GeparTrio 临床试验中，8 个疗程新辅助化疗(多西他塞+多柔比星+环膦酰胺)较 6 个疗程并未明显提高 pCR 率，其严重的粒细胞缺乏、水肿和其他不良反应发生率却明显升高[4]。因此，目前 CSCO 乳腺癌治疗指南[5]和《克雷莫纳专家共识》[6]均推荐新辅助化疗至少应行 6 个疗程，如无特殊情况，均应在术前完成既定方案及周期，而不应分为术前、术后化疗两部分，并及时讨论进行手术治疗的时机和合理的手术治疗方式。使用初选新辅助化疗方案肿瘤未缓解时，应及时调整治疗方案和治疗周期，如果仍疗效欠佳者，应考虑手术治疗。

新辅助内分泌治疗是激素受体阳性乳腺癌患者可选的方案之一。HR 阳性患者新辅助内分泌治疗可缩小肿瘤，提高保乳率，减少不良反应发生率，让患者耐受性更好。新辅助内分泌治疗最初应用于不适合化疗和手术、机体状况不良的老年乳腺癌患者[7]。2015 年的 St Gallon 共识指出：LuminalA 型乳腺癌不建议行新辅助化疗，新辅助内分泌治疗是更加合理有效的治疗手段[8]。对于绝经后患者新辅助治疗药物的选择上，PROACT 试验[9]和 IMPACT 试验[10]显示，他莫昔芬和阿那曲唑的疗效相似。然而，在 P024 试验中[11]，来曲唑疗效显著优于他莫昔芬。而对于 3 种 AI 的疗效的比较上，ACOSOG Z1031 试验[12]结果提示，阿那曲唑、来曲唑和依西美坦新辅助治疗疗效无统计学差异。对于新辅助内分泌治疗最佳疗程，相关临床研究表明，激素受体阳性乳腺癌接受 AI 新辅助内分泌治疗 3~12 个月后，客观缓解率为 40%~80%，有 5%~10% 的患者出现早期进展[13]。AI 新辅助内分泌治疗 6 个月、8 个月或 12 个月疗程的疗效均优于 4 个月[14-16]。Dixon 等的一项研究比较了绝经后 ER 阳性局部晚期乳腺癌患者接受 3 个月及以上的来曲唑新辅助内分泌治疗疗效的差异[17]。研究结果提示，与 3 个月治疗相比，大于 3 个月的疗程反应率更高(83.5%比 69.8%)，保乳率也提高(72%比 60%)，个体化的治疗时间有助于提高疗效。然而，对于 ER 低表达、高增殖指数(Ki67)或 HER-2 阳性的年轻乳腺癌患者，则不推荐行新辅助内分泌治疗。

(高志超　孙涛　辽宁省肿瘤医院/中国医科大学附属肿瘤医院)

参考文献

[1] Kaufmann M,Morrow M,yon Minckwitz G,et a1.Locoregional treatment of primary breast cancer:consensus recommendations from an International Expert Panel.Cancer,2010,116:1184—1191.

[2] von Minckwitz G,Untch M,Nuesc E,et al.Impact of treatment characteristics on response of different breast cancer phenotypes:pooled analysis of the German neo-adjuvant chemotherapy trials. Breast Cancer Res Treat,2011,125:145-156.

[3] Steger GG,Galid A,Gnant M,et al. Pathologic complete response with six compared with three cycls of neoadjuvant epirubicin plus docetaxel and granulocyte colony-stimulating factor inoperable breast cancer:results of ABCSG-14.J Clin Oncol,2007,25:2012-2018.

[4] von Minckwitz G,Kummel S,Vogel P,et a1.Intensified neoadjuvant chemotherapy in early responding breast cancer:phase Ⅲ randomized GeparTrio study.J Natl Cancer Inst,2008,100:552-562.

[5] 中国临床肿瘤学会(CSCO).中国临床肿瘤学会(CSCO)乳腺癌诊疗指南 2018.V1.北京:人民卫生出版社.

[6] Berruti A,Generali D,Kaufmann M,et a1.International expert consensus on primary systemic therapy in the management of early breast cancer:highlights of the Fourth Symposium on Primary Systemic therapy in the Management of 0perable Breast Cancer.Cremona,Italy(20lO).J Natl Cancer Inst Monogr,20ll,2011:147-151.

[7] Bergman L,van Dongen JA,van Ooijen B,et al. Should Tamoxifen be a primary treatment choice for elderly breast cancer patients with locoregional disease? [J]. Breast Cancer Res Treat,1995,34(1):77-83.

[8] Untch M,Harbeck N,Huober J,et al. Primary therapy of patients with early breast cancer:Evidence,controversies,consensus:Opinions of German specialists to the 14th St.Gallen international breast cancer conference 2015(vienna 2015)[J]. Geburtshilfe Frauenheilkd,2015,75(6):556-565.

[9] Cataliotti L,Buzdar AU,Noguchi S,et al. Comparison of Anastrozole versus Tamoxifen as preoperative therapy in postmenopausal women with hormone receptor positive breast cancer:The preoperative "Arimidex"compared to Tamoxifen(PROACT)trial[J]. Cancer,2006,106(10):2095-2103.

[10] Smith IE,Dowsett M,Ebbs SR,et al. Neoadjuvant treatment of postmenopausal breast cancer with Anastrozole,Tamoxifen,or both in combination:The immediate preoperative Anastrozole,Tamoxifen,or combined with Tamoxifen(IMPACT)multicenter double-blind randomized trial[J]. J Clin Oncol,2005,23(22):5108-5116.

[11] Eiermann W,Paepke S,Appfelstaedt J,et al. Preoperative treatment of postmenopausal breast cancer patients with letrozole:A randomized double-blind multicenter study[J]. Ann Oncol,2001,12(11):1527-1532.

[12] Ellis MJ,Suman VJ,Hoog J,et al. Randomized phase Ⅱ neoadjuvant comparison between Letrozole,Anastrozole,and Exemestane for postmenopausal women with estrogen receptor rich stage 2 to 3 breast cancer:Clinical and biomarker outcomes and predictive value of the baseline PAM50 ? based intrinsic subtype—ACOSOG Z1031[J]. J Clin Oncol,2011,29(17):2342-2349.

[13] Takei H,Kurosumi M,Yoshida T,et al. Neoadjuvant endocrine therapy of breast cancer:Which patients would benefit and what are the advantages? [J]. Breast Cancer,2011,18(2):85-91.

[14] Dixon JM,Renshaw L,Murray J,et al. Surgical issues surrounding use of aromatase inhibitors [J]. J Steroid Biochem Mol Biol,2005,95(1-5):97-103.

[15] Krainick Strobel UE,Lichtenegger W,Wallwiener D,et al.Neoadjuvant Letrozole in postmenopausal estrogen and/or progesterone receptor positive breast cancer:A phase Ⅱ b/Ⅲ trial to investigate optimal duration of preoperative endocrine therapy[J]. BMC Cancer,2008,8:62.

[16] Mustacchi G,Mansutti M,Sacco C,et al. Neo adjuvant exemestane in elderly patients with breast cancer:A phase Ⅱ,multicentre,open-label,Italian study[J]. Ann Oncol,2009,20(4):655-659.

[17] Dixon JM,Renshaw L,Macaskill EJ,et al. Increase in response rate by prolonged treatment with neoadjuvant Letrozole [J]. Breast Cancer Res Treat,2009,113(1):145-151.

病例 11：皮肤破溃基因检测指导靶向治疗

★ 病史简介

病历：患者，女性，52 岁，已绝经，体表面积（BSA）为 1.82m²。

2011 年初，发现右乳外上象限肿物为 2cm×3cm，随后肿物逐渐增大，皮肤红肿，右上肢及右手肿胀伴活动障碍，右腋下破溃、溢液，未重视及诊治。

2015 年 10 月，患者首次入院，查体：右乳外上象限可触及 5cm×5cm 的肿物，固定质硬，橘皮样改变；右肩部、右上肢及右手肿胀，活动受限；右腋下多发肿大淋巴结，相互融合，局部皮肤破溃。

CT 显示：①考虑右乳癌，累及右侧胸壁及右肩部软组织；②右腋下及右侧锁骨上下多发淋巴结肿大，考虑转移；③肝右叶结节，考虑转移瘤。

乳腺穿刺病理提示：浸润性癌，免疫组化：ER-α（90% +）、PR（60% +）、HER-2（2+）、Ki67（30%）、表皮生长因子多体（EGFR）<1%、HER-2 荧光原位杂交技术（FISH）（−）。

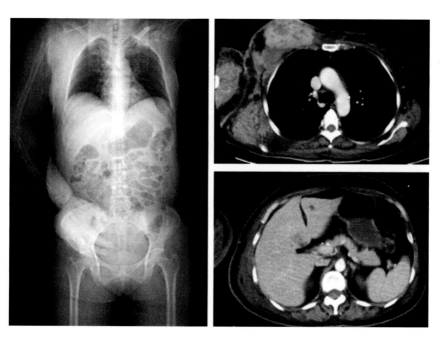

图 1-11-1

问题：如何进行下一步治疗？

影像专家点评：乳腺癌的电子计算机断层扫描（CT）平扫，多数表现为不规则形肿块，边缘不光滑或部分光滑，呈分叶状，可见长短不一、分布不均的毛刺。较大的肿物，在中央坏死液化后，可显示为低密度。增强后，扫描一般表现为明显强化，可均匀或不均匀。一般认为，增强前后

CT 值的增高,则诊断为乳腺癌的可能性更大。应用 CT 平扫和增强扫描,诊断乳腺恶性病变的准确性可达 97%。患者为中年女性,乳腺肿物病史 4 年余,强化 CT 影像表现为右乳腺体内软组织密度肿物影,形态不规则,密度不均匀,乳后间隙消失,皮肤增厚,肝右叶可见稍低密度结节,边界模糊,增强后不均匀强化。影像学诊断考虑右乳癌,累及右侧胸壁及右肩部软组织伴多发淋巴结、肝转移。

乳腺外科专家点评:患者初诊Ⅳ期,广泛转移,暂无手术指征。目前为止并不十分清楚,哪些初诊对远处转移的患者有适合的局部治疗。一些回顾性研究发现,ER 阳性、单纯骨转移、肿瘤负荷低或是那些对治疗反应好的患者,最有可能从原发病灶的局部治疗中获益。NCCN 指南建议晚期乳腺癌患者,首选全身治疗;如有以下情况,可考虑在全身治疗后行手术:皮肤溃疡、出血、真菌、感染、疼痛等。通常手术只在局部肿瘤可以完整切除并且其他病灶在短期内不会危及生命的情况下进行。放疗也可以代替此类手术。手术需要乳腺外科及再造科医生共同协作,以获得最佳肿瘤控制及伤口愈合。2013 年,圣安东尼奥会议报道了两项关于局部手术治疗晚期乳腺癌的前瞻性研究的摘要,显示手术治疗并没有为患者带来 OS 获益。其中来自印度的研究其最终结果于 2015 年发表在 *Lancet Oncology*,亚组分析表明,不论是哪种分组方式(月经状态、激素受体、HER-2、是否单纯骨转移等),均没有看到手术治疗带来更多获益,并且手术治疗虽然降低了局部复发风险,但是却促进了远处转移的进展。所以能否在恰当的时机对晚期患者进行局部治疗,还需要多学科的讨论及协作,并且需要患者及家属的充分知情理解。

乳腺内科专家点评:此病例为初诊Ⅳ期 luminalB HER-2 阴性乳腺癌,暂无手术及放疗指征,首选全身性系统治疗。2017 年的《中国抗癌协会乳腺癌治疗指南》推荐,晚期乳腺癌内分泌治疗的适应证为:ER 和(或)PR 阳性的复发或转移性乳腺癌,无症状的内脏转移和(或)骨软组织转移。患者虽无内脏危象,但局部病灶肿胀、破溃、疼痛严重,急需控制症状。内分泌治疗起效缓慢,预计不能快速控制病情,建议给予化疗为主的综合治疗作为初始治疗,首选紫杉联合蒽环类的经典化疗方案。

病情变化

一线给予 ET 方案化疗 2 个周期(表柔比星 75mg/m² + 紫杉醇酯质体 150mg/m²),肝脏转移灶基本消失(图 1-11-2),乳腺及肩部肿物未见明显消退,总体疗效评价为 SD,出现 3 级恶心呕吐,不能耐受。

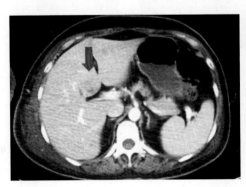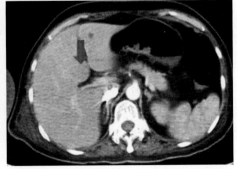

图 1-11-2

二线更换为 NP 方案化疗 2 个周期[长春瑞滨 $25mg/m^2$(每天 1 次,共 8 天;卡铂 AUC=5,第 2 天开始],疗效评价为 PD,右侧腋下及右上肢近端严重破溃、渗血。患者体质弱,ECOG 评分为 4 分,不能耐受化疗。

患者病程较长,体力状况不佳。二线化疗后,病情未能得到有效控制,精神状况差,拒绝继续治疗。完善循环肿瘤 DNA(ctDNA)二代测序,显示 PI3K/AKT/mTOR 信号通路存在多种基因突变,包括 PIK3CA 21 号外显子 G1007R 错义突发(丰度:33.61%);PTEN 3 号外显子 L70 移码突变(丰度:49.14%);mTOR 32 号外显子 D1542Y 错义突变(丰度:1.66%)。2016 年 2 月,开始依维莫司治疗(10mg/d),口服 10 天后,右乳及右肩部肿胀较前好转。2016 年 6 月,复查 CT 显示,右乳及右肩部肿物较前缩小,疗效评价为 PR,患者精神状态及体质较前明显好转,ECOG 评分为 2 分,劝说患者接受内分泌治疗。2016 年 6 月,开始来曲唑联合依维莫司治疗,右上肢及右腋下破溃逐渐愈合(图 1-11-3)。2017 年 2 月,随访疗效评价为 PR,不良反应为轻度乏力、恶心及口腔溃疡,可耐受。2017 年 4 月,复查病情进展,更换为氟维司群至 2017 年 8 月。2017 年 9 月,病情再次进展。2017 年 10 月去世,OS 为 24 个月。

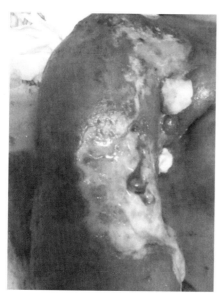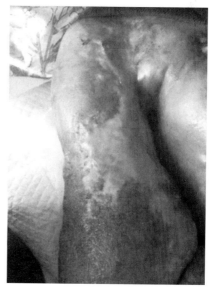

图 1-11-3　(见彩图)

问题:如何进行下一步治疗?

乳腺内科专家点评:本例虽属激素敏感型患者,但因其入院时肿瘤负荷大、局部破溃、伴有肝脏转移,故选择以解救化疗为主的治疗,但一、二线化疗效果不佳,患者体力状况下降,不能耐受化疗,拒绝内分泌治疗。完善 ctDNA 检测,显示 PI3K/AKT/mTOR 信号通路存在多种基因突变,试行 mTOR 抑制剂依维莫司靶向治疗。治疗后,短期内(10 天)观察到肿瘤得到控制。服药 4 个月时,疗效评价为 PR。为进一步提高疗效,建议患者加用来曲唑治疗,两药联合最佳疗效为 PR,持续时间达 8 个月。

近年来,研究表明,PI3K-AKT-mTOR 信号通路在肿瘤细胞增殖、血管生成、转移以及放化疗抵抗中起重要作用。PI3K/AKT 信号通路的激活导致了下游 mTOR 通路的上调，使得 mRNA 转录及细胞增殖增多。同源性磷酸酶张力蛋白(PTEN)缺失、PIK3CA 基因突变、AKT 的高活性均可介导上述情况发生。其中 PIK3CA 是该信号通路中重要的易发生突变的基因，尤其在 Luminal 型乳腺癌中。在 LuminalA 和 LuminalB 中突变率分别为 46% 和 31%，而在 TNBC 中仅为 9%。Luminal 型乳腺癌 ER 的激活可以直接引发 PI3K 通路的激活，而通路激活后又与内分泌治疗抵抗相关。mTOR 抑制剂能够扭转 ER 表达减少的趋势，并恢复 ER 信号对内分泌治疗的敏感性，具有积极的治疗效果。依维莫司是雷帕霉素的衍生物，属于 mTOR 抑制剂，该药已获得美国食品与药品管理局(FDA)的批准，用于 AI 耐药乳腺癌的治疗。但目前仍没有找到可以预测依维莫司治疗效果的标志物。BOLERO-2 试验的一项回顾性探索分析发现，依维莫司的 PFS 获益与 PIK3CA、FGFR1 和 CCND1 的状态及它们组成的通路状态无关。另外，关于 ctDNA 的附加研究表明，具有 PIK3CA 激活性突变患者和野生型患者应用依维莫司治疗的 PFS 相似。总体来说，这些分析提示，依维莫司与内分泌联合治疗的疗效不依赖于 PIK3CA 的突变状态。

本文提供了 1 例 PI3K-AKT-mTOR 信号通路存在多种突变的 luminalB 初诊Ⅳ期乳腺癌患者，此例患者并没有像我们最初预期的那样，在初始化疗中得到快速获益。但是，在后续的依维莫司联合来曲唑内分泌治疗中得到了 PR 的疗效，病情控制时间近 1 年，OS 达 2 年。回顾患者的免疫组化情况，激素受体均高表达，而 Ki67 相对低表达：ER-α(90%+)、PR(60%+)、Ki67(30%)。提示我们此类肿瘤可能对化疗的敏感性相对较低，而内分泌治疗则相对高敏感，不应轻易低估内分泌治疗的疗效，同时还应重视基因检测指导下的肿瘤精准治疗。

(张杰 佟仲生 天津市肿瘤医院)

病例 12：HR 阳性晚期乳腺癌的多线治疗

★ 病史简介

患者,女性,60 岁,2006 年 4 月 27 日行左乳癌保乳术,肿物大小为 1.5cm×1.5cm×1cm。病理:浸润性小叶癌,淋巴结 0/11,ER(++)、PR(++)、HER-2(−)、Ki67(20%,+)。术后诊断为 pT1N0M0 IA 期。

问题:保乳手术术后的辅助治疗策略如何制订?

乳腺外科专家点评:乳腺癌保乳术自 20 世纪 80 年代以来,在乳腺癌外科治疗中占有着越来越重要的地位。包括 NSABP B-04、NSABP B-06、EORTC 等大型临床试验已经证实,若患者能够保证切缘阴性,而且术后能够得到有效放疗的前提下,保乳术和全乳切除术在生存率方面无明显差别。因此,在严格掌握适应证及保证后续有效治疗的前提下,保乳术是成熟且安全的。患者术前检查符合保乳术适应证。患者术前临床检查腋窝淋巴结阴性,术中可考虑行前哨淋巴结活检(SLNB)。与腋窝淋巴结清扫术(ALND)相比,SLNB 损伤轻、恢复快,减少了腋窝淋巴结清扫可能引起的并发症,提高了术后美观和生活质量。患者为浸润性小叶癌,根据 NCCN 指南,术后应行辅助放疗。由于患者 ER、PR 均为阳性,Her-2 阴性,肿瘤大小为 1.5cm×1.5cm×1cm,且无淋巴结转移,患者从辅助化疗中得到获益有限。放疗后可考虑行辅助内分泌治疗。

放疗科专家点评:术后的全乳放疗可以将早期乳腺癌保乳术后的 10 年局部复发率由 0.29% 降低至 0.1%,因此原则上所有保乳手术患者,包括浸润性癌、原位癌早期浸润和原位癌的患者,均应行术后辅助放疗,除了 70 岁以上的老年患者且临床分期 I 期的激素受体阳性的患者。因此,这种患者绝对复发率低,全乳放疗后乳房水肿、疼痛等不良反应消退缓慢,可考虑单纯内分泌治疗。但患者年龄为 60 岁,需要进行辅助放疗,而且为全乳放疗,由于已行腋下淋巴结清扫,无淋巴结转移,故不需行腋下以及锁骨上下区域放疗。照射剂量:50Gy/5 周,每日 2Gy/F。

乳腺内科专家点评:辅助化疗是手术后的一种全身治疗方法,应用化学药物消灭可能存在的微小病灶,减少复发转移,提高患者生存率。就目前而言,辅助化疗针对多数浸润性癌患者,但是对于 ER/PR 阳性、HER-2 阴性、无淋巴结转移的患者,若肿瘤<0.5cm 则不需化疗。肿瘤>0.5cm 的患者,根据 NCCN 指南推荐,行 21 基因检测。若复发评分(RS)为低复发风险,亦不需化疗,但是 21 基因检测缺乏数据支持,暂不建议行 21 基因常规检测,可根据临床复发风险来决定是否行辅助化疗。如肿瘤大于 T1,组织学分级 3 级或 Ki67 高表达,可考虑行辅助化疗。对于 ER 阳性早期乳腺癌患者,无论年龄、淋巴结状况或是否应用辅助化疗,都应考虑辅助内分泌治疗。绝经后患者优先选择第三代芳香化酶抑制剂,至少需应用 5 年。患者 60 岁已达绝经标准,故可口服芳香化酶抑制剂,辅助治疗一般选择非甾体芳香化酶抑制剂、阿那曲唑或来曲唑。

后续治疗:术后行全乳放疗,之后,口服来曲唑 1 年半后,自行停药。2011 年 11 月,出现腰椎、胸椎压缩性骨折,诊断乳腺癌骨转移,DFS 为 67 个月。于沈阳骨科医院行骨水泥填充治疗之后,继续口服来曲唑+唑来膦酸抗骨转移治疗。

病情变化:2013 年 12 月,因 CA15-3 增高自行改用依西美坦内分泌治疗。这期间监测 CA15-3 无明显变化。2015 年 1 月,因 CA15-3 显著增高再次入院。辅助检查:CA15-3 为 201U/L,循环肿瘤细胞(CTC,CellSearch 方法)为 15 个/7.5mL 外周血,骨转移病灶增多增大,出现肺转移。PFS 为 25 个月。

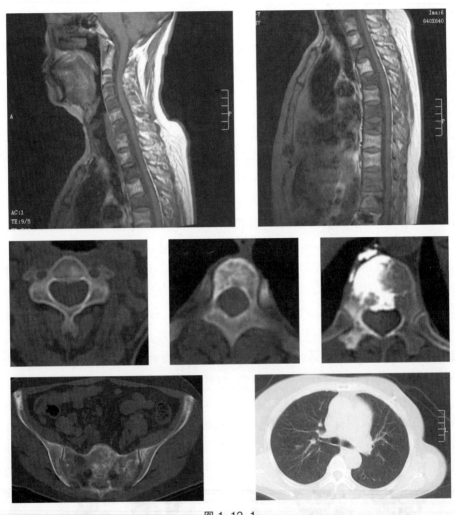

图 1-12-1

问题:下一步治疗如何选择?

□化疗　□内分泌治疗

影像科专家点评:骨转移途径主要为血行转移,可引起溶骨性破坏、骨质硬化或破坏与硬化并存的混合性改变。临床表现主要是疼痛,多为持续性,夜间加重。有时可出现肿块、病理骨折和压迫症状。乳腺癌骨转移多为溶骨性转移,实验室检查血清钙磷增高。骨质破坏表现为骨松质或骨皮质的低密度缺损区,常伴有局限性软组织肿块。病变发展,破坏区融合扩大,可形成大片状溶骨性骨质破坏区,骨皮质也被破坏,但一般无骨膜新生骨和软组织肿块,常并发病理性骨折。发生于脊椎者,常见椎体广泛性破坏,常因承重而被压扁。MRI 对显示骨髓组织中的肿瘤组织及其周围水肿非常敏感,能检出 X 线片、CT,甚至核素骨显像不易发现的转移灶。多数骨转移瘤在 T1WI 上呈低信号，在 T2WI 上呈高信号，多数成骨性转移在 T1WI 和 T2WI 上均成低信号。患者发生骨转移后，出现了严重的骨相关事件，需长期应用唑来膦酸治疗，辅以钙剂，同时应用化疗或内分泌治疗，并以 CT 评价疗效。

乳腺内科专家点评：NCCN 指南指出，若无影像学证实的疾病进展，单纯肿瘤标志物的升高不足以作为改变治疗方案的依据。对部分患者而言，肿瘤标志物监测可能早于临床影像学 5~6 个月提示疾病的复发转移，但是，由于传统肿瘤标志物检测的灵敏度和特异性均不高，且无研究数据表明，晚期乳腺癌患者能够从根据肿瘤标志物增高而更改治疗方案中得到获益。患者此次入院复查，骨转移病灶增多增大，出现肺转移，疾病进展。国内外指南均已达成共识，对于激素受体阳性且无内脏危象的患者，首选内分泌治疗。患者既往辅助内分泌治疗不规范，仅 1.5 年，但 DFS 67 个月和一线 PFS 25 个月，属于内分泌敏感型。全球 CONFIRM 和中国 CONFIRM 研究均证实，氟维司群 500mg 对于 AI 治疗失败后患者有优势。BOLERO-2 研究证实，在 AI 耐药的患者之中，依维莫司联合依西美坦显著改善患者的 PFS。而且 PALOMA-3、Monarch-2 和 Monalesa-2 研究也证实，对辅助内分泌治疗耐药或一线内分泌治疗进展的患者，在氟维司群的基础上联合 CDK4/6 抑制剂可显著改善 PFS。但考虑到药物可及性，患者可优选单药氟维司群。

后续治疗：2015 年 1 月，行氟维司群 500mg 和唑来膦酸抗骨转移治疗 10 个月。治疗过程中，动态监测 CTC，早期出现明显下降（低于 5 个/7.5mL）。

病情变化：2015 年 10 月，复查发现 CTC 突然升高至 17 个/7.5mL。2015 年 11 月 5 日行多基因检测，结果显示：①AKT1 基因，E17K 突变（丰度 58%）。激活 AKT 通路，可能降低肿瘤细胞对 EGFR、HER-2 等靶向药物的响应，并增加 AKT、mTOR 抑制剂的敏感性。②TSC2 基因，p-1684-1690del 种系缺失非移码突变，增加 mTOR 抑制剂敏感性。③CCND1（CyclinD1）基因扩增约 3.5 倍，可能增加 Palbociclib 敏感性。

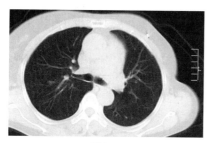

FUL

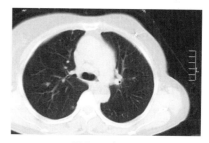

FUL10 个月后

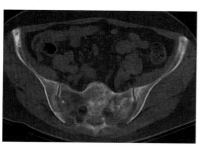

FUL

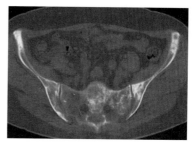

FUL10 个月后

图 1-12-2

这期间监测 CTC：

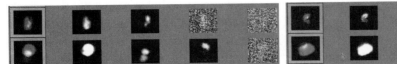

2015 年 1 月 15 个/7.5mL 外周血

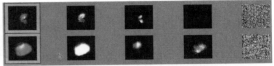

2015 年 4 月 4 个/7.5mL 外周血

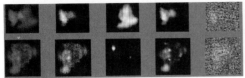

2015 年 1 月 15 个/7.5mL 外周血

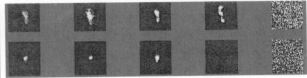

2015 年 4 月 4 个/7.5mL 外周血

图 1-12-3 （见彩图）

问题：患者目前疗效非 PD，根据 CTC 和 ctDNA 检测结果是否可以指导下一步治疗？

检验专家点评：CTC 是肿瘤细胞从原发部位脱离，通过血液系统、淋巴系统进入体内循环系统的肿瘤细胞，是乳腺癌远处转移的重要步骤。因此，CTC 检测对于患者预后判断、治疗效果的预测及评价有着重要的提示作用。临床研究提示，晚期乳腺癌患者外周血 CTC 检出率为 40%~80%，CTC 数目≥5 个/7.5mL 是 PFS 和 OS 独立预测因素。治疗过程中，CTC 数目的变化能够提示对治疗的反映情况。患者接受氟维司群 500mg 治疗期间，前 7 个月的 CTC 呈下降趋势，之后的 3 个月内，CTC 显著增多，提示氟维司群可能已经耐药，有可能近期出现疾病进展。但考虑到 SUCCESS 研究，在 CTC 升高的患者中更换化疗方案并无更多获益。因此并不建议患者在无影像学进展仅 CTC 数量增多的情况下，进行方案更改。

乳腺内科专家点评：CTC 检测是一个比较可靠的预后判断和疗效评价指标，对于晚期乳腺癌患者而言，尤其没有可评估病灶的患者，CTC 检测就更加重要。CTC 短期内迅速增高，往往提示治疗耐药。患者目前已经接受过非甾体 AI、甾体 AI 治疗，均已出现继发性耐药。患者出现 CTC 数量骤升，虽然不建议更改治疗方案，但需要密切影像学评价。患者多基因检测结果提示，存在 PI3K/AKT/mTOR 通路的活化（AKT1 突变和 TSC2 缺失突变）和细胞周期通路活化（CCND1 扩增）。综合考虑患者虽未见影像学疾病进展，但 CTC 和 ctDNA 均提示，可能存在内分泌耐药，短期内可能出现疾病进展。PreECOG0102 临床试验证实，依维莫司联合氟维司群较单药氟维司群治疗显著提高 mPFS 期约为 5 个月（两组 mPFS 期分别为 10.4 个月和 5.1 个月，HR：0.61，P=0.02）。该研究提示，依维莫司联合内分泌治疗可提高疗效。多基因检测提示，患者对 mTOR 抑制剂依维莫司敏感，因此，在不更换氟维司群的前提下，可增加依维莫司来延缓内分泌耐药的出现。

后续治疗：2015 年 11 月，行依维莫司+氟维司群（500mg）+唑来膦酸治疗 7 个月，疗效非 PD，副反应表现为皮疹、高血糖、高血脂。患者血糖控制不佳，拒绝继续当前治疗。2016 年 7 月开始行化疗。

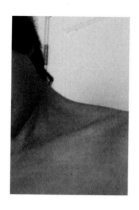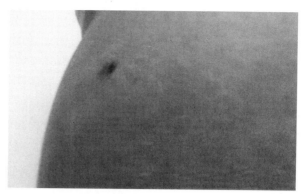

图 1-12-4　（见彩图）

问题：怎样对依维莫司不良反应进行应对？

皮肤科专家点评：患者皮疹考虑为依维莫司副反应，建议应对办法：注意皮肤保湿，微温水中加入小苏打后沐浴，涂抹无乙醇的润肤乳保湿，或是抹婴儿油、狼毒软膏。维生素 E 软膏，对手足脱皮效果也较好。

乳腺内科专家点评：由于 mTOR 信号通路参与了代谢调节，因此，mTOR 抑制剂可以引起代谢的紊乱，表现为血糖、胆固醇和三酰甘油升高。高血糖发生率可高达 25%~75%；通过生活方式干预和（或）药物治疗使糖化血红蛋白（HbAIC）<7%~8%。最常用的药物为二甲双胍，其次可选用比格列酮。血糖控制未能达到目标的患者应及时加用胰岛素。控制目的：预防急性并发症，包括酮症酸中毒及高血糖高渗性昏迷；其次是预防感染。注意，在应用激素冲击治疗间质性肺炎时，血糖可能会急剧升高而造成急症。高血脂发生率为 66%~77%。多为 1/2 级，3 级少见。需根据血脂升高的类型选择合适的降脂药物。主要目标：控制急性并发症（如急性胰腺炎），并兼顾心脑血管并发症的出现。依维莫司治疗前，应检测血脂。基线血脂异常者，应同时给予降脂治疗。对高血脂患者治疗首先应引导患者改变生活方式，将饮食调整作为治疗的一部分，控制体重，增加体力活动。选择药物，以胆固醇升高为主时，可选用他汀类药物，如辛伐他汀（舒降之）；以三酰甘油升高为主时，选用贝特类药物，同时还可扩张血管，都是临床可以选择的。

经验教训

激素受体阳性晚期乳腺癌患者，在无内脏危象和内分泌耐药时，一线优选内分泌治疗。CTC 和 ctDNA 测序等液体活检，有助于动态监测和预测耐药机制，可指导患者实现更精准治疗。

要点总结

1.乳腺癌保乳术及其适应证

乳腺癌保留乳房治疗（BCT）的真正含义是对Ⅰ、Ⅱ期乳腺癌采用肿块局部扩大切除，并腋窝淋巴结清扫术,术后加辅助治疗[11]。BCT 的意义在于达到乳腺癌的局部控制,同时保留乳房具有美容和功能的价值[2]。保乳手术需考虑下列条件:①肿瘤较小,适用于临床 T1 及部分 T2(直径<4cm)以下病灶。②周围型肿瘤,位于乳晕下者多不适宜。瘤体和乳头的距离一般>2cm,且瘤体大小与乳房比例适宜。③单发性病灶。④肿瘤边界清楚,如肉眼或显微镜下看不到清楚边界者,不适宜。⑤临床腋窝淋巴结阴性。⑥患者强烈要求保乳,并具备接受全程治疗及终身随诊的条件[3]。保乳手术禁忌证包括:①多个原发病灶或乳腺钼靶片显示多处微小钙化;②患者乳腺曾接受放疗;③妊娠期间及手术切缘无法达到阴性者;④乳腺癌伴免疫疾病、胶原血管性疾病。近年来,一些共识指出,保乳手术没有绝对禁忌证,只要能保证切缘阴性即可保乳。

2.乳腺癌的液体活检(CTC 和 ctDNA 检测)

循环肿瘤细胞(CTC)指从原发肿瘤上自发脱落的或诊断治疗过程中进入到外周血液循环中的肿瘤细胞。临床研究指出,乳腺癌转移确诊之前,就已发生癌细胞的血道转移,即 CTC 从原发肿瘤组织脱落并进入到血液循环之中,随着血液循环到达远处组织并进行种植、生长,最终形成转移病灶。因此,检出 CTC 并定量,对判断患者肿瘤负荷和指导临床治疗必将有重要意义。CTC 是转移性乳腺癌的独立预后因子。CTC 液态活检的下一阶段研究将着重于 CTC 分子图谱分析、蛋白质表达及功能性评估。NGS 的出现让多基因图谱分析对疗效进行实时监控成为可能,可以发现肿瘤固有的耐药性机制,提供信息用于靶向治疗药物选择,这拓展了 CTC 液态活检的应用范围。

循环肿瘤 DNA(ctDNA)是指肿瘤细胞坏死、凋亡后释放到血管内的大小约为 160bp 的 DNA 片段,这些片段与蛋白质结合游离于循环中。ctDNA 与乳腺癌患者分期相关,晚期乳腺癌检出率高达 99%,其敏感性和特异性高于传统肿瘤标志物。ctDNA 结合二代测序和数字聚合酶链式反应(PCR)法等,可解析肿瘤携带的基因变异信息,根据基因变异情况可有选择性推荐相应的靶向治疗。在某种程度上,ctDNA 能更全面反映肿瘤的基因图谱,解决组织活检存在异质性的难题,因此,其有望成为新的临床参考指标。然而,目前 ctDNA 检测存在较大的局限性,一方面,其检测方法目前尚无统一的规范,临床价值尚未得到大样本数据的验证;另一方面,该检测价格昂贵,一定程度上限制了其广泛应用。因此,不推荐所有晚期患者应用 ctDNA 检测。但是, 对于疑难患者或者多线治疗效果不佳的患者,ctDNA 检测能够在进一步治疗方案的选择上,提供针对性更强的方案选择,有助于精准治疗的实现。

(高志超 孙涛 辽宁省肿瘤医院/中国医科大学附属肿瘤医院)

参考文献

[1] Bergen PI,Heerde AS,Moore MP,et al. Breast conservation therapy for invasive carcinoma of the breast[J]. Curr Prold Srug,1995,32:198.

[2] Resch A,Potter R,Van Limbergen E,et al. Long-term results (10 years)of intensive breast conserving therapy including a high-dose and large-volume interstitial Brach therapy boost(LDR/HDR)for T1/T2 breast cancer[J]. Radiotherapy and Oncology. 2002,63(1):47-58.

[3]　张勇,秦贤举,倪旭东等. 乳癌保乳手术适应证的探讨[J]. 中国临床医学,2003,10(5):387-395.

[4]　Cuzick J,Sestak I,Baum M,et al. Effect of anastrozole and tamoxifen as adjuvant treatment for early-stage breast cancer:10-year analysis of the ATAC trial[J]. Lancet Oncol,2010,11(12):1135-1141.

[5]　Colleoni M,Giobbie-Harder A,Regan MM,et al.Analyses adjusting for selective crossover show improved overall survival with adjuvant letrozole compared with tamoxifen in the BIG -198 study [J]. J Cli Oncol, 2011,29(9):1117-1124.

[6]　Bliss JM,Kilbum LS,Coleman RE,et al. Disease-related outcomes with long-term follow-up:an updated analysis of the intergroup exemestane study[J]. J Clin Oncol,2012,30(7):709-717.

[7]　Goss PE,Ingle JN,Martino S,et al. Randomized trial of letrozole following tamoxifen as extended adjuvant therapy in receptor-positive breast cancer:updated findings from NCIC CTG MA.17 [J].J Natl Cancer Inst, 2005,97(17):1262-1271.

[8]　Smith I,Yardley D,Burris H,et al. Comparative efficacy and safety of adjuvant letrozole versus anastrozole in postmenopausal patients with hormone receptor-positive,node-positive early breast cancer:final results of the randomized phase Ⅲ femara versus anastrozole clinical evaluation(FACE)trial[J]. J Clin Oncol.2017 Apr 1;35 (10):1041-1048.

[9]　Goss PE,Ingle JN,Pritchard KI,et al. Exemestane versus anastrozole in postmenopausal women with early breast cancer:NCIC CTG MA27-a randomized controlled phase Ⅲ trail[J].J Clin Oncol,2013,31(111):1398-1404.

[10]　Yardley DA. Pharmacologic management of bone-related complications and bone metastases in postmenopausal women with hormone receptor-positive breast cancer. Breast Cancer,2016. http://www.ncbi.nlm.nih.gov/pmc/articles/PMC4861000.

[11]　George R,Jeba J,Ramkumar G,et al. Interventions for the treatment of metastatic extradural spinal cord compression in adults. Cochrane Database Syst Rev,2008. http://www.ncbi.nllm.nih.gov/pubmed/18843728.

[12]　Wong MH,Stockler MR,Pavlakis N. Bisphosphonates and other hone agents for breast cancer. Cochrane Database Syst Rev,2012. http://www.ncbi.nlm.nih.gov/pubmed/22336790.

病例 13:IB 期 Luminal A 型乳腺癌的保乳手术治疗

★ 病史简介

病历:患者,女性,55 岁,BSA:1.61m²。

超声:2017 年 8 月 14 日,左乳肿物,考虑乳腺癌(BI-RADS:4C)(1cm×0.8cm×1cm),颈部淋巴结、腋下淋巴结、上腹、盆腔未见明显异常。

钼靶:2017 年 8 月 14 日,左乳内上方肿物(1.2cm×0.9cm),考虑癌,右乳腺增生,左腋下见淋巴结影。

穿刺:2017 年 8 月 16 日,左乳粗针穿刺:浸润性癌。

外科:2017 年 8 月 21 日,左乳癌保乳术+前哨淋巴结活检,冰冻"前哨"1/1。

病理:术后病理,左乳腺(内上)浸润性导管癌,非特殊型,组织学Ⅱ级,癌组织累及脂肪,间质内淋巴细胞<5%;保乳手术标本未见明确癌组织。

区域淋巴结:"前哨"1/1(淋巴结转移癌镜下最大径约为 1.2mm);病理学分期:pT1bN1miM0 ⅠB 期;免疫组化:ER(80% +)、PR(20% +)、HER-2(0)、Ki67(10%)、p53(<10%)。

....

问题:如何进行下一步治疗(诊断:右乳癌术后,临床分期:T1N0M0 Ⅰ 期,病理分期:pT1bN1miM0 ⅠB 期,病理类型:浸润性导管癌,分子分型:Luminal A 型)?

影像专家点评:患者超声提示左乳肿物,考虑乳腺癌(BI-RADS:4C),同时钼靶左乳内上方肿物(1.2cm×0.9cm),考虑癌。目前,高度怀疑乳腺癌可能。建议行穿刺活检或手术切检明确诊断。

病理专家点评:患者病理提示浸润性导管癌,病理分期:pT1bN1miM0 ⅠB 期;分子分型为:Luminal A 型。区域淋巴结:"前哨"1/1(淋巴结转移癌镜下最大径约为 1.2mm)。目前,关于微转移的定义为淋巴结转移癌最大径>0.2mm,但≤2.0mm,故此患者为前哨淋巴结微转移。

乳腺外科专家点评:目前乳腺癌保乳术的指征,主要是针对具有保乳意愿且无保乳禁忌证的患者,包括:①临床Ⅰ期、Ⅱ期的早期乳腺癌;②Ⅲ期患者(炎性乳腺癌除外)经术前化疗或术前内分泌治疗降期后达到保乳手术标准时,也可以慎重考虑。《中国抗癌协会乳腺癌诊治指南与规范(2017)》指南推荐 SLN 宏转移,ALND 是标准治疗;SLN 微转移患者接受保乳治疗(联合放疗)可免 ALND。因此,本例患者可免除腋窝淋巴结清扫。

放疗科专家点评:患者行保乳治疗,同时前哨淋巴结微转移,根据 CSCO 乳腺癌诊疗指南推荐,可行全乳放疗(高位乳房切线野)和瘤床加量的治疗方式。

乳腺内科专家点评:患者诊断为右乳癌术后,临床分期:T1N0M0 Ⅰ 期;病理分期:pT1bN1miM0 ⅠB 期。PS:浸润性导管癌;分子分型:Luminal A 型。患者复发的危险因素为:浸润性导管癌,组织学Ⅱ级。区域淋巴结:"前哨"1/1(淋巴结转移癌镜下最大径约 1.2mm)。既往研究与 pN0 比较,pN1mi 提示预后较差;pN1mi 患者可从辅助治疗获益。CSCO 乳腺癌诊疗指南指出,辅助化疗的指征为:①腋窝淋巴结阳性;②三阴性乳腺癌;③HER-2 阳性乳腺癌(T1b 以上);④肿瘤>3cm;⑤组织学分级为 3 级。由此可见,患者可免行术后辅助化疗。NCCN 指南推荐,对

HR+/HER-2、N0/mi 的患者使用 RS 评分决策,建议患者行 21 基因检测,然后根据基因检测结果决定是否行辅助化疗。依据患者体内激素水平来决定,患者为绝经状态,可给予患者以 5 年的 AI 内分泌治疗。根据 2017 年的 ASCO FATA-3 研究结果,阿那曲唑、依西美坦、来曲唑等 3 种芳香化酶抑制剂的疗效无显著性差异,均可选择。

(孟文静　佟仲生　天津市肿瘤医院)

病例 14：老年多发转移的 IV 期乳腺癌的治疗

★病史简介

病历：患者，女性，72 岁，BSA 为 1.58mm²。

2015 年 4 月，首次就诊，发现左颈及左腋下淋巴结肿大；既往高血压病史 20 年；查体：左乳内上可触及肿物，直径为 2.5cm×1cm，左腋下及左锁骨上，可触及质硬淋巴结为 2cm。

辅助检查

1. 2015 年 4 月，乳腺超声：左乳实性占位伴多发钙化（BI-RADS 4b 类），左腋下及左锁骨上淋巴结肿大，考虑转移。

2. 2015 年 4 月，胸部 CT：①左乳内上象限结节（2.4cm×1cm），考虑乳腺癌；②左腋窝、左锁骨上、下多发肿大淋巴结（1.7cm×2cm），考虑转移。

3. 2015 年 5 月，乳腺 MRI：左乳内上象限多发病变伴左腋下多发淋巴结肿大，考虑乳腺癌伴腋下淋巴结转移。

4. 2015 年 5 月，ECT：骶尾骨可见异常放射性浓集区，并行 CT 证实为骶尾骨转移。

病理

1. 2015 年 5 月，在 B 超引导下行左颈淋巴结穿刺，病理：左颈淋巴结转移性低分化腺癌，结合免疫组化符合乳腺癌转移；免疫组化：ER（80%）、PR（<1%）、Her2（1+）、Ki67（30%）、CK7（+）、CA153（+）、TTF-1（−）、CK20（−）。

2. 2015 年 5 月，在 B 超引导下行左乳肿物穿刺，病理：浸润性癌；免疫组化：ER（90%）、PR（<1%）、Her2（2+）、FISH 检测（−）、Ki67（40%）、P53（30%）。

分期：cT2N3M1 IV 期。

诊断：左乳癌。PS：浸润性癌（Luminal B 型-HER-2 阴性型）。

....

问题：如何进行下一步治疗？

影像专家点评：患者 B 超发现，左乳实性占位，BI-RADS 分级较高，有穿刺指征。患者已完善乳腺 MRI 检查，基线影像学检查也很完善。在对于淋巴结是否有转移的诊断上，B 超比其他影像学检查（CT）更具有优势，我们可以通过观察淋巴结存在与否、淋巴结长径和短径的比例、内部血流情况等综合判定。本例患者综合 B 超检查中的相关描述，考虑为转移可能性大。

乳腺病理专家点评：本例临床查体和影像学检查均发现患者乳腺肿物和淋巴结肿大的事实，对于淋巴结转移的原发病灶指向性比较明确。在临床工作中，会遇到单纯淋巴结肿大的患者，这时要给予患者淋巴结穿刺活检。而只是依据单纯的显微镜下 HE 形态学观察，可能难以诊断肿瘤原发灶的来源，因此必须借助相关的免疫组化指标来协助诊断。本例患者临床特征有乳腺肿物及区域淋巴结肿大,考虑乳腺癌可能性大,因此淋巴结病理加做了乳腺相关的免疫组化,结果 CA153、CK7、ER 均为阳性表达,而其他指标如 TTF-1、CK20 等表达阴性,结合免疫组化符合乳腺癌转移的指征,从而做出淋巴结转移性低分化腺癌的诊断。乳腺肿物穿刺病理:浸润性癌,而且淋巴结穿刺和乳腺肿物穿刺的分子分型均为 Luminal B 型-Her2 阴性型,结果相符,病理支持临床医生所做的乳腺癌多发淋巴结转移的诊断。

乳腺外科专家点评:本例患者为老年女性,既往高血压病史,目前临床分期为 cT2N3M1 Ⅳ期。如果诊断为乳腺癌Ⅳ期,各项指南或共识都指出,Ⅳ期或称为转移性乳腺癌通常被认为是不可治愈的疾病。目前,对于初始Ⅳ期乳腺癌的局部外科治疗尚无明确的临床共识。本例患者远处转移灶为骶尾骨转移,考虑为寡转移。寡转移是介于局部复发与广泛远处转移之间的特殊阶段。最初是指单个器官的孤立转移病灶,后续也延伸为少数器官出现的有限数目转移病灶,通常≤5 个。并且目前关于乳腺癌寡转移的研究仍在持续。2018 年 3 月,在第 11 届欧洲乳腺癌大会(EBCC-11)中,荷兰癌症中心的 Gabe Sonke 教授提出,寡转移的理想定义应该从以往转移灶的数量转变为基因突变谱、microRNA 表达谱等反应肿瘤生物学特性的指标作为判定标准。而我们在临床工作中,优化选择适合进行局部治疗的患者,如激素受体阳性、腋窝淋巴结阴性、仅有骨转移或可以完整切除的转移灶等肿瘤生物学行为较好、负荷较低的患者,以及手术时机的选择都是关键。目前尚缺乏高水平证据和共识指导临床实践,期望未来能有更具说服力的数据使乳腺癌寡转移的处理方式被广泛接受。综合考虑本例患者可先行全身治疗,待病情稳定到特定时期,可行手术局部治疗来减轻肿瘤负荷。

放疗科专家点评:本例患者虽然诊断为初始Ⅳ期乳腺癌,但仅存在骶尾骨转移,为乳腺癌寡转移患者。相对于广泛转移,寡转移通常局限在单一器官,性质相对温和,全身播散能力较弱,是癌细胞转移进程的早期阶段,该阶段进行局部治疗具有一定的临床价值。本例患者的治疗原则应以全身治疗联合抗骨转移药物治疗为主,如骶尾骨转移无明显局部症状,也无疼痛等,以观察为主,定期复查。如骨转移临床疼痛症状加重或有压迫症状,可以采用局部放疗或局部骨科松解等治疗手段。当然,放疗也会有一定的副作用,肿瘤负荷越小,放射野就越小,对患者的副作用也就越小,反之,副作用就会较大,同时有一定的骨髓抑制。

乳腺内科专家点评:患者目前诊断明确,为初诊Ⅳ期乳腺癌。病理诊断为:浸润性癌,临床分期为 T2N3M1 Ⅳ期。转移部位为:左锁骨上、下转移,左腋下淋巴结转移,骶尾骨转移,远处转移为寡转移,分子分型为 Luminal B 型-Her2 阴性型。病例特点为老年性乳腺癌。基础疾病为高血压。其肿瘤负荷不大。目前,对其前瞻性随机双盲的研究还较少,循证级别也相对较低;另外,ER 和(或)PR 阳性者占 70%~80%,Her2 过表达者较少。目前,一线化疗和一线内分泌治疗均可以选择,鉴于考虑后续患者还有手术和放疗等局部治疗机会,可先选择化疗,尽快减轻肿瘤负荷以给患者创造局部治疗的机会。值得注意的是,对于老年患者的治疗更要注意治疗风险与获益的平衡。

内科治疗

一线化疗:2015 年 6 月至 2015 年 11 月,行 TE 方案、紫杉醇 ($80mg/m^2$,每天 1 次,7 天为 1 个周期)+表柔比星($75mg/m^2$,每天 1 次,21 天为 1 个周期),连续 6 个周期。

唑来膦酸 4mg,静脉给药,每天 1 次,28 天为 1 个周期。

不良反应:第 1 个周期出现 Ⅳ 度骨髓抑制伴高热。第 2 个周期开始将表柔比星减少 15% 至起始剂量。

疗效评价为 PR。

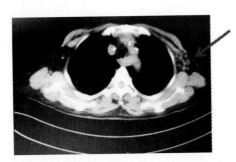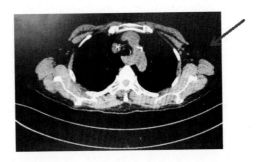

图 1-14-1

完成 6 个周期后,医生建议患者考虑行手术或局部放疗,患者及家属均拒绝。因此,改用内分泌治疗。

一线内分泌治疗:2015 年 12 月至 2016 年 7 月,阿那曲唑 1mg,每天 1 次,口服。

疗效评价为 PD(TTP:7 个月)。

二线内分泌治疗:2016 年 7 月至 2016 年 10 月,氟维司群 500mg,肌内注射。

疗效评价为 PD(TTP:4 个月)。

二线化疗:2016 年 10 月至 2017 年 6 月,卡培他滨 1.5g,每天 2 次,1~14 天。

疗效评价为 PD(TTP:8 个月)。

问题:如何进行下一步治疗?

对于晚期乳腺癌患者来说,目前一线内分泌治疗,可以选 AI 类药物或氟维司群。值得一提的是,Ⅲ期的 FALCON 研究证实了晚期未经内分泌治疗的乳腺癌患者,氟维司群较 AI 类药物延长了 PFS 时间,而且,差异有统计学意义。因此,晚期一线内分泌应优选氟维司群。但指南或共识往往与临床实践不一定一致,还应考虑其他社会问题,如患者属于社会低保,而当时氟维司群非医保用药,费用高,因此,临床采用 AI 类药物作为一线内分泌药物的选择是情有可原。在一线 AI 类药物用药后,尽管肿瘤有所进展,但仍可以选择氟维司群。如严格按临床试验的标准界定,本例患者为继发性(获得性)内分泌耐药,符合晚期一线内分泌治疗≥6 个月出现疾病进展。后续可选择依维莫司联合依西美坦治疗。

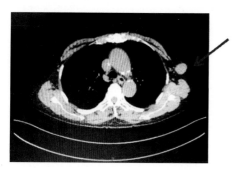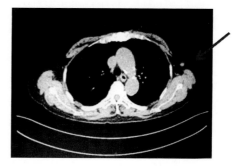

图 1-14-2

内科治疗

2017 年 6 月至 2018 年 4 月：依维莫司 5mg，每天 1 次，口服，联合依西美坦 25mg，每天 1 次，口服。

疗效评价为 PR。

（王淑玲　佟仲生　天津市肿瘤医院）

病例 15：HR 阳性、HER-2 阴性晚期乳腺癌的治疗

★病史简介

患者,女性,60 岁。2001 年 4 月(44 岁),于外院行右乳癌根治术,术后病理:乳腺浸润性导管癌,大小为 2cm×3cm,腋窝、胸肌旁及肩胛下淋巴结未见癌转移(0/4、0/2、0/2)。免疫组化:ER(+)、PR(+)、C-erbB2(+)。术后分期:ⅡA 期 pt2N0M0。辅助治疗:CMF 方案化疗 6 个周期,他莫昔芬口服 5 年。

既往史:无高血压、糖尿病等慢性病史。

病情变化:2015 年 8 月,患者因"咳嗽有痰、饮水呛咳 2 个月"就诊,胸部 CT:①右肺中叶支气管管腔变窄并闭塞;②右肺下叶结节影,局部胸膜受牵拉;③右侧胸腔积液;④隆突下淋巴结肿大。穿刺引流胸腔积液,液基细胞学显示:较多淋巴细胞,少量中性粒细胞及间皮样细胞,其中见少许上皮样细胞伴中-重度异性,可疑腺癌。支气管镜检查可见:右中叶开口狭窄,右下叶开口变形。活检病理:腺癌(右中叶开口处)。免疫组化:甲状腺核转录因子(TTF1)(−)、NapsinA(−)、ER(70% 中等强度阳性)、PR(5%~10% 中等强度阳性)、HER-2(2+)、Ki67 指数(3%)、乳腺球蛋白(mammaglobin)(+)、GATA3(+)。

诊断:右乳腺癌术后肺转移、胸膜转移。

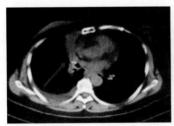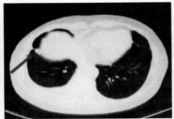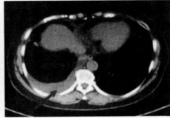

图 1-15-1

问题:一线治疗方案如何制订,化疗还是内分泌治疗?

肿瘤内科专家点评:患者为激素受体阳性乳腺癌,DFS 时间较长,为内分泌治疗敏感病情发展缓慢的乳腺癌,这种情况下,根据指南推荐首选内分泌治疗。但目前患者存在咳嗽有痰、饮水呛咳,以及胸腔积液所导致的呼吸困难的症状,严重影响生活质量,因此,推荐化疗以迅速控制病情。方案选择紫杉类药物全身治疗联合顺铂胸腔灌注化疗。

放疗科专家点评:患者为乳腺癌晚期,为肺、胸膜及隆突下淋巴结转移,存在胸腔积液,目前无放疗指征,建议内科治疗。

一线治疗:选择多西他赛+顺铂胸腔灌注 6 个周期(2015 年 8 月至 2016 年 1 月),最佳疗效评价为 PR,患者症状消失。CT 提示肺内病灶缩小,尽管胸腔积液存在,但是明显减少。主要不良反应为白细胞减少及恶心呕吐反应。患者已绝经。6 个周期化疗后,给予来曲唑内分泌维持治疗(2016 年 1 月至 2016 年 8 月)。

问题:如何评价维持治疗的选择?

肿瘤内科专家点评:复发转移乳腺癌的治愈很难,需要采取"细水长流,延年益寿"的策略,治疗有效的患者可以考虑合理的维持治疗。目前,关于维持治疗尚缺乏高级别临床研究数据。根据 ABC 3 专家共识,针对激素受体阳性、HER-2 阴性乳腺癌患者在化疗控制病情稳定或好转后,内分泌治疗作为维持治疗是合理的,其已得到 88% 专家的投票支持。而维持化疗的理想选择应该是单药治疗有效、相对低毒、便于长期使用的药物,如口服卡培他滨。

病情变化:2016 年 8 月,患者复查超声显示,肝内多发占位。增强 MRI:肝内多发转移瘤,最大的为 13mm×10mm。二线治疗给予 NX 方案化疗 6 个周期(2016 年 8 月至 2017 年 1 月),最佳疗效评价为 PR。6 个周期化疗后,选用卡培他滨单药维持治疗(2017 年 1 月至 2017 年 9 月)。

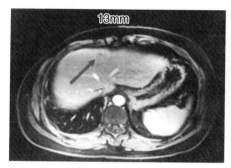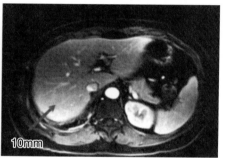

图 1-15-2

病情变化:患者选用卡培他滨维持治疗 8 个月后,复查 MRI 显示,肝内病灶增多增大,病情进展。CT 显示肺内病灶稳定,胸腔积液存在、少量。2017 年 9 月,行基因检测 PIK3CA 基因突变,存在 H1047R 第 20 外显子突变,PTEN 基因 C124S 突变。

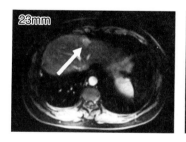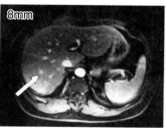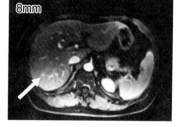

图 1-15-3

问题:如何对下一步治疗方案进行选择?

乳腺内科专家点评:对于晚期乳腺癌来讲,二线治疗后的治疗无标准方案。基因检测作为精准治疗的手段,鉴定某个患者肿瘤组织及血液中可能存在的肿瘤驱动基因或功能性突变,从而更好地指导个体化治疗。患者为激素受体阳性乳腺癌,病情发展相对缓慢,目前肿瘤负荷不大,无内脏危象,既往来曲唑维持治疗 7 个月后,病情进展。目前,根据病情可考虑选择其他内分泌药物治疗，如氟维司群、依西美坦联合依维莫司。患者基因检测结果显示，存在 PIK3CA 基因突变，可能导致 PI3K/Akt/mTOR 通路异常活化。根据 PrECOG 0102，在临床试验中，对于 AI 抵抗、HER-2 阴性的绝经后转移性乳腺癌患者，选用依维莫司联合氟维司群与单药氟维司群相比，能显著改善患者的无进展生存期(PFS)。因此，建议氟维司群联合依维莫司。

三线治疗：给予氟维司群联合依维莫司治疗(2017 年 10 月至今)。2018 年 5 月，治疗最佳疗效评价为 SD。目前继续治疗。

经验教训

内分泌治疗和化疗的合理续贯是 HR 阳性、HER-2 阴性型晚期乳腺癌全程管理获得最优生存的极佳体现，但最佳治疗模式仍需进一步临床研究探索。

(孙思文　李曼　大连医科大学第二附属医院)

病例 16：HR 阳性乳腺癌晚期的内分泌治疗

★病史简介

患者，女性，73 岁，患者因发现左乳肿块而就诊，外院完善相关检查提示恶性不除外。2003 年 7 月 8 日，行左乳简化根治术，术后病理提示，左乳浸润性导管癌，Ⅲ级，大小为 3cm×2.6cm×2.7cm，淋巴结 0/15，未见癌转移。ER（+）、PR（+）、Her-2（−）。

既往史：24 岁结婚，孕 3 流 1 产 2，无肿瘤家族遗传史。

问题：患者的术后辅助治疗方案如何制订？

乳腺内科专家点评：2009 年，ST.Gallen 指南强调，以乳腺癌分子分型指导辅助治疗策略，将乳腺癌分为 LuminalA、LuminalB、HER-2 阳性和三阴性等 4 个分子亚型。到 2015 年，ST. Gallen 指南和《中国抗癌协会乳腺癌诊治指南与规范》均指出，不应仅以某一方面因素来判断患者的预后，须将复发风险评估系统和乳腺癌分子分型有效结合，共同评估及制订患者的辅助治疗策略。患者虽然没有淋巴结转移，但是肿瘤大小为 T2，组织学分级为Ⅲ级，存在术后复发及远处转移的风险，具备术后辅助化疗指征。根据最新版 NCCN 指南以及《中国临床肿瘤学会乳腺癌诊疗指南》的建议，目前我们会为患者选择 4 个周期的 AC 方案。一项 EBCTCG 协作组开展的一项评估早期乳腺癌患者 5 年他莫昔芬辅助治疗与无辅助他莫昔芬治疗的荟萃分析表明，5 年他莫昔芬能够显著改善患者的无病生存期（DFS）和总生存期（OS）。他莫昔芬治疗 5 年后患者的 15 年乳腺癌总生存期绝对获益，可达 10.6%，15 年乳腺癌死亡率也从 35.9% 降低至 25.3%[1]。随着第三代芳香化酶抑制剂的问世，比较 AI 和他莫昔芬辅助内分泌治疗，研究包括 3 个方面：起始治疗、换药治疗和延长治疗[2]。而 ATAC 研究[3]随访 10 年结果表明，5 年 AI 治疗较 5 年 TAM 治疗可明显改善患者的无病生存，降低复发风险，确立了 AI 作为绝经后早期乳腺癌患者辅助治疗标准方案的地位。BIG1-98 研究[4]的结果同样也证实了 5 年 AI 治疗较 5 年 TAM 治疗能让患者更获益，同时试验还显示了辅助治疗 5 年内 TAM 与 AI 的换药方案较 5 年 AI 治疗在疗效上并无明显差异。因此，对于绝经后的患者，辅助内分泌的初始治疗建议首选 AI 治疗。对于存在 AI 使用禁忌证的患者或者不能耐受 AI 类药物不良反应的患者，辅助内分泌治疗可考虑选择 TAM。有关 AI 治疗时长的问题，指南建议，绝经后低危患者初始辅助内分泌治疗使用 AI 已满 5 年可以停药。"低危"定义为同时满足以下情况的患者：术后 pT≤2cm、G1、淋巴结阴性、瘤周无脉管肿瘤侵犯、ER 和（或）PR 表达、HER-2 基因无过度表达或扩增。患者组织学分级为Ⅲ级，未能满足低危的条件，故建议，在能够耐受 AI 药物不良反应的情况下，尽可能延长内分泌治疗的时间，可考虑延长至 10 年。绝经后患者，5 年 AI 后，继续 5 年 TAM 或 AI，目前无随机对照研究结果。但基于既往研究中 TAM 治疗 5 年后换用 AI 继续治疗 5 年可以获益的证据，对需要延长治疗但无法继续耐受 AI 治疗的患者，也可以考虑换用 5 年 TAM 治疗。因此，对于患者术后内分泌治疗，建议首选 AI，至少 5 年治疗，5 年之后可继续延长治疗，或者换用 TAM 继续 5 年治疗。

放疗科专家点评：患者肿物大小为 T2，无淋巴结转移，没有局部复发的其他高危因素，故无术后放疗指征。

辅助治疗:术后未行化疗。对其建议来曲唑内分泌治疗也未采纳,而是口服他莫昔芬内分泌治疗。3 个月后,彩超显示子宫内膜增厚,然后自行停药。

病情变化:2012 年 10 月,行 X 线发现肺内异常,进一步行肺 CT 显示:双肺多发小结节,部分边界模糊,边缘欠规整,可见细小毛刺,考虑双肺多发小结节转移性癌,有待除外。患者无咳嗽及气短等症状,未行治疗,外院定期监测,病灶无明显变化。

2013 年 2 月 16 日,出现腰痛,活动受限,双下肢感觉异常,就诊于我院,腰椎 MRI 检查:胸 11 椎体及附件转移瘤可能性大;相应脊髓受压水肿改变。

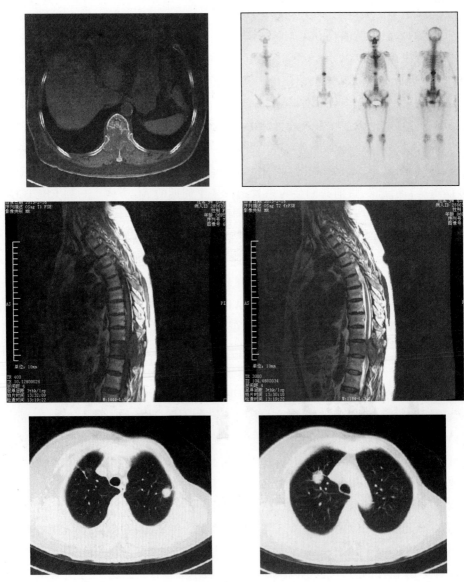

图 1-16-1

问题：如何进行下一步治疗？

乳腺内科专家点评：虽然患者未进行免疫组化分型，但是根据患者既往乳腺癌病史[2003 年 7 月手术后未进行化疗和规范的内分泌治疗，直至 2012 年出现肺转移待除外（没有治疗），2013 年出现骨转移]，尽管经过 10 年之久，病情进展也缓慢，仍然符合内分泌敏感患者特性。NCCN 指南及专家共识均推荐[5,6,7]，对于绝经后 HR 阳性 HER-2 阴性晚期乳腺癌的治疗，尽量首选内分泌治疗，仅对于内脏危象和多线内分泌治疗失败的患者考虑化疗。本例患者无病生存时间长，肿瘤负荷小，无内脏危象，无内分泌耐药，故一线治疗可选择内分泌治疗。目前，第三代芳香化酶抑制剂是晚期一线内分泌治疗的标准治疗，一线中位 PFS 在 8~11 个月。

放疗科专家点评：目前患者出现胸椎转移伴脊髓压迫症，有腰痛的症状，可以考虑在全身治疗的基础上加局部姑息性放疗，以改善脊髓压迫引起的相关临床症状，同时加用双膦酸盐类药物来预防骨相关不良事件的发生。

胸外科专家点评：患者双肺多发转移，无手术指征，建议仍以全身治疗为主。

一线治疗：2013 年 3 月 20 日，针对脊髓受压水肿于放疗科行骨转移区三维适形放疗、止痛治疗。患者当时已绝经，辅助内分泌 TAM 应用 3 个月，自行停药。2 年后，发现转移，提示患者为内分泌敏感型。患者无内脏危象，首选内分泌治疗。根据 NCCN 指南推荐，选择 AI 类药物来曲唑内分泌治疗（2013 年 3 月至 2015 年 10 月），共 32 个月，最佳疗效评价为 SD。针对骨转移癌，给予唑来膦酸抑制骨破坏治疗。

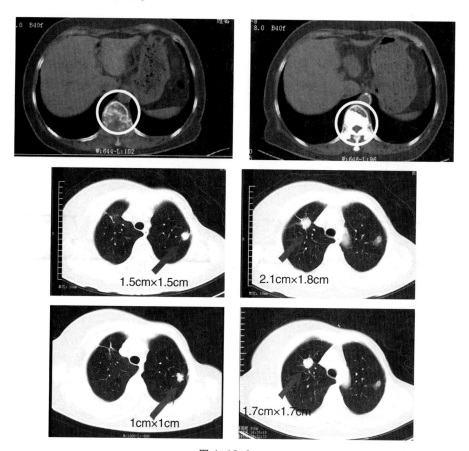

图 1-16-2

　　病情变化:2015 年 10 月,CT 显示:双肺多发结节,与之前片子相比,略增大,考虑转移瘤可能性大;部分胸腰椎骨质病变,考虑转移瘤;肝右叶低密度灶,对比前片为新发,考虑转移可能性大。上腹 MRI 显示:肝右叶结节灶,考虑转移可能性大;部分胸腰椎转移瘤可能性大;双肺上叶占位。行肝脏穿刺活检结果显示:肝组织内见少许低分化癌组织,癌组织较少,结合病史,倾向乳腺癌来源。免疫组化:癌细胞 ER(80% 强+)、PR(−)、HER-2(0)、Ki67 指数为 40%。

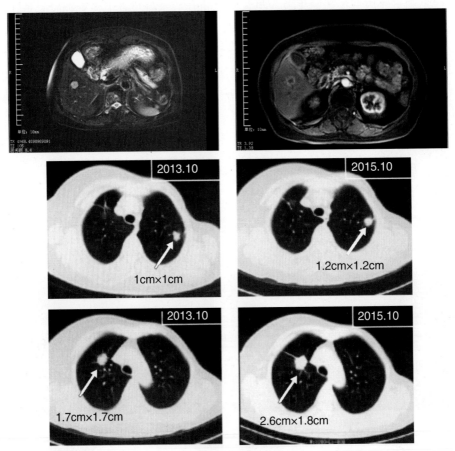

图 1-16-3

....

　　问题:如何进行下一步治疗?

　　放疗科专家点评:患者目前胸腰椎转移,但无骨相关不良事件发生,故目前治疗应以全身治疗为主,定期应用双膦酸盐类药物,暂不考虑局部放疗。

　　乳腺内科专家点评:经与影像科、病理科讨论,患者诊断为晚期乳腺癌,新发肝转移,根据肝转移穿刺病理免疫组化显示,与原发灶相类似,属于 Luminal 型。NCCN 指南及专家共识均推荐,对于晚期乳腺癌的治疗,晚期一线内分泌治疗 TTP 时间长达 32 个月,因而二线治疗选择内分泌治疗。Global CONFIRM[8]及 China CONFIRM[9]证实,在经内分泌治疗(分别有 45%和 42.5%的患者为 AI 治疗后)的绝经后 HR+乳腺癌患者中, 氟维司群 500mg 的疗效优于氟维司群 250mg,并且 OS 具有统计学差异。Effect 研究[10]证实,氟维司群 250mg 和依西美坦疗效相当。因而,晚期二线内分泌治疗建议选择氟维司群 500mg。

　　二线治疗：患者一线内分泌治疗的 TTP 为 32 个月，说明患者对内分泌治疗敏感。2.5 年后，患者在体检中发现肝脏单发转移病灶，病理证实为乳腺癌肝转移，提示疾病进展。结合患者是无症状的肝转移，既往内分泌治疗敏感，肿瘤负荷较小，适合连续的内分泌治疗，因此二线治疗选择氟维司群内分泌治疗（2015 年 10 月至 2017 年 3 月，共 18 个月）。肝肺转移病灶均稳定，骨转移病灶由溶骨转为成骨的改变，总体治疗评价为 SD。

　　病情变化：2017 年 3 月，患者复查上腹增强 MRI 提示肝内病灶较前增大，而且肝左叶出现一个新发病灶。此时，双肺转移病灶及骨转移病灶稳定，病情再次出现进展。

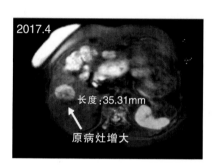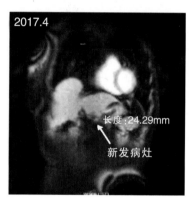

图 1-16-4

　　问题：如何进行下一步治疗？

　　肝胆外科专家点评：患者目前肝转移病灶为两处，全身治疗后，出现病灶进展。但肿瘤负荷相对小，可以针对寡转移病灶行局部治疗。另外，姑息手术切除或选择损伤较小的射频消融术都是可以考虑的治疗手段。

　　乳腺内科专家点评：患者晚期一线内分泌治疗的 TTP 时间长达 32 个月，二线治疗选择内分泌治疗的 TTP 时间也达到 18 个月，可以看出患者属于内分泌治疗敏感型，真正能从内分泌治疗中获益。再次出现病情进展时，其肿瘤负荷不大，属于无症状的内脏转移，三线 治疗仍然可以考虑内分泌治疗。根据 2016 年的 ASCO 指南对于晚期乳腺癌内分泌治疗药物选择的建议，可以考虑既往没用应用过的内分泌治疗药物，包括 SAI 联合依维莫司，以及 CDK4/6 抑制剂联合 AI 的治疗，也可以考虑孕激素等不常用的内分泌治疗药物。目前，CDK4/6 抑制剂仍无法在国内获得，故不能作为治疗的选择。患者一线治疗选择了非甾体 AI 药物来曲唑，二线治疗应用氟维司群，因此建议三线治疗选择依西美坦联合依维莫司治疗。

经验教训

　　①患者为 Luminal 型，无病间期长，病情进展相对缓慢，优先且连续行内分泌治疗可带来生存获益，其晚期一线和二线内分泌治疗共 50 个月。②患者为 HR+，多发内脏转移，不过，即使包括肝转移，只要肝转移肿瘤负荷相对小，内分泌治疗同样也可带来生存获益。

要点总结

激素受体阳性 HER-2 阴性晚期乳腺癌患者的内分泌治疗的选择

尽管大部分患者会接受辅助治疗,但仍有 30%~40% 的患者会发展为转移性乳腺癌。转移性乳腺癌是不可治愈的, 主要的治疗目标是延长生存时间和保证生活质量。全球各大指南(NCCN、ASCO、ESMO、ABC 会议专家共识和《中国抗癌协会乳腺癌诊疗指南与规范》等诸多国内外指南)均推荐:内分泌治疗是激素受体阳性疾病的优选治疗方案,即使对于存在内脏转移的患者而言,除非存有对内分泌耐药的顾虑,或疾病需要快速缓解,则应优选内分泌治疗。而且内分泌治疗有着较好的耐受性,还可保证患者生活质量。所以,对于激素受体阳性的晚期乳腺癌患者,内分泌治疗应为首选的一线治疗方案。近年来,随着内分泌治疗耐药机制发现,内分泌治疗相关的靶向药物 (包括细胞周期蛋白依赖性激酶 CDK4/6 抑制剂, 以及 PI3K/AKT/mTOR 信号通路抑制剂),与内分泌联合治疗显示出较内分泌单药有更好的疗效,受到人们越来越多的关注,也更改了指南的推荐。但是,目前在中国仅上市了 mTOR 抑制剂。回顾内分泌单药作为一线内分泌治疗的相关研究,北美试验、TARGET 等研究[11]表明,AI 类药物相较于 TAM 作为一线内分泌治疗,可以显著延长无进展生存时间(PFS)3~4 个月。因为没有总生存期差异,也奠定了非甾体 AI 类药物作为晚期一线内分泌治疗标准治疗的地位。氟维司群作为雌激素受体的下调剂,具有独特的作用机制,与雌激素受体的亲和力较他莫昔芬提高了近百倍,并且能够降解雌激素受体,阻断肿瘤细胞的信号传导通路。一项 II 期的 FIRST 研究[12]比较氟维司群 500mg 和阿那曲唑在晚期乳腺癌一线内分泌治疗的研究, 结果表明氟维司群 500mg 可显著延长疾病进展时间(TTP)(23.1 个月比 13.1 个月),而且可以获得总生存的获益[8]。2016 年,ESMO 会议公布的一项 III 期临床试验 FALCON 研究入组人群, 均为既往未接受过内分泌治疗的患者,进一步证实了氟维司群相比阿那曲唑可显著改善 PFS(16.6 个月比 12.8 个月),特别是在无内脏转移的人群中的 PFS(22.3 个月比 13.8 个月)。目前,其总生存期(OS)数据仍在随访中[13]。由于 FALCON 研究的良好数据,FDA 在 2017 年 8 月批准了氟维司群用于既往未接受过内分泌治疗、绝经后、HR+ /HER-2 阴性、局部进展或转移性乳腺癌患者中的适应证。2017 年,NCCN 指南更新氟维司群 500mg 为 1 类证据推荐。PI3K/AKT/mTOR 信号通路与乳腺癌细胞的侵袭生长、增殖及凋亡密切相关,此通路的异常活化也是导致内分泌治疗耐药的重要机制之一。依维莫司是针对该通路上 mTOR 为靶向的药物,但是在中国未获得晚期乳腺癌的适应证。一项 III 期 BOLERO-2 临床研究[14]针对既往非甾体 AI 类药物治疗失败的转移性乳腺癌患者,比较依维莫司联合依西美坦和依西美坦单药疗效, 结果显示联合组显著延长中位 PFS (6.9 个月比 2.8 个月)。在分层分析中,显示≥3 线治疗联合治疗组优势更加明显,结合该药物的机制说明依维莫司多用于乳腺癌内分泌治疗耐药的患者。并且该药的不良反应口腔炎、肺炎的发生率很高,对患者依从性产生的影响值得关注。因而结合我国国情,中国抗癌协会乳腺癌诊治指南与规范指出:对于没有接受过抗雌激素治疗或无复发时间较长(如辅助内分泌治疗结束后 1 年以上)的绝经后复发患者,氟维司群(500mg)或芳香化酶抑制剂都是合理选择,他莫昔芬也是可选治疗。在对于内分泌耐药机制研究中发现,ESR1 的获得性突变是使 AI 耐药的机制之一。研究发现,有 20%~50% 既往使用 AI 类药物治疗的 ER+ 晚期转移性乳腺癌患者会发生 ESR1 突变。在一项关于联合用药的 SoFEA 研究[15]入组人群为非甾体类 AI 耐药的患者，随机分为氟维司群 250mg 单药组、氟维司群 250mg 联合阿那曲唑组及依西美坦单药组,结果表明,联合组未能改善患者的 PFS 及 OS,但在伴有 ESR1 突变的亚组中,含氟维司群治疗组优于依西美坦,可带来 DFS 获益[11]。中国抗癌协会乳腺癌诊治指南与规范指出:芳香化酶抑制剂辅助治疗失败的绝经后患者,ER 下调剂氟维司群 500mg 或 ER 调节剂他莫昔芬和托瑞米芬都是合理选择;若前一类芳香化酶抑制剂停药后无复发间期较长,另一类芳香化酶抑制剂也是可选的。总之,对于 HR 阳性 HER-2 阴性的转移性乳腺癌患者选择内分泌治疗,既能更好地延长总生存期,还具有良好的耐受性,使其在乳腺癌的综合治疗中占据了重要的地位。但是,因耐药导致的疾病进展,仍是临床上的难点之一。相信随着对乳腺癌分子表达谱的深入探索，相关信号通路和药物的发现，未来可以更精准地选择合适人群给予最佳治疗方案,达到最优的治疗效果。

（宋晨　李曼　大连医科大学第二附属医院）

参考文献

[1] EBCTCG. Lancet 2011;378:771-784.

[2] Cuzick J et al. Lancet Oncology 2010;11:1135-1141.

[3] Cuzick J,Sestak I,Baum M,et al. Effect of anastrozole and tamoxifen as adjuvant treatment for early-stage breast cancer:10-year analysis of the ATAC trial[J]. The lancet oncology,2010,11(12):1135-1141.

[4] Regan MM,Patrick Neven,et al. Assessment of letrozole and tamoxifen alone and in sequence for postmenopausal women with steroid hormone receptor-positive breast cancer:the BIG 1-98 randomised clinical trial at 8-1 years median follow-up [J]. Lancet Oncol,2011,12:1101-1108.

[5] Cardoso F,et al. Ann Oncol. 2017 Jan 1;28(1):16-33.

[6] NCCN Clinical Practice Guideline in Oncology Breast Cancer V3 2017.

[7] 中国抗癌协会乳腺癌专业委员会. 中国抗癌协会乳腺癌诊治指南与规范(2017).

[8] Di Leo A,Jerusalem G,Petruzelka L,et al. Final overall survival:fulvestrant 500mg vs 250mg in the randomized CONFIRM trial[J]. Journal of the National Cancer Institute,2013:337.

[9] Zhang Q,Shao Z,Jiang Z,et al. Fulvestrant 500mg vs 250mg in postmenopausal women with estrogen receptor-positive advanced breast cancer:a randomized,double-blind registrational trial in China. Oncotarget. 2016 Jun.

[10] Chia et al. J Clin Oncol 2008. Published Ahead of Print as 10.1200/JCO.2007.13.5822

[11] Nabholtz J M,Buzdar A,Pollak M,et al. Anastrozole is superior to tamoxifen as first-line therapy for advanced breast cancer in postmenopausal women:results of a North American multicenter randomized trial [J]. Jf Clin Oncol,2000,18(22):3758-3767.

[12] Robertson Jf,Lindemann IP,et al. Fulvestrant 500mg versus anastrozole1 mg for the first-line treatment of advanced breast cancer:follow-up analysis from the randomized FIRST study [J]. Breast Cancer Res Treat,2012,136(2),:503-511.

[13] Robertson JFR,Bondarenko IM,Trishkina E,et al. Fulvestrant 500mg versusanastrozole 1mg for hormone receptor-positive advanced breast cancer(FALCON):an international,randomized,double-blind,phase 3 trial[J]. Lancet,2016,388(10063):2997-3005.

[14] Yardley DA, Noguchi S, Pritchard K I, et al. Everolimus plus exemestane in postmenopausal patients with HR+ breast cancer: BOLERO-2 final progression-free survival analysis[J]. Advances in therapy, 2013, 30(10): 870-884.

[15] Fribbens C, OLeary B, Kilburn L, et al. Plasma ESRI mutations and the treatment of estrogen receptor-positive advanced breast cancer[J]. J Clin Oncol, 2016, 34(25): 2961-2968.

病例 17：密集化疗方案不良反应的全方位管理

★病史简介

病历：患者，女性，54 岁（1963 年 8 月），绝经年龄为 50 岁。

既往：24 岁结婚，孕 3 流 2 产 1，无肿瘤家族史，无高血压、糖尿病、心脏病病史。

2014 年 2 月 10 日，因"发现右乳肿物 1 周"行乳腺超声：右乳实性占位伴钙化（BI-RADS 5 类），位于右乳 7 点钟方向，大小为 24mm×15mm；右腋下多发淋巴结肿大，较大的为 11mm×8mm，边界清晰，皮髓质分界欠清，未见明显血流信号。

乳腺 MRI 显示：右乳占位、右腋前淋巴结肿大、双侧乳腺增生伴钙化；BI-RADS 评估分类：R：5，L：2（见图 1-17-1）。临床分期：cT2N2M0-ⅢA 期。

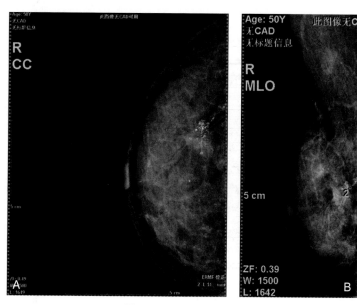

图 1-17-1　乳腺 MRI。

图 1-17-1A：双侧乳腺实质呈不均匀片状密度增高，以中央区及外上象限为主；右乳外上象限可见一稍高密度肿块，大小为 12mm×19mm，边缘毛糙见毛刺，其内及邻近见较密集分布细颗粒状钙化，邻近血管增粗，以及皮肤增厚、内陷；双乳另有散在颗粒状钙化，未见肿块、钙化及增粗血管；双侧乳头无内陷，皮肤及皮下脂肪层清晰。图 1-17-1B：右腋前淋巴结肿大，长径约为 11mm，左侧腋前未见增大淋巴结。

2014 年 2 月 13 日，在我院外科行"右乳癌改良根治术"，肿物大小为 2cm×1.8cm×1.5cm。术后病理：右乳浸润性导管癌Ⅱ级，伴浸润性微乳头状癌，腋下淋巴结 8/11（+）。免疫组化：ER（+），阳性细胞约占 90%，染色强；PR（+），阳性细胞约占 1%，染色弱；HER-2（1+）、Ki67 约为 20%、P53（-）、CK5/6（-）、E-cadherin（+）。病理分期：pT1N2M0-ⅢA 期。

辅助治疗：2014 年 3 月 10 日，行剂量密集的 AC-P 方案化疗 8 个周期。患者体表面积为

1.50m²，表柔比星 150mg(100mg/m²)，每天 1 次，静脉给药；环磷酰胺 900mg(600mg/m²)，每天 1 次，静脉给药。第 1 个周期后，出现Ⅳ度粒细胞减少伴发热 38℃，第 2 个周期减量至表柔比星 130mg(86.7mg/m²)，每天 1 次，静脉给药；环磷酰胺 900mg(600mg/m²)，每天 1 次，静脉给药。第 2 个周期后，再次出现Ⅳ度粒细胞减少伴发热 37.8℃，第 3 个周期减量至表柔比星 120mg(80mg/m²)，每天 1 次，静脉给药；环磷酰胺 900mg(600mg/m²)，每天 1 次，静脉给药。第 4 个周期剂量同第 3 个周期。第 5 个周期体表面积为 1.56m²，紫杉醇 270mg(173.1 mg/m²)，d1，静脉给药。第 5~8 个周期副反应能耐受，未予减量。

2014 年 7 月 30 日，行右胸壁+右锁上+右腋下三维适形放射治疗，放疗剂量 DT=57Gy(190 cGy/f×30f)。

2014 年 9 月，开始选用依西美坦 25mg，每天 1 次，口服，内分泌治疗。唑来膦酸 4mg(每 6 个月 1 次)至 2016 年 3 月。DFS：25 个月。

病情变化

2016 年 3 月 28 日复查 CT 提示：肝右叶囊肿，肝多发结节，有可能为转移瘤(图 1-17-2)。

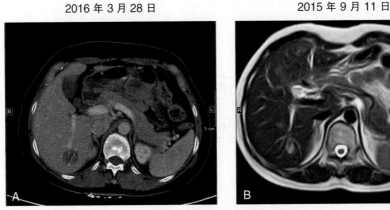

图 1-17-2　肝脏 CT 及 MRI。

图 1-17-2A：CT 显示肝内多发结节，增强后环形强化，大者位于 S6。与图 1-17-2B(2015

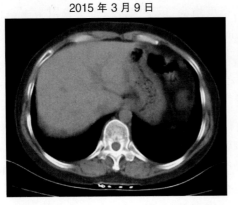
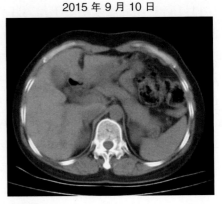

图 1-17-3　肝脏 CT。

年 9 月 11 日)的 MRI 相比,肝内见多个新发病灶,且病灶表现为环形强化,考虑转移瘤。

　　问题:如何进行诊断与治疗(诊断:右乳癌术后,肝转移)?

　　影像专家点评

　　复习以往 CT:2015 年 9 月 11 日的增强 MRI 显示肝 S7 结节,呈长 T1 长 T2 信号,增强后未见强化,与 2015 年 3 月 9 日的腹部 CT,以及 2015 年 9 月 10 日的腹部 CT 对比,无改变,考虑囊肿(图 1-17-3)。

　　2016 年 3 月 28 日的 CT 显示肝内多发结节,增强后环形强化,大者位于 S6,与 2015 年 9 月 11 日的 MRI 对比,肝内见多个新发病灶且病灶表现为环形强化,考虑转移瘤。

　　肝血管瘤:MRI 表现为圆形或分叶状,T1WI 略低信号、T2WI 高信号,CT 表现呈略低密度,增强后动脉期明显强化,或边缘结节、棉团样强化。延时后,强化向中心区填充。

　　肝转移瘤与肝细胞癌的鉴别:肝转移瘤的 MRI 表现为圆形、类圆形、不规则 T1WI 略低信号、T2WI 略高信号,信号不均匀,病灶内合并脂肪变,表现为病灶内见 T1WI 及 T2WI 高信号,合并出血 T1WI 呈片状高信号,T2WI 呈混杂略低、等信号,CT 呈等、略低、略高信号。增强后,肝细胞癌多数为肝动脉供血,表现为"快进快出",即动脉期明显强化,门静脉期及平衡期"廓清",强化减低,部分病灶边缘见假包膜,肝细胞癌多伴有肝硬化、AFP 的增高。因此,影像表现结合临床病史、实验室检查,有助于鉴别诊断。

　　病理专家点评

　　初次治疗之后,2014 年对右乳癌手术病理点评:

　　1.明确是否伴有微乳头状癌[表皮膜抗原(EMA)染色]。

　　2.明确微乳头状癌所占的比例,以及免疫组化 ER、PR、HER-2、Ki67 在微乳头状癌表达情况。

　　3.明确淋巴结转移癌组织病理类型(是普通浸润性导管癌还是以微乳头状癌为主)。

　　4.ER 呈 90% 强阳性表达,PR 呈+1% 弱表达,应重复进行 PR 的免疫组化,尤其是转移的淋巴结免疫组化。

　　肝胆外科专家点评:近年来,虽然肿瘤的整体治疗水平不断提高,但是乳腺癌肝转移(BCLM)的发病率及死亡率仍呈上升趋势。BCLM 患者如果不进行积极治疗,预后很差,中位生存期只有 4~8 个月。因此,乳腺癌一旦发生肝转移,临床医生需要采取积极有效的治疗手段,手术切除是治疗 BCLM 首选的治疗方式。2016 年,Grondona 等报道了 36 例手术切除 BCLM 患者,术前均进行了化疗,平均病灶数目为 1.8 个,伴随肝外转移占 22.2%,发现乳腺癌至肝转移时间为 44 个月。手术适应证为转移灶数目≤5 个、无肝外转移或者肝外转移控制良好者。术后并发症为 30.5%,术后中位总生存期为 55.2 个月,1 年、3 年、5 年生存率分别为 100%、84%、61.6%。因此,这类患者应进一步明确肝脏病灶的具体数目、位置、肝脏功能情况以及是否有肝外转移。如果符合手术指征,应建议行手术切除病灶。必要时,行术中超声定位肿瘤。

　　超声介入专家点评:建议肝脏病灶超声介导活检,明确病灶性质。同时,建议超声造影,明确肿瘤数目及肿瘤最大直径。如最大直径≤3cm,且有 3 个以内转移病灶,可进行完全消融;如转移病灶>3 个,局部消融可作为姑息性治疗或联合全身治疗的一部分。

　　放疗科专家点评:本例患者为右乳癌术后,术后病理腋窝淋巴结转移数达 8 个,局部复发风险较高,符合术后放疗适应证,规范的术后放疗剂量为 46~50Gy/23~25 次。目前,患者肝增强 CT 显示,多发肝转移瘤,一线治疗不考虑行放疗。因为对于多发、散在的肝转移瘤,行放射治疗对肝脏功能损伤较大。

乳腺内科专家点评:辅助化疗方案的选择。患者术后病理分期为 pT1N2M0-ⅢA,属于局晚期患者,淋巴结≥4 枚,属于高复发风险人群。根据 CALGB9741 研究:在标准 AC 方案中加入紫杉醇,与标准的 3 周给药方法相比,2 周剂量密集方案,患者的 DFS(HR=0.74,P=0.0072)与 OS(HR=0.69,P=0.014)显著提高。两者的 4 年 DFS 和 OS 分别为 75% 比 82% 与 90% 比 92%,结果提示剂量密集方案显著优于常规辅助治疗方案。本例患者选择剂量密集 AC-P 方案化疗 8 个周期非常正确,但因化疗副反应较重,从第 2 个周期开始减量,剂量不足可能会影响疗效。

经验教训

目前,一致认为局晚期患者应首选新辅助化疗,依据是 NSABP B-18 和 B-27 试验。NSABP B-18 试验的结果表明:蒽环类+环磷酰胺4 个周期新辅助化疗组与辅助化疗组相比,DFS 和 OS 差异无统计学意义。但新辅助化疗组接受保乳手术的比例较辅助化疗组提高了 8%(P=0.001),而且新辅助化疗中获得病理完全缓解(pCR)的预后优于非 pCR 患者。B-27 试验的结果表明:在 AC 的基础上加用 T 与单用 AC 比较,DFS 和 OS 差异无统计学意义,但是患者的 pCR 却从 13% 提高到 26%,临床完全缓解率(cCR)也从 40.1% 提高到 63.6%。B-27 试验同时也证实了获得 pCR 患者的预后优于非 pCR 患者。由以上两项经典试验可见,新辅助化疗虽不能提高患者的 DFS 和 OS,但可以增加患者的保乳率,提高 pCR 和 cCR。

辅助内分泌方案的选择:对于绝经后乳腺癌患者,ATAC、BIG1-98 及 TEAM 研究已经证实,5 年芳香化酶抑制剂(AI)的疗效明显优于 5 年他莫昔芬(TAM),因此,目前各大指南也将 5 年 AI 治疗作为绝经后乳腺癌患者的辅助内分泌治疗推荐方案。对于中高复发风险患者来说,也能从延长内分泌治疗中得到更多的获益,因此可结合临床病理因素、分子分型和肿瘤基因检测等指标对复发风险进行评估,对于中高危患者建议内分泌治疗 10 年。一般认为,年轻、淋巴结转移较多、肿瘤较大、组织学分级较高患者,具有更高的复发风险。目前,3 个 AI 疗效相似,但副作用方面,MA.27 研究证实依西美坦引起血脂升高、骨质疏松的概率更低。

ZO-FAST 研究证实,唑来膦酸初始使用可有效增加患者的骨密度,同时可有效降低 DFS 事件发生风险达 34%,尤其是对于绝经后 5 年以上的患者。因此,患者使用依西美坦期间,每 6 个月注射唑来膦酸 4mg 是合理的。

本例患者行依西美坦治疗 18 个月出现肝转移,考虑为内分泌原发耐药(辅助内分泌治疗 2 年之内出现疾病进展)。依维莫司为 mTOR 的选择性抑制剂,可以逆转内分泌耐药。TAMRAD 研究针对既往接受 AI 治疗的 HER-2 阴性的转移性乳腺癌患者,随机分为 TAM 组及 TAM+依维莫司组,结果 TAM+依维莫司组具有更高的临床获益率(61.1% 比 42.1%,P=0.045),且具有更长的肿瘤进展时间(TTP)(8.6 个月比 4.5 个月,*P*=0.0026)。

后续治疗(一线内分泌解救)

2016 年 4 月 1 日,开始口服依维莫司联合他莫昔芬治疗。

2016 年 4 月 11 日,患者于复旦大学附属肿瘤医院行肝穿刺活检,病理:腺癌,免疫组化符合乳腺癌转移。免疫组化:ER(+ 80%)、PR(+ 80%)、HER-2(-)、Ki67(+ 5%)。

2016 年 6 月、2016 年 8 月、2016 年 11 月、2017 年 3 月,复查上腹增强 CT,提示肝转移病灶持续缩小。2017 年 10 月复查上腹增强 CT,肝病灶消失,评价为 CR(图 1-17-4)。图 1-17-4 显示:治疗后的肝转移瘤逐渐缩小。

病情变化:2018 年 1 月 24 日,患者肝脏转移病灶增多,病情进展。PFS:22 个月。

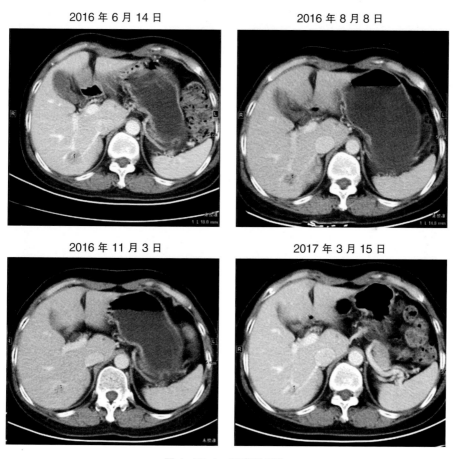

图 1-17-4　肝增强 CT。

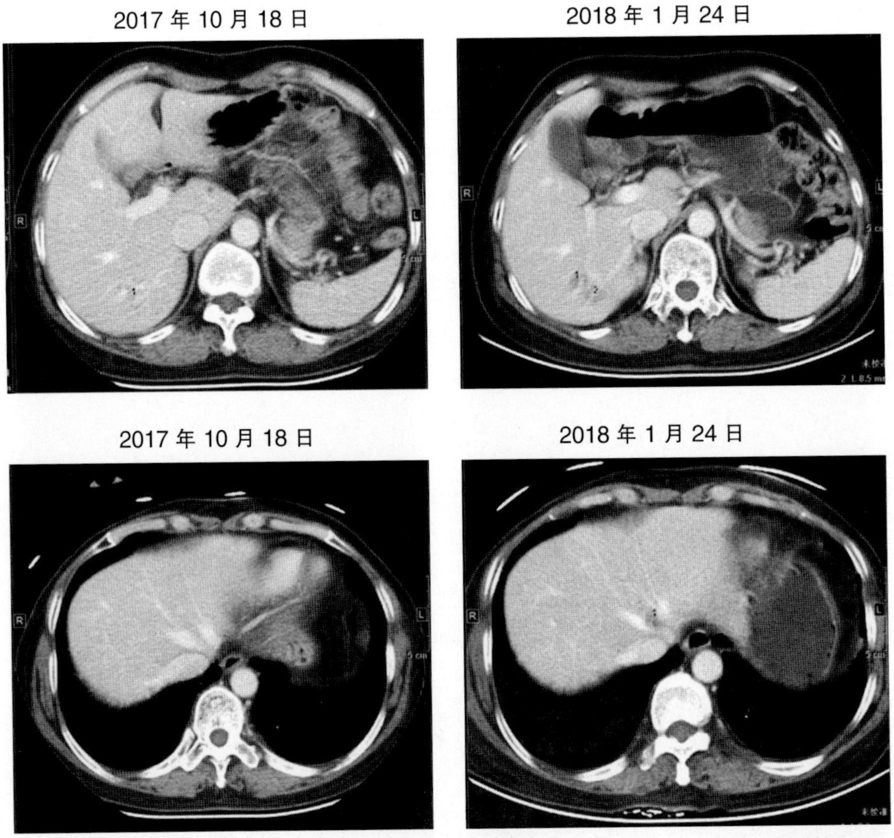

2017 年 10 月 18 日　　　　　　　　2018 年 1 月 24 日

2017 年 10 月 18 日　　　　　　　　2018 年 1 月 24 日

图 1-17-5　肝增强 CT。

图 1-17-5：肝 S6 病灶略增大，肝 S4 见新发病灶。

问题：如何进行下一步诊断与治疗（诊断：右乳癌术后，肝转移）？

影像专家点评

2016 年 6 月 14 日，CT 可见肝右后叶下段、上段、尾状叶各有一结节影，增强后动脉期未见明显强化，边界欠清晰，静脉期病灶显示较清晰，较大者位于肝右后叶下段，直径约为 19mm。与 2016 年 3 月 28 日的 CT 对比，病灶明显缩小，考虑肝多发转移瘤治疗后，病灶缩小。

2016 年 8 月 8 日的 CT 与 2016 年 6 月 14 日比较，增强扫描动脉期及静脉期与上次比较强化无著变，较大者病灶位于肝右后叶下段，略减小，直径约为 17mm，考虑转移瘤治疗后病灶缩小。

2016 年 11 月 3 日的 CT 可见肝右后叶下段、上段及尾状叶病灶，与 2016 年 8 月 8 日的 CT 比较，增强后的强化程度未见明显改变，较大病灶依然位于肝右后叶下段，直径约为 12mm，边界清晰程度减低，考虑转移瘤治疗后，评价为病情稳定（SD）。

2017 年 3 月 15 日的 CT 可见肝右后叶下段、上段、尾状叶病灶边界显示欠清晰，较大病灶直径未见明显改变，考虑转移瘤治疗后，评价为 SD。

2017 年 10 月 18 日的 CT 显示肝右后叶下段、上段、尾状叶病灶不清晰，考虑肝多发转移瘤治疗后，病灶消失，评价为 CR。

2018 年 1 月 24 日的 CT 显示肝右后叶下段、上段及尾状叶病灶体积略增大,而且左内叶出现新病灶。从强化程度较前增高、病灶增大及新病灶的出现来看,可排除其他肝内良性病变,考虑肝多发转移瘤,评价为疾病进展(PD)(图 1–17–5)。

肝胆外科专家点评:从目前的影像学检查结果可见,肝脏的左右半肝均有转移病灶并且位置较深,无法用手术解决。有资料表明,原发病灶 ER 阳性、肝转移病灶 ER 阳性和 Her-2 阳性,可能通过根治性切除或者射频消融(RFA)肝转移病灶获益。患者原发病灶 ER 阳性,建议对肝脏病灶进行活检,如果肝转移灶的 ER 阳性、Her-2 阳性,进行积极的 RFA 治疗或者手术切除可能有生存效益。因此,建议再行穿刺活检后,考虑行 RFA。

超声介入专家点评:建议超声造影,明确超声所能扫查到的肿瘤数目。如肿瘤数目为>3 个的多发转移病灶,局部消融可作为姑息性治疗或联合全身治疗的一部分。

乳腺内科专家点评:患者一线内分泌治疗为依维莫司+TAM,22 个月后疾病再次进展,属于继发性内分泌耐药。根据 NCCN 指南,二线治疗可再次尝试其他类别的内分泌药物,如氟维司群±CDK4/6 抑制剂。患者若出现有症状的内脏转移(内脏危象定义为:由症状、体征、实验室检查及疾病快速进展确认的数个脏器功能异常。内脏危象并非单纯指存在内脏转移,而指危重的内脏情况需快速、有效治疗而控制疾病进展,尤其指进展后就失去化疗机会的情况),则首选全身化疗。根据 NCCN 指南,可选择单药化疗,如卡培他滨、吉西他滨、长春瑞滨等,或联合化疗,如 XT 或 GT 等。JHQG 研究结果表明,GT 方案对比单药 T 方案,对于伴有内脏转移的晚期乳腺癌患者缓解率高 (41.4%比 26.2%,P=0.0002), 显著延长 OS (18.9 个月比 15.8 个月,P=0.0489)及 TTP(6.1 个月比 4 个月,P=0.0002)。

后续治疗:考虑到患者未严格遵医嘱内分泌治疗,暂不更改治疗方案,继续依维莫司+他莫昔芬内分泌治疗。目前,患者尚未返院复查。

要点总结

1.初诊 cT2N2M0-ⅢA 患者,应考虑新辅助治疗,如果是疗效 pCR 的患者,更能转换为 OS 获益。

2.临床工作者对化疗中的副反应给予高度重视,详细记录不良事件,包括中性粒细胞减少,尤其是伴发热或腹泻的患者。在下个周期化疗过程中,应及时处理,保证患者足量足疗程的治疗,才能使患者获得更长的 DFS 与 OS。

3.推荐针对转移灶的再活检,根据病理分型,综合病情 DFS 为 25 个月。辅助内分泌治疗为 18 个月时,出现肝转移。考虑患者应属于对内分泌不敏感型,一线选择内分泌解救方案时,要考虑能逆转内分泌耐药的靶向药物联合其他内分泌药。本例患者选择了依维莫司联合他莫昔芬,疾病缓解长达 22 个月,提高了患者的生存质量。据此,内分泌解救方案对于病程长、HR 高表达的患者,值得临床推广。

（庞慧　闫石　蔡莉　哈尔滨医科大学附属肿瘤医院）

病例1：胸壁复发早期外院误诊的转移性乳腺癌的治疗

★ 病史简介

病历：患者，女性，48岁，BSA为1.69m²。

病理：2014年12月，行右乳肿物切检，病理会诊：浸润性导管癌（右乳腺），非特殊型，组织学Ⅱ级，间质浸润淋巴细胞约占5%。免疫组化：ER（70%）、PR（10%）、HER-2（2+占20%，3+占10%）。FISH检测阳性、Ki67(40%)、P53(60%)、CK5/6<1%、EGFR<1%。

外科：2014年12月31日，行"右乳癌改良根治术"。

病理：术后病理，未见淋巴结转移。

辅助治疗：未行术后辅助化疗、放疗及内分泌治疗。

病情变化

病理：2016年9月，发现胸壁肿物，就诊于当地医院，考虑为肋软骨炎，未行特殊治疗。之后，肿物逐渐增大至5cm×5cm。2017年10月，行胸壁肿物穿刺，病理：前胸壁浸润性癌。我院病理会诊提示：右胸壁肿物低分化腺癌，符合浸润性导管癌，Ⅱ级，非特殊型，间质浸润淋巴细胞<5%。免疫组化：ER（>90%）、PR（1%）、HER-2（1+）、Ki67（90%）、p53（60%）、CK5/6<1%、EGFR<1%、CA153>90%、GATA3>90%、TTF1<1%、CA125<1%。DFS：35个月。

影像：2017年11月，行PET-CT显示：①右乳癌术后，右乳缺如，右前上胸壁近中线软组织肿物(5.4cm×3.9cm×4.8cm)，PET显示异常放射性核素浓聚，考虑为复发，第2前肋软骨及邻近右侧内乳区受累；②纵隔内右头臂静脉前、右内乳区多发结节，PET-CT显示异常放射性浓聚，考虑为淋巴结转移。

内科：2017年11月至2018年2月，我院行TCH方案[紫杉醇 255mg，每天1次+卡铂500mg，每天2次+赫赛汀500mg(首次)，后续为380mg]，化疗4个周期，疗效评价为PR。

....

问题：如何进行下一步治疗(诊断：浸润性导管癌分子分型为LuminalB-HER-2过表达型，胸壁复发，第2前肋软骨及邻近右侧内乳区受累，多发淋巴结转移)？

乳腺外科专家点评：患者出现胸壁肿物后，曾就诊于当地医院，考虑为肋软骨炎，容易出现误诊、漏诊，提醒临床医生在进行胸壁肿物的鉴别诊断时，应充分考虑到患者的既往乳腺癌病史，高度警惕局部复发可能，尽快完善影像学、病理学检查，以明确诊断。对于胸壁复发结节较大的患者，如有全身治疗指征，经全身治疗后结节缩小预计有切除可能者，先行全身治疗有助于增加局部治疗成功的可能性。建议患者继续接受全身治疗，根据疗效再来决定是否可行手术减瘤。若化疗疗效欠佳，则手术意义不大。

乳腺病理专家点评：结合转移部位与原发部位病理结果，尤其是相关免疫组化指标的对比，考虑胸壁肿物来源于乳腺可能性大。并且患者FISH检测报告中提示10%的细胞出现HER-2基因扩增，显示了乳腺癌的异质性，根据目前的诊断标准，可认为其为HER-2阳性，因而，可从抗HER-2治疗中获益。

2017年11月基线期PET-CT检查。

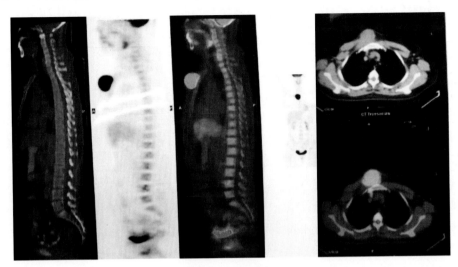

图 2-1-1 (见彩图)

2018年1月5日,化疗2个周期后,行胸CT,疗效评价:PR。

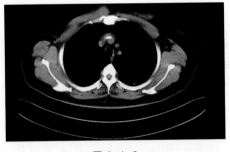

图 2-1-2

2018年2月23日,化疗4个周期后的胸CT疗效评价:PR缓解期。

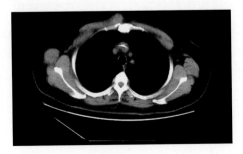

图 2-1-3

放疗专家点评：胸壁结节单纯手术切除后，再次复发率可高达60%~75%。放射治疗可显著降低再次复发率，是局部区域性复发患者综合治疗的主要手段之一。患者在化疗后取得较好疗效，肿瘤进一步缩小，在此基础上再行放疗使照射靶区相应减小，降低了放疗带来的副作用，同时进一步降低了复发风险。

乳腺内科专家点评：众多临床研究结果一致表明，辅助化疗后序贯或联合应用抗HER-2治疗（曲妥珠单抗治疗等），可明显提高患者的DFS和OS，降低复发风险52%，降低死亡风险33%。患者复发后的一线化疗结束后，可继续予曲妥珠单抗靶向维持治疗。若患者为激素受体阳性，卵巢功能抑制剂联合芳香化酶抑制剂或氟维司群等内分泌治疗，也可作为后续维持治疗选择。

解救治疗前后胸壁肿物外像比较。

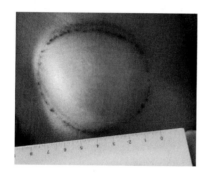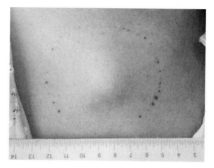

图 2-1-4（见彩图）

（任玉琳　佟仲生　天津市肿瘤医院）

病例2：激素受体阳性、HER-2阳性晚期乳腺癌的治疗

★病史简介

患者,女性,66岁,因"左侧乳头内陷半年,发现左乳肿块1个月",于2013年7月住入西安交通大学第一附属医院肿瘤外科。

既往: 患焦虑症十余年,平素口服劳拉西泮片、盐酸氯米帕明片加以控制,疗效尚可。

查体: 双侧乳房不对称,左侧乳头明显内陷,可见酒窝征及橘皮样变。左侧乳房外上象限可触及一大小为3cm×2cm的硬块,与周围组织分界不清,活动度差,无明显压痛,双侧腋窝淋巴结未触及。右乳未触及明显异常。

乳腺B超显示(2013年7月11日): 双侧乳腺腺体变薄,右侧乳腺实性小包块;左侧乳腺实性包块,多考虑乳腺Ca;双侧腋下所见低回声结节为淋巴结。

胸部CT显示(2013年7月15日): ①右肺下叶肺大泡;②左侧乳腺内见软组织肿块影,考虑乳腺癌。

上腹部增强CT显示(2013年7月11日): 多发肝囊肿,右肾囊肿。

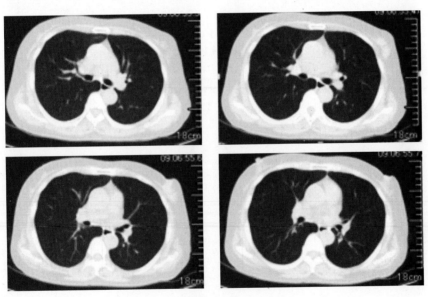

图 2-2-1

2013年7月16日,行"左乳癌改良根治术",手术顺利,术后病理提示:"左"乳腺非特异性浸润癌Ⅲ级,肿块大小为1.8cm×1.5cm×1cm,同侧腋窝淋巴结(10/11枚),以及另送"腋窝"淋巴结(2/2枚),冷冻活检有癌转移。免疫标记:ER(+++)、PR(−)、HER-2(3+)、CK5/6(−)、P53(+5%)、Ki67(+3%)、P120(+)、Ecad(+)。术后分期为PT1N3M0 ⅢC期。

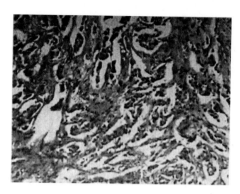

图 2-2-2（见彩图）

....

问题：如何进行下一步治疗？

肿瘤内科专家赵晓艾点评：患者的术后病理分期为PT1N3M0 ⅢC期，分子分型为Luminal B型(Her-2阳性)，术后复发风险为高度(同侧腋窝淋巴结(10/11枚)，以及另送"腋窝"淋巴结(2/2枚)，冷冻活检有癌转移，HER-2基因过度表达，具有术后辅助治疗指征，而且应包括辅助化疗、靶向治疗及辅助内分泌治疗。关于辅助化疗方案，目前蒽环类和紫杉类依然是乳腺癌最基本的药物。患者HER-2基因过度表达，应联合曲妥珠单抗靶向治疗，并予以芳香化酶抑制剂内分泌治疗。

肿瘤放疗科专家宋丽萍点评：浸润性乳腺癌治疗中，T1-T2伴腋窝淋巴结转移≥4枚者，术后放疗的指征已取得广泛共识。患者术后病理分期为PT1N3M0 ⅢC期，同侧腋窝淋巴结(10/11枚)，以及另送"腋窝"淋巴结(2/2枚)，冷冻活检有癌转移，应进一步行术后辅助放疗。

术后于2013年8月8日开始行TE方案化疗，具体为：多西他赛105mg(每天1次)+表柔比星105mg(每天1次)，胃肠道反应Ⅰ度，骨髓抑制Ⅳ度。第2个周期调整剂量：多西他赛100mg(每天1次)+表柔比星100mg(每天1次)，胃肠反应度Ⅰ度，骨髓抑制度Ⅲ度。因骨髓抑制，2013年9月23日起调整方案为EC-TH，具体为：表柔比星90mg(每天1次)+环磷酰胺860mg(每天1次)×2个周期，曲妥珠单抗(首次8mg/kg，之后6mg/kg)+多西他赛100mg(6mg/kg)×4个周期，胃肠反应度Ⅰ度，骨髓抑制度Ⅱ度。2个周期、8个周期化疗后复查病情是否稳定。

2014年1月20日开始行局部放疗，胸壁切线野4MV-X放疗，DT40Gy/20f；腋锁野4MV-X线，总Dm4000cGy/20f；引流口6MeV-β线，Dm4000cGy/20f；腋后野补量至DT50Gy；锁骨上应用6Mev-β线推量至总Dm5000cGy。同期给予曲妥珠单抗治疗。放疗后，继续曲妥珠单抗靶向治疗满1年，同时口服阿那曲唑内分泌治疗。

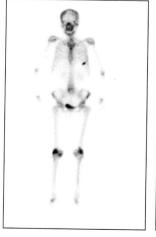
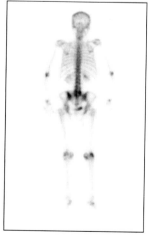

图 2-2-3

2016年2月,无明显诱因出现左侧胸部、腰部疼痛不适。2016年3月8日,行全身骨显像显示:左6前肋及腰5椎体骨代谢增高,考虑转移瘤可能,需要密切观察。

目前诊断:①乳腺癌 Ⅳ期;②骨转移。

....

问题:如何进行下一步治疗?

肿瘤内科专家赵晓艾点评:目前,氟维司群已成为激素受体阳性的转移性乳腺癌的一线治疗方案。患者"左"乳腺非特异性浸润癌 PT1N3M0 ⅢC期,术后2×TE,6×EC-TH化疗后,放疗后,内分泌治疗(瑞宁得)后2年进展,且为单纯的骨转移,无内脏转移,单药内分泌治疗特别是氟维司群是足够的。

2016年3月11日,开始予以氟维司群+曲妥珠单抗治疗,2016年7月26日,停用曲妥珠单抗。这期间定期复查,病情稳定。

2017年9月28日,CT肋骨三维重建:①左侧第6肋骨前段成骨性骨质破坏,所示诸骨骨质疏松;②右肺中叶纤维索条影,两肺多发小肺大疱,双侧局部胸膜增厚。

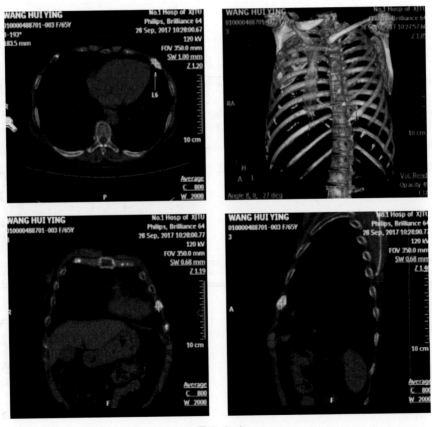

图 2-2-4

2018年5月11日的CT肋骨三维重建:①左侧第6肋骨骨质破坏,考虑转移;②右侧第3、4前肋,左侧第10、11后肋骨皮质不规则,考虑陈旧性骨折可能,并且结合临床;③所扫诸骨都骨质疏松。

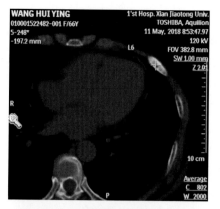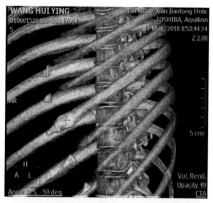
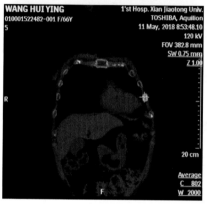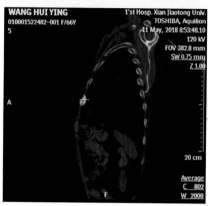

图 2-2-5

经验教训

目前,共识建议,HR阳性/HER-2阳性乳腺癌术前应行新辅助治疗。pCR对于HR阳性/HER-2阳性患者并不能很好地预测预后,并且预后受辅助内分泌治疗的影响,因此需要发掘相关的预测性生物标志物,进一步优化HR阳性/HER-2阳性乳腺癌的新辅助治疗策略。许多临床研究显示,抗HER-2联合内分泌治疗较单用内分泌治疗显著延长HR+/HER-2+晚期乳腺癌患者的PFS,并提高客观缓解率和临床获益率,但在总生存上并没有明显获益。在一线化疗的基础上,加上曲妥珠单抗靶向治疗却能够显著提高这部分患者的相对危险度(RR)、PFS和总生存期。化疗联合抗HER-2治疗的获益较内分泌联合抗HER-2治疗应该更大。

要点总结

1.HR阳性/HER-2 阳性乳腺癌患者新辅助治疗的指征及方案选择

针对HER-2 阳性乳腺癌患者,应进行新辅助靶向治疗,基本策略:建议考虑含曲妥珠单抗的方案,优先选择含紫杉类的方案,两者可以联合或序贯使用。可选策略:TH-AC 或 TCbH 方案。众多临床试验,如 MDACC、NOAH、TECHNO 研究等都表明,含曲妥珠单抗的联合方案能够显著提高 pCR 率。在 MDACC 研究中,联合曲妥珠单抗组的 pCR 率为 65.2%,显著高于单用化疗组的 26.3%,随访 3 年的 DFS 达到 100%,也显著高于对照组[1]。而 NOAH 研究[2]表明,对于HER-2 阳性局部晚期乳腺癌患者,曲妥珠单抗联合 AT/T/CMF治疗方案能够显著提高pCR率(43%比23%),且5年随访的 PFS 和 OS 都有显著提高,从而确立了曲妥珠单抗的新辅助治疗地位。另一个抗 HER-2 的靶向药物帕妥珠单抗加入化疗中也可提高 pCR。多个临床研究证明,对于HER-2阳性乳腺癌患者,术前新辅助治疗达到pCR者,DFS和OS均优于同样治疗未达到pCR的患者。

临床前和部分临床证据提示,乳腺癌HER-2与雌激素信号通路之间存在治疗抵抗的相互作用机制。许多研究表明,HER-2阳性患者的抗HER-2疗效以及pCR的预后作用受HR状态的影响。针对HR阳性/HER-2阳性亚型乳腺癌新辅助治疗的一些新临床研究正在进行。Ⅱ期临床研究ADAPT[3]旨在比较T-DM1+AI或TAM(A组)、T-DM1(B组)、曲妥珠单抗+AI或TAM(C组)在新辅助治疗中的疗效,中期分析数据显示:3组的病理完全缓解率分别为40.5%、45.8%和6.7%,A或B组与C组之间的差异具有统计学意义,但A、B组之间的差异不大。探索性分析发现,绝经前患者在T-DM1中加入内分泌治疗是有获益的,而绝经后患者则未显示出获益,但目前的数据尚不成熟,需最终数据证实。另一个Ⅱ期临床研究PER-ELISA将探讨曲妥珠单抗联合帕妥珠单抗联合来曲唑新辅助治疗HR阳性/HER-2阳性早期乳腺癌的疗效 (NCT02411344)。随机Ⅲ临床研究NSABP-B52将比较多西他赛+曲妥珠单抗+卡铂+帕妥珠单抗联合或不联合内分泌新辅助治疗HR阳性/HER-2阳性乳腺癌的疗效,并探究可能的作用机制。对于HR阳性/HER-2阳性患者,pCR并不能很好地预测预后,并且预后受辅助内分泌治疗的影响。因此,需要发掘相关的预测性生物标志物,进一步优化HR阳性/HER-2阳性乳腺癌的新辅助治疗策略。

2.HR阳性/HER-2 阳性乳腺癌患者一线治疗方案选择

HER-2阳性、激素受体阳性的复发转移乳腺癌患者优先考虑曲妥珠单抗联合化疗,部分不适合化疗或者疾病进展缓慢的患者可以考虑联合内分泌治疗:在抗HER-2靶向治疗基础上联合芳香化酶抑制剂[4]。TAnDEM研究[5]显示,曲妥珠单抗+阿那曲唑对比单独阿那曲唑一线治疗HR阳性、HER-2阳性晚期乳腺癌患者,客观缓解率(20%比7%,$P=0.018$)及PFS(4.8个月比2.4个月,$P=0.0016$)均显著提高,OS并未有明显获益(28.5个月比23.5个月,$P=0.325$)。EGF30008研究[6]显示,"拉帕替尼+来曲唑"较来曲唑单药一线治疗HR阳性HER-2阳性晚期乳腺癌患者可显著提高PFS (8.2个月比3.0个月,$P=0.019$),但OS并未有明显获益 (33.3个月比32.3个月,$P=0.113$)。2017年,美国肿瘤学会(ASCO)会议上报道了一项"抗HER-2双靶+内分泌治疗"的研究[7],该研究旨在(新)辅助或晚期一线"曲妥珠单抗+化疗"进展后的HR阳性HER-2阳性晚期乳腺癌患者中,评估"曲妥珠单抗+拉帕替尼+AI"对比"曲妥珠单抗+AI"或"拉帕替尼+AI"的疗效。研究结果显示,抗HER-2双靶组患者的PFS显著优于曲妥珠单抗组(11个月比5.7个月,$P=0.0064$),OS的数据还未成熟。"曲妥珠单抗+拉帕替尼+AI""曲妥珠单抗+AI""拉帕替尼+AI"的ORR分别为32%、14%和19%。双靶治疗组增加的不良事件主要为:腹泻(69%、9%和51%)、皮疹(36%、2%和28%)、恶心(22%、9%和22%)和甲沟炎(30%、0%和15%)。另一项Ⅱ期临床研究PERTAIN[8]显示,与"曲妥珠单抗+AI"相比,"曲妥珠单抗+帕妥珠单抗+AI"一线治疗HR阳性HER-2阳性晚期乳腺癌能提供3.09个月的无进展生存期(PFS)改善,使患者疾病进展风险降低35%。

"抗HER-2双靶+AI"获得的PFS(18.89个月)非常理想,甚至可以媲美CLEOPATRA中"抗HER-2双靶+化疗"的联合,提示对于部分经选择的HR阳性HER-2阳性晚期乳腺癌患者,"双靶抗HER-2+内分泌药物"的联合模式可发挥强大的抗肿瘤作用,使部分患者免受化疗。德国开展的一项Ⅲ期临床试验(NCT02344472),进一步对抗HER-2联合内分泌治疗进行了研究。在双HER-2抑制剂基础上,其研究方向是比较化疗和内分泌治疗在HER-2/HR阳性转移性乳腺癌中的应用。预计2021年9月才能完成,结果令人期待。

(张咪　董丹凤　西安交通大学第一附属医院)

参考文献

[1]　Buzdar AU,et al. Significantly higher pathologic completeremission rate after neoadjuvant chemotherapy with trastuzumab,paclitaxel,and epirubicin chemotherapy:results of a randomized trial in human epidermal growth factor 2-positive operable breast cancer. J Clin Oncol,2005,23:3676-3685.

[2]　Gianni L.,et al. Neoadjuvant chemotherapy with trastuzumab followed by adjuvant trastuzumab versus neoadjuvant chemotherapy alone,in patients with HER2-positive locally advanced breast cancer (the NOAH trial):a randomised controlled superiority trial with a parallel HER2-negative cohort. The Lancet,2010,375 (9712):377-384.

[3]　Nadia Harbeck,et al. De-Escalation Strategies in Human Epidermal Growth Factor Receptor 2(HER2)-Positive Early Breast Cancer(BC):Final Analysis of the West German Study Group Adjuvant Dynamic Marker-Adjusted Personalized Therapy Trial Optimizing Risk Assessment and Therapy Response Prediction in Early BC HER2-and Hormone Receptor-Positive Phase Ⅱ Randomized Trial-Efficacy,Safety,and Predictive Markers for 12 Weeks of Neoadjuvant Trastuzumab Emtansine With or Without Endocrine Therapy(ET)Versus Trastuzumab Plus ET. J Clin Oncol,2017 Sep,35(26):3046-3054.

[4]　江泽飞,邵志敏,徐兵河,等. 人表皮生长因子受体-2阳性乳腺癌临床诊疗专家共识(2016)[J]. 中华医学杂志,2016,96(14):1091-1096.

[5]　Kaufman B,et al. Trastuzumab plus anastrozole versus anastrozole alone for the treatment of postmenopausal women with human epidermal growth factor receptor 2-positive,hormone receptor-positive metastatic breast cancer:results from the randomized phase Ⅲ TAnDEM study[J]. J Clin Oncol,2009,27(33):5529-5537.

[6]　Johnston S,et al. Lapatinib combined with letrozole versus letrozole and placebo as first-line therapy for postmenopausal hormone receptor-positive metastatic breast cancer[J]. J Clin Oncol,2009,27(33):538-546.

[7]　Gardishar WJ,et al. Phase Ⅲ study of lapatinib(L)plus trastuzumab(T)and aromatase inhibitor(AI)vs T+AI vs L+AI in postmenopausal women(PMW)with HER2+,HR+ metastatic breast cancer(MBC):ALTERNATIVE. J Clin Oncol 35,2017(suppl;abstr 1004).

[8]　Silas Inman et al. Hormonal Therapy Effectively Added to Dual HER2-Blockade in Phase Ⅱ PERTAIN Study. Onclive.com.

病例3：晚期乳腺癌脑转移持续抗HER-2治疗

★病史简介

患者，女性，54岁（1961年），因"左乳包块"于2006年12月18日在我院普外科行左乳改良根治术。术后病理："左乳"非特异性浸润性导管癌Ⅱ级，肿块大小为1.9cm×1.2cm×1.8cm，手术四周切缘及基底均未见癌组织，同侧腋窝淋巴结（5/8枚）癌转移；免疫组化：ER（+）、PR（+）、HER-2（+++）、Ki67未检测。术后病理分期：ⅢA期（pT1N2M0），术后行TA方案全身化疗6个周期；左侧胸壁、锁骨上区、腋窝淋巴结引流区放疗；化疗结束后两周开始口服他莫昔芬内分泌治疗4年余。2011年12月，无明显诱因出现右上腹痛，呈钝痛，不向其他部位放射，无发热黄疸，无恶心呕吐。

婚育及月经史：23岁结婚，24岁生育1女；初潮年龄为14岁，绝经年龄为50岁。

既往史：个人史无特殊可记。

家族史：其妹患有乳腺癌。

入院查体：ECOG评分为1分，右上腹轻压痛，无反跳痛。

实验室检查：血、尿粪常规、肝肾功未见明显异常。性激素检测：促细胞生成素（FSH）及雌二醇（E2）均在绝经后水平。肿瘤标志物：CEA为4.96ng/mL↑，CA153为208.7U/mL↑。

影像学检查——基线评估

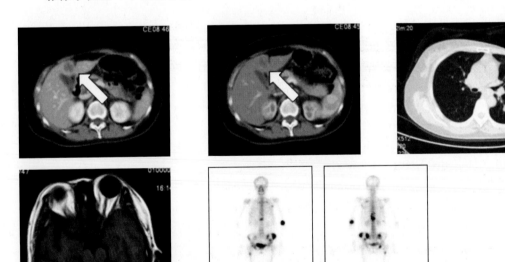

图 2-3-1

目前诊断：左乳浸润性导管癌Ⅳ期；肝转移、肺转移、骨转移。

问题：①是否进行化疗？②如需要化疗，化疗方案怎样选择？

影像科专家张毅力点评：胸部及上腹部CT显示，两肺可见散在多发大小不等结节影，边缘尚光整，左肺上叶下舌段可见一大小为6mm×10mm的不规则软组织块影，边缘欠光整，纵隔内可见肿大淋巴结影，考虑转移。肝脏形态大小正常，表面光滑，各叶比例正常，肝左叶内段可见一类圆形低密度灶，大小为23mm×30mm，病灶呈环形强化，符合转移性病灶征象。右叶前上段呈类圆形低密度影，边界清晰，强化不明显，CT值约为34HU，建议复查。骨扫描见脊柱、肋骨、骨盆、四肢骨多发。而散在不规则放射性核素异常浓聚增高，则提示全身多发骨转移瘤。

肿瘤内科专家赵晓艾点评：患者系乳腺癌Ⅳ期伴肝、肺、骨转移，ER（+）、PR（+）、HER-2（+++）。此次入院伴随明显内脏转移的症状，依据最新的《NCCN乳腺癌临床实践指南》应考虑化疗。曲妥珠单抗是HER-2阳性复发转移乳腺癌不可或缺的治疗。《NCCN乳腺癌临床实践指南》推荐，曲妥珠单抗联合紫杉醇为标准的一线治疗方案。考虑患者术后辅助化疗使用过紫杉醇，所以选择赫赛汀联合吉西他滨及顺铂作为其一线治疗方案。

★ 治疗过程

一线治疗：GP+H×6 周期（2011 年 12 月 9 日至 2012 年 4 月 21 日）。

吉西他滨	1000mg/m²	静脉活检	第 1、8 天
顺铂	25mg/m²	静脉活检	1~3 天
曲妥珠单抗	8mg/kg（首剂）	静脉活检	口服
6mg/kg（维持）	静脉活检	口服	
3 周×6 个周期			

同期行双膦酸盐药物治疗，伊班膦酸钠 4mg，静脉给药，3 周×4 个周期。

6 周期疗效评价——PR

1.右上腹疼痛明显减轻。

2.肿瘤标志物明显下降。

3.影像学变化。

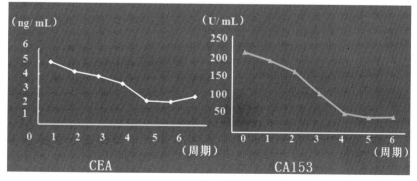

图 2-3-2

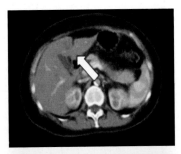
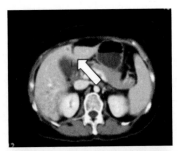
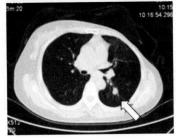
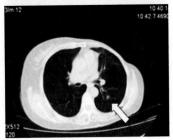

2011 年 12 月 12 日　　　　　　　　2012 年 5 月 14 日

图 2-3-3

不良反应

1.骨髓抑制Ⅱ~Ⅲ度(白细胞、血红蛋白减少)。

2.消化道反应Ⅲ度(恶心、食欲下降)。

3.超声心动示:EF未见明显下降。

问题:①是否维持治疗? ②如何制订维持治疗方案?

影像科专家张毅力点评:胸部及上腹部CT显示,左肺上叶条索影及小多发粟粒影,右肺叶多发微结节影,与之前对比变化不显著,左肺下叶背段小结节灶较前有缩小。肝脏形态大小正常,表面光滑,各叶比例正常,肝左叶内侧段较大低密度影动脉期明显强化,静脉期退出,符合转移征象。胸10及胸12椎体内斑片样致密影,有骨转移可能。

肿瘤内科专家赵晓艾点评:患者接受曲妥珠单抗联合化疗时,有效化疗应持续至少6~8个周期,同时取决于肿瘤疗效和患者对化疗的耐受程度。患者一线治疗6个周期后,疗效评价为PR,方案有效,但同时患者化疗的不良反应较显著。建议停止化疗,进行抗HER-2靶向治疗联合芳香化酶抑制剂内分泌治疗维持。依据TAnDEM研究:曲妥珠单抗与阿那曲唑联合可显著延长PFS[1],中位PFS为4.8个月。Clemens M等人的研究也表明[2]:曲妥珠单抗与阿那曲唑联合应用显著延长OS:联合用药组和阿那曲唑单药组分别为28.5个月和17.2个月(P=0.48)。综合考虑:①疾病稳定;②曲妥珠单抗治疗有效;③绝经状态,予以曲妥珠单抗与阿那曲唑联合治疗。

维持治疗方案:ANA+H(2012年5月16日至2013年1月19日)。

阿那曲唑	1mg	口服	1 天 1 次
曲妥珠单抗	6mg/kg	静脉给药	口服
3 周×10 个周期			

维持8周期疗效评价——SD

1.未诉有特殊不适。

2.肿瘤标志物继续下降。

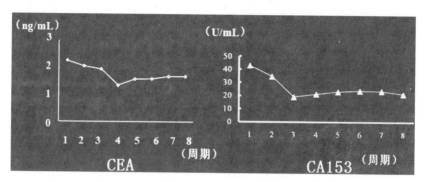

图 2-3-4

3.影像学变化。

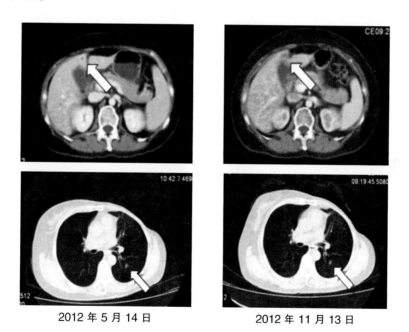

| 2012 年 5 月 14 日 | 2012 年 11 月 13 日 |

图 2-3-5

不良反应

1.未见明显骨髓抑制。

2.未见明显消化道反应。

3.超声心动提示:射血分数(EF)未见明显下降。

整体考虑治疗有效,可继续维持原方案。维持治疗10个周期后,患者出现视物模糊、头晕,查体未见阳性体征,肿瘤标志物有所上升。

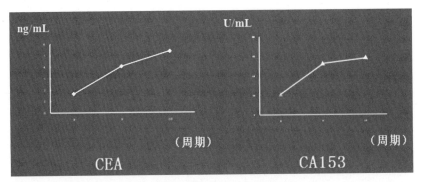

图 2-3-6

影像学变化。

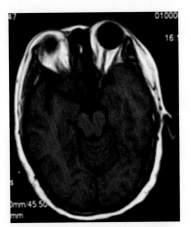

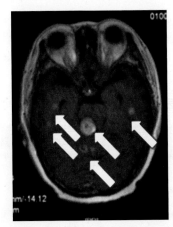

2011 年 12 月 12 日　　　　2013 年 1 月 21 日

图 2-3-7

疗效评价为颅内 PD。

....

问题：下一步治疗方案的选择？

肿瘤内科专家赵晓艾点评：阿那曲唑联合曲妥珠单抗治疗维持10个周期后，患者出现颅内转移症状，而且肿瘤标志物进行性升高。影像学检查，双侧大脑半球、小脑及脑干内可见多发大小不等类圆形病变，呈不规则环状强化，符合脑转移瘤。RegistHER研究结果强烈提示，对于HER-2阳性转移性乳腺癌患者，即使一线曲妥珠单抗治疗失败后，仍然可以在二线或三线化疗基础上继续联用曲妥珠单抗，这有助于降低疾病进展后的死亡危险，改善生存。依据GBG26研究[3]，曲妥珠单抗联合卡培他滨比曲妥珠单抗治疗组显著提高总缓解率，以及疾病进展时间。考虑到患者疾病进展，且有症状的脑转移，建议先行全脑放疗并联合替莫唑胺口服，之后，行曲妥珠单抗联合卡培他滨作为二线治疗方案。

肿瘤放疗科专家宋丽萍点评：患者乳腺癌Ⅳ期新发脑转移，ER(+)、PR(+)、HER-2(+++)。因HER-2阳性晚期乳腺癌患者发生脑转移预后差，而且该患者病变范围弥漫，建议行全脑放疗(40Gy/20f)，还可联合替莫唑胺口服治疗以提高疗效。

二线治疗方案：全脑放疗40Gy/20f（2013年1月21日至2013年2月25日）+替莫唑胺 75mg/m²口

服,每天1次。X+H(2013年3月18日至2013年11月11日)。

卡培他滨	1000mg/m²	口服,1天2次	1~14 天
曲妥珠单抗	6mg/kg	静脉给药	1 天
		3 周×10 个周期	

二线6个周期疗效评价——PD

1.视物模糊有所减轻,感觉乏力,以及右上腹疼痛。

2.肿瘤标志物下降。

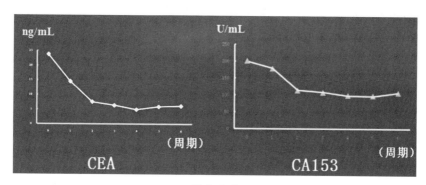

图 2-3-8

3.影像学变化。

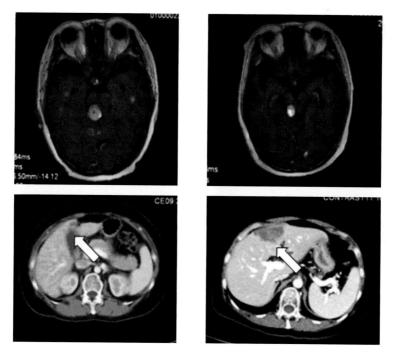

图 2-3-9

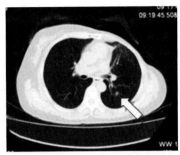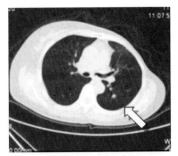

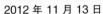

2012 年 11 月 13 日　　　　2013 年 11 月 7 日

图 2-3-9(续)

不良反应

1.骨髓抑制Ⅰ~Ⅱ度(白细胞、血红蛋白减少)。

2.消化道反应Ⅰ度(恶心、食欲下降)。

3.手足综合征Ⅰ度。

4. 超声心动提示:EF未见明显下降。

肿瘤内科专家赵晓艾点评:二线治疗6个周期后,患者病情进展,考虑出现曲妥珠继发耐药,依据EGF10051研究[4],建议选择拉帕替尼联合卡培他滨作为三线治疗方案。

三线治疗方案:X+L(2013年11月11日至2015年)。

卡培他滨	1000mg/m²	口服,1 天 2 次	1~14 天
拉帕替尼	1250mg	口服,1 天 2 次	1~21 天
3 周			

三线5个周期疗效评价——SD

1.视物模糊有所减轻,乏力及右上腹痛缓解。

2.肿瘤标志物下降。

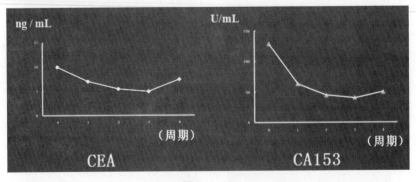

图 2-3-10

3.影像学变化。

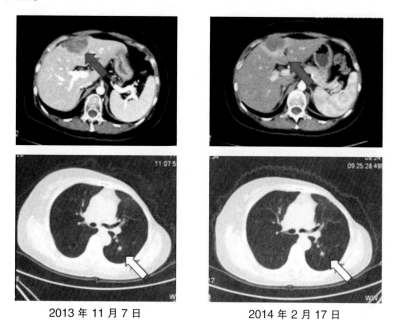

| 2013 年 11 月 7 日 | 2014 年 2 月 17 日 |

图 2-3-11

继续原方案三线治疗共16个周期,疗效评价——PD

1.视物模糊程度无明显变化,乏力及右上腹痛加重。

2.肿瘤标志物升高。

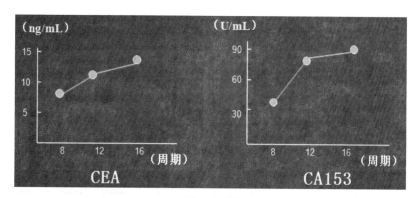

图 2-3-12

3.影像学变化。

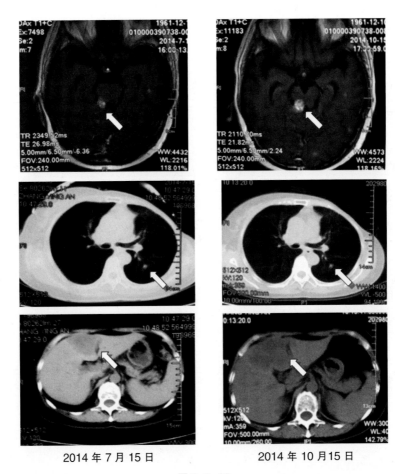

2014 年 7 月 15 日　　　　　2014 年 10 月 15 日

图 2-3-13

不良反应

1.骨髓抑制Ⅰ~Ⅱ度(白细胞、血红蛋白减少)。

2.消化道反应Ⅱ度(恶心、食欲下降)。

3.手足综合征Ⅰ度。

4.超声心动提示:EF未见明显下降。

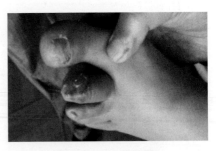

图 2-3-14 (见彩图)

经验教训

　　患者从初诊至出现远处转移的时间为60个月(2006年12月至2011年12月),从首次发现远处转移至脑转移的时间为13个月(2011年12月至2013年1月),从确诊脑转移至三线治疗进展的时间为21个月(2013年1月至2014年10月),总生存期长达9年。纵观患者治疗历程,验证了持续使用抗HER-2靶向治疗的价值和生存获益。

要点总结

1.HER-2阳性乳腺癌脑转移现状及治疗策略

尽管随着肿瘤治疗水平的不断提高，乳腺癌患者的全身疾病控制率和总生存期时间明显延长，但脑转移的发生率却逐步升高。以往文献报道：有症状的脑转移占全部乳腺癌患者的10%~16%，而经尸检证实的脑转移占30%[5]。HER-2阳性型乳腺癌发生脑转移的概率高达30%~50%，是HER-2阴性患者的2~4倍[6,7]，这部分患者的中位生存时间约为2年[8]。有研究提示，HER-2基因的高表达可使肿瘤细胞增殖、存活、抗凋亡能力增加，而迁移和浸润能力的增加，是乳腺癌发生脑转移的一个重要的危险因子[9,10]。HER-2阳性患者在治疗中，由于药物难以通过血–脑脊液屏障，致其脑转移的发生率增高并且预后较差，全脑放疗的中位生存期仅约为5个月[11]，所以抗HER-2阳性脑转移的治疗就成为棘手的问题。目前，HER-2阳性脑转移乳腺癌的治疗应当针对两个因素：①脑转移的局部治疗；②抗HER-2的全身治疗。

2.脑转移局部治疗策略的选择

2014年，《ASCO晚期HER-2阳性乳腺癌脑转移指南》指出，有条件的患者尽可能进行局部治疗，对于生存预后较好且只有一处脑转移的患者，建议手术及联合术后放疗，放疗包括SRS(立体定向放射手术)、WBRT(全脑放疗)±SRS、FSRT(分次立体定向放疗)。对于生存预后较好且转移范围有限(2~4处脑转移)的患者，如存在大病灶且伴随症状，建议手术切除+放疗；小病灶则采取SRS；大病灶建议WBRT、SRS、FSRT。对于病病变范围弥漫但预后较好的患者，可采用WBRT。对于预后较差的患者，建议WBRT、最佳支持疗法(BSC)及姑息治疗[12]。有研究表明[13]，脑部放疗后，血–脑脊液屏障通透性由22.1%增加到74.7%，提示放疗不仅可以直接杀死肿瘤细胞，同时可以明显开放血–脑脊液屏障。化疗药物可通过被开放的血–脑脊液屏障进入脑内，提高化疗疗效。替莫唑胺作为一种小分子且具有脂溶性的烷化剂，对血–脑脊液屏障具有很好的穿透性，其经口服具有100%生物利用度，而且进入中枢后能自发转换成为活性代谢物，并且给药方便，耐受性好，有直接杀伤肿瘤细胞和放射增敏作用，成为治疗脑转移瘤的理想药物[14]。国外研究结果也显示替莫唑胺单药治疗有效，联合放疗取得较高的客观有效率。Antonadou等的研究报道证实[15]，全脑放疗同步口服替莫唑胺治疗乳腺癌颅内转移，疗效明显优于单纯放疗，而且不良反应无明显增加。脑转移瘤患者在放疗联合替莫唑胺的治疗中获益。

3.抗HER-2全身治疗研究进展

从1998年曲妥珠单抗获得美国食品监督管理局(FDA)上市批准以来，无数HER-2阳性乳腺癌患者从中受益，曲妥珠单抗的价值与更广阔的应用前景正被一点一点地挖掘。HERA研究[16]发现，术后辅助治疗应用曲妥珠单抗能够延缓脑转移发生时间。Musolino等进行的一项回顾性研究[17]也证实了这一结果，研究对1458例临床Ⅰ~Ⅲ期浸润型乳腺癌患者随访分析，结果表明：HER-2阴性、HER-2阳性未接受曲妥珠单抗辅助治疗和HER-2阳性接受曲妥珠单抗辅助治疗患者发生脑转移事件的中位时间分别为19.8个月、10.3个月和20.3个月。曲妥珠单抗辅助治疗可显著延缓脑转移的发生，该治疗组患者出现脑转移的间隔时间与HER-2阴性患者基本相同。在曲妥珠单抗治疗脑转移的相关研究中，registHER通过多因素分析表明，曲妥珠单抗显著降低67%的脑转移后死亡风险[18],其对于脑转移后死亡风险的降低程度远超出其他治疗手段。《ABC2晚期HER-2阳性乳腺癌全身治疗的专家共识》指出,对于一线治疗方案的选择,HER-2阳性的MBC患者,无论既往接受过(辅助阶段)还是未接受过曲妥珠单抗,曲妥珠单抗联合化疗的PFS和OS均优于拉帕替尼联合化疗。2014年,《ASCO晚期HER-2阳性乳腺癌脑转移指南》建议,对于确诊脑转移时全身疾病尚未进展的患者,不应改变全身治疗。对于确诊脑转移时全身疾病发生进展的患者,应给予HER-2靶向治疗[12]。Mehta等人的研究表明[19],曲妥珠单抗能够特异性作用于脑转移灶HER-2靶点。在HER-2阳性MBC患者中,脑肿瘤部位的曲妥珠单抗是正常脑组织的18倍,其主要原因有以下几点:①脑肿瘤部位血-脑脊液屏障受损,通透性高于正常脑组织,促进曲妥珠单抗靶向转运;②脑肿瘤部位HER-2浓度高于正常组织,促进曲妥珠单抗靶向转运;③脑部血管IgG Fc受体表达高,促进曲妥珠单抗颅脑转运。

对于使用曲妥珠单抗进展的晚期HER-2阳性乳腺癌患者,持续抑制HER-2通路能够持续带来生存获益[4,20-22]。因此,一线曲妥珠单抗病情进展后,推荐二线继续使用抗HER-2靶向治疗。根据EGF100151研究和GBG26研究的结果[3,4],曲妥珠单抗进展后,患者可考虑的治疗策略有:选择拉帕替尼联合卡培他滨的治疗;或继续使用曲妥珠单抗,更换其他化疗药物[4,20]。对于无法耐受化疗的患者,EGF104900研究证实,拉帕替尼单药联合曲妥珠单抗治疗也是可行的策略[23]。拉帕替尼是一种双表皮生长因子受体(EGFR和HER-2)靶向酪氨酸激酶抑制剂,2007年3月获得美国FDA批准用于HER-2阳性的晚期乳腺癌。EMILIA研究证实,相对于拉帕替尼联合卡培他滨,单药T-DM1治疗有显著的PFS和OS获益[22],因此,该方案是国际上标准的抗HER-2二线治疗方案。T-DM1目前尚未在国内上市,但应鼓励患者进入临床研究,以取得最佳生存获益。

(赵安帝 董旭媛 赵晓艾　西安交通大学第一附属医院)

参考文献

[1] Kaufman B,Mackey JR,Clemens MR,et al.Trastuzumab plus anastrozole versus anastrozole alone for the treatment of postmenopausal women with human epidermal growth factor receptor 2-positive,hormone receptor-positive metastatic breast cancer:results from the randomized phase Ⅲ TAnDEM study.J Clin Oncol 2009;27: 5529-5537.DOI:10.1200/JCO.2008.20.6847.

[2] Clemens M,et al. Poster presented at ASCO BC Symposium 2007(Abstract 231).

[3] von Minckwitz G,Schwedler K,Schmidt M,et al.Trastuzumab beyond progression:overall survival analysis of the GBG 26/BIG 3-05 phase Ⅲ study in HER2-positive breast cancer.Eur J Cancer 2011;47:2273-2281. DOI:10.1016/j.ejca.2011.06.021.

[4] Cameron D,Casey M,Oliva C,et al.Lapatinib plus capecitabine in women with HER-2-positive advanced breast cancer:final survival analysis of a phase Ⅲ randomized trial.Oncologist 2010;15:924-934.DOI:10.1634/ theoncologist.2009-0181.

[5] Lin NU,Bellon JR.CNS metastases in breast cancer.J Clin Oncol 2004;22:3608-3617.DOI:10.1200/JCO. 2004.01.175.

[6] Tham YL,Sexton K,Kramer R,et al.Primary breast cancer phenotypes associated with propensity for central

问题：如何进行下一步治疗？

神经外科专家点评：手术治疗在乳腺癌脑转移的治疗中发挥重要作用，手术能通过切除转移瘤灶减轻占位效应，改善神经功能，提高生活质量，也是决定患者生存期长短的关键。需要注意的是，癌症患者脑内MRI增强的病灶有6%为脑内原发性肿瘤，5%可能为炎性病变。乳腺癌患者常有脑膜瘤高发的趋势，因此对某些病理性质不明的病变，手术切除病变以明确病理诊断对后续治疗至关重要。对于乳腺癌单发脑转移灶，手术切除为首选治疗方案。对于多发转移灶，如能手术全切可获得与单发转移灶相似的生存期。但该患者脑转移病灶分散在双侧小脑及整个脑膜多处，不能达到完全切除，并且患者疾病分期晚，已发生影响生存的骨髓转移。因此不建议手术治疗，可考虑局部放疗。

放疗科专家点评：全脑放疗（WBRT）适合于颅内多发转移、瘤体直径<3cm、不适合手术或立体定向放射外科治疗、颅内压增高不显著且一般情况尚可的患者。常用全脑放疗方案为30Gy/10次方案（每天3Gy，每周5天，共2周）。对可能长期生存的乳腺癌患者推荐使用40Gy/20次的分割放疗方案（每天2Gy，每周5天，共4周）。两者疗效相似，但40Gy/20次发生急性脑水肿的概率低，安全性较好。对于无明显脑水肿或脑干及周围转移的患者，应首选30Gy/10次方案。而该患者可采用30Gy/10次方案达到控制症状的治疗目的。但是仍需注意急性放射性不良反应，包括恶心、呕吐、脱发、失聪、急性喉哑、急性皮肤反应、嗜睡等，大多不良反应在治疗结束后消失。并且在放疗的同时，可考虑同步全身治疗。

乳腺内科专家点评：患者在辅助和晚期一线治疗一直未规范使用抗HER-2治疗，在初始曲妥珠单抗应用时，联合内分泌治疗PFS为2个月，考虑可能治疗强度不足，后续曲妥珠单抗联合单药紫杉醇治疗PFS 11个月，推测患者属于曲妥珠单抗继发耐药并非原发耐药。针对曲妥珠单抗耐药后的治疗策略，NCCN指南推荐首选T-DM$_1$，结合我国国情，T-DM$_1$不可及。拉帕替尼作为继曲妥珠单抗之后首个被FDA批准用于HER-2阳性靶点的药物，其临床前研究证实，对曲妥珠单抗耐药的肿瘤有效。多项临床试验显示，拉帕替尼联合卡培他滨对紫杉失败且曲妥珠单抗耐药的HER-2阳性转移性乳腺癌有效，并且不良反应可耐受。还可以选择拉帕替尼联合曲妥珠单抗双靶向等。此外，来那替尼作为一个不可逆转的pan-HER酪氨酸激酶抑制剂，国外曾有数据报道：在37名可分析的患者中，12个月总生存率为63%，18名女性（49%）的脑转移瘤缩小50%以上。目前考虑小分子酪氨酸激酶抑制剂（TKI）较大分子单抗更易透过血-脑脊液屏障，该患者建议换成拉帕替尼联合卡培他滨治疗。

后续治疗：2016年4月至2016年5月行全脑放射治疗，同时于2016年4月至2016年8月改为卡培他滨+拉帕替尼治疗。2个周期后，复查颅脑MRI提示，脑内大部分强化灶较前缩小。

病情变化：2016年8月复查MRI提示，脑内病灶较前增多增大。PFS为5个月。

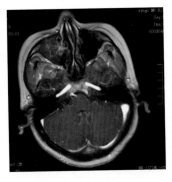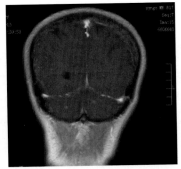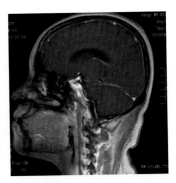

图 2-4-2

2016年8月复查MRI提示脑内病灶较前增多增大。

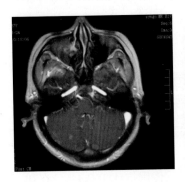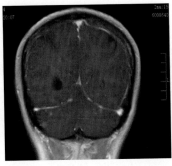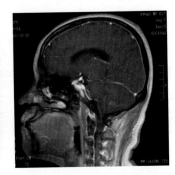

图 2-4-3

问题：如何进行下一步治疗？

乳腺内科专家点评：患者换用拉帕替尼+卡培他滨后，控制病情5个月，这与Ⅲ期临床试验中得到的3.7~5.5个月的中位PFS/TTP相符。目前，再次进展，建议患者应用T-DM₁或来那替尼治疗。

后续治疗及随访：患者2016年9月于北京307医院就诊求治，但未得到进一步治疗方案，很快出现血小板减少为主的三系减低，之后返回当地医院支持治疗，于2016年12月15日死亡。

经验教训

HER-2阳性型乳腺癌的抗HER-2应贯穿整个治疗的始终，对于其中的HR阳性患者应优先考虑曲妥珠单抗联合化疗，而部分不适合化疗或进展缓慢的患者，可考虑联合内分泌治疗。

要点总结

1.乳腺癌骨转移和骨髓转移的诊治

骨是乳腺癌最常见的转移部位，发生率为65%~75%[1]。常见转移部位有脊柱、肋骨等。骨痛、骨损伤、骨相关事件，包括病理性骨折、脊髓压迫、骨手术等，是乳腺癌骨转移的常见并发症[2]。

临床研究时,SRE定义为:骨痛加剧或出现新的骨痛、病理性骨折(椎体骨折、非椎体骨折)、椎体压缩或变形、脊髓压迫、骨放疗后症状(因骨痛或防治病理性骨折或脊髓压迫)及高钙血症。这些都是影响患者自主活动能力和生活质量的主要因素。在乳腺癌骨转移的临床诊断时,ECT可以作为初筛检查,X线、CT可以明确有无骨质破坏,MRI有助于了解骨转移对周围组织的影响尤其是脊柱稳定性,PET/CT的价值有待进一步研究,临床上各种诊断方法应该合理应用,必要时,应通过骨活检取得病理诊断。放射性核素扫描(ECT)是骨转移初筛诊断方法,确诊需应用MRI、CT、X线等影像手段,必要时,可行活检明确。其治疗目标是缓解疼痛,改善生活质量;预防和治疗骨相关事件;控制肿瘤进展,延长生存期。可选治疗方案,包括化疗、内分泌治疗、生物治疗、双磷酸盐治疗、手术治疗、放射治疗、镇痛、对症支持治疗等。原则上,疾病进展缓慢的激素反应性乳腺癌患者可首选内分泌治疗,疾病进展迅速的复发转移患者应首选化疗。由于单纯乳腺癌骨转移不合并内脏转移,患者生存期长,一般不采用化疗。由于内分泌治疗更适合长期用药,应尽量延长治疗时间,延长疾病控制时间。放疗是乳腺癌骨转移姑息治疗的有效方法。脊椎作为负重骨,骨转移并发病理性骨折的危险性约为30%。放疗的主要作用是减轻疼痛和减少病理性骨折风险。放射性核素治疗骨髓抑制发生率高,目前仅考虑应用于全身广泛性骨转移的患者。外科治疗包括骨损伤固定术、置换术等,作用在于加固病变骨骼,避免病理性骨折。其中经皮骨水泥注射是有效方法之一,即在影像设备引导下,将穿刺针刺到骨骼病变部位,注射一种高分子聚合物,即骨水泥,该疗法能够有效增加病变骨强度,防止病理性骨折的发生和发展,可迅速缓解疼痛,在一定程度上也能够抑制肿瘤生长。药物治疗方面,目前多采用双磷酸盐。其作用主要表现为抑制破骨细胞成熟、抑制成熟破骨细胞的功能、抑制破骨细胞在骨质吸收部位的聚集等[12]。对于乳腺癌骨转移患者,如果预计生存期≥3个月,且肌酐低于3.0mg/dL,在化疗和激素治疗的同时,应及时给予双磷酸盐治疗。复发转移性乳腺癌患者选择的全身治疗方案,要考虑患者肿瘤组织的激素受体状况[雌激素受体/孕激素受体(ER/PR)]、人表皮生长因子受体–2(HER-2)结果、年龄、月经状态以及疾病进展速度。原则上,疾病进展缓慢的激素反应性乳腺癌患者可以首选内分泌治疗,疾病进展迅速的复发转移患者应首选化疗,而HER-2过表达的患者应考虑含曲妥珠单抗和拉帕替尼等抗HER-2药物的治疗方案。由于乳腺癌骨转移本身一般不直接构成生命威胁,且不合并内脏转移的患者生存期相对较长,因此尽量避免不必要的联合化疗。而晚期乳腺癌患者,如治疗后疾病长期保持稳定,则应视为临床获益,因为病情持续稳定6个月以上的患者生存期与临床缓解(CR+PR)的患者相同。由于内分泌治疗更适合长期用药,可以尽量延长治疗用药时间,以便延长疾病控制时间。绝经后复发转移性乳腺癌的患者,TAM辅助治疗失败后,一线内分泌治疗的首选为第三代芳香化酶抑制剂(AI),包括阿那曲唑、来曲唑、依西美坦。而AI辅助治疗失败的患者可以选用氟维司群治疗,非甾体类AI治疗失败后可以换甾体类AI,或者甾体类AI联合依维莫司。绝经前患者可以选择化疗,但对于适合内分泌治疗的患者,选择内分泌治疗是优先的策略,与选用化疗相比,内分泌治疗的患者一旦获益疾病缓解时间长,患者生活质量更好。绝经前患者,在卵巢功能抑制基础上,可以采取绝经后患者的策略,即首选卵巢功能抑制联合AI。

2.HER-2阳性乳腺癌治疗原则

①医师应充分告知所有HER-2阳性复发转移乳腺癌患者,及时接受HER-2靶向治疗的获益及必要性。②尽管曲妥珠单抗单药治疗HER-2阳性复发转移乳腺癌有一定疗效,但更多临床研究显示,曲妥珠单抗与多种化疗药物具有协同增效作用,联合化疗效果更好。③蒽环类化疗药物治疗失败的HER-2阳性复发转移乳腺癌患者,首选曲妥珠单抗联合紫杉类药物作为一线方案。曲妥珠单抗联合紫杉醇加卡铂,比曲妥珠单抗联合紫杉醇疗效更好[5];曲妥珠单抗联合多西他赛加卡培他滨(HTX),比曲妥珠单抗联合多西他赛疗效更好[6]。④紫杉类化疗药物治疗失败的HER-2阳性乳腺癌患者,曲妥珠单抗也可以联合长春瑞滨、卡培他滨、吉西他滨等其他化疗药物[7,8,9]。⑤在曲妥珠单抗联合紫杉类药物的基础上,加用帕妥珠单抗可进一步延长患者生存[10]。NCCN指南推荐,帕妥珠单抗加曲妥珠单抗联合紫杉类药物是一线首选方案。但目前帕妥珠单抗尚未在国内批准上市,国内目前HER-2阳性转移性乳腺癌一线首选仍是曲妥珠单抗联合紫杉类(HT)为主的化疗,可在此基础上联合卡培他滨(HTX)。⑥HER-2阳性、雌激素受体(ER)和(或)孕激素受体(PR)阳性的复发转移乳腺癌患者,优先考虑曲妥珠单抗联合化疗;部分不适合化疗或进展缓慢的患者,如果考虑联合内分泌治疗,可在HER-2靶向治疗的基础上联合芳香化酶抑制剂治疗[11,12]。对于HER-2靶向治疗联合化疗达到疾病稳定的患者,化疗停止后,可考虑使用HER-2靶向治疗联合芳香化酶抑制剂维持治疗。⑦患者接受曲妥珠单抗联合化疗时,有效化疗应持续至少6~8个周期,同时取决于肿瘤疗效和患者对化疗的耐受程度。化疗停止后,可考虑曲妥珠单抗维持治疗。如患者获得完全缓解,HER-2靶向治疗持续时间应权衡治疗毒性、经济负担等情况,也可以在病情完全缓解后数年,部分患者暂停抗HER-2治疗。病情再度进展后,可恢复使用以前曾使用获益的抗HER-2药物治疗。⑧HER-2阳性晚期乳腺癌治疗过程中,出现脑转移,如果颅外病灶未进展,经有效的局部治疗后,可考虑继续使用原靶向治疗方案。曲妥珠单抗治疗病情仍然进展,推荐继续使用抗HER-2靶向治疗,目前可以选择以下治疗策略:①拉帕替尼联合卡培他滨。与卡培他滨单药相比,拉帕替尼联合卡培他滨显著延长至疾病进展时间[13],因此,拉帕替尼联合卡培他滨是曲妥珠单抗治疗病情进展后的可选方案之一。②继续使用曲妥珠单抗,更换其他化疗药物。临床前研究发现,持续应用曲妥珠单抗可有效抑制肿瘤增殖,一旦停药,肿瘤会迅速生长[14]。临床研究表明,曲妥珠单抗治疗进展后,继续抑制HER-2通路能够持续给患者带来生存获益。GBG26 Ⅲ期临床研究结果证实,曲妥珠单抗治疗疾病进展的转移性HER-2阳性乳腺癌,继续使用曲妥珠单抗联合卡培他滨客观缓解率(ORR)和至肿瘤进展时间(TTP)均优于单用卡培他滨[15]。Hermine研究分析了曲妥珠单抗一线治疗疾病进展后,继续使用曲妥珠单抗与停止使用相比,生存期显著延长[16],进一步肯定了持续使用曲妥珠单抗治疗的价值和生存获益。因此,HER-2阳性转移性乳腺癌患者使用曲妥珠单抗一线治疗出现疾病进展后,也可继续使用曲妥珠单抗,更改其他化疗药物。③拉帕替尼联合曲妥珠单抗:拉帕替尼联合曲妥珠单抗与单用拉帕替尼相比,显著延长无进展生存期(PFS)和总生存时间(OS)。对不能耐受化疗的患者,可以考虑双靶向非细胞毒药物的方案[17],但目前缺乏曲妥珠单抗联合拉帕替尼优于曲妥珠单抗联合化疗的证据。④T-DM1单药治疗:T-DM1单药治疗使用曲妥珠单抗治疗失败的HER-2阳性转移性乳腺癌患者,疗效优于拉帕替尼联合卡培他滨方案[18]。因此,T-DM1单药

治疗是国际上目前曲妥珠单抗治疗失败后的二线首选治疗方案。

（曹慧 孙涛　辽宁省肿瘤医院/中国医科大学附属肿瘤医院）

参考文献

[1] Davies,C;Pan,H;Godwin,J;et al.Long-term effects of continuing adjuvant tamoxifen to 10 years versus stopping at 5 years after diagnosis of oestrogen receptor-positive breast cancer:ATLAS,a randomised trial.[J]. Lancet.2013,381(9869):805−16 .

[2] Rea D;Handley K;Bowden SJ;et al.aTTom:Long-term effects of continuing adjuvant tamoxifen to 10 years versus stopping at 5 years in 6,953 women with early breast cancer.[J].J Clin Oncol.2013,31(18_suppl):5

[3] Ahmad,SM;Esmaeli,B;Metastatic tumors of the orbit and ocular adnexa.[J].Curr Opin Ophthalmol.2007,18 (5):405−13.

[4] Shinder,R;Al-Zubidi,N;Esmaeli,B;Survey of orbital tumors at a comprehensive cancer center in the United States.[J].Head Neck.2010,33(5):610−4.

[5] Amichetti M,Caffo O,Minatel E,et al. Ocular metastases from breast carcinoma:a multicentric retrospective study[J]. Oncol Rep,2000,7(4):761−5.

[6] Cho,HK;Park,SH;Shin,SY;Isolated optic nerve metastasis of breast cancer initially mimicking retrobulbar optic neuritis.[J].Eur J Ophthalmol.2010,21(4):513−5.

[7] 姜专基、张斌明等,三阴性乳腺癌眼部转移1例报告并治疗分析.甘肃医药,2013,12(1):959−960.

[8] Kanthan,GL;Jayamohan,J;Yip,D;et al.Management of metastatic carcinoma of the uveal tract:an evidence-based analysis.[J].Clin Experiment Ophthalmol.2007,35(6):553−65.

[9] Parker JS,Mullins M,Cheang MC,et al. Supervised risk predictor of breast cancer based on intrinsic subtypes [J]. J Clin Oncol,2009,27(8):1160−1167.

[10] Jensen JD,Knoop A,Ewertz M,et al. ER,HER2,and TOP2A expression in primary tumor,synchronous axillary nodes,and asynchronous metastases in breast cancer[J]. Breast Cancer Res Treat,2012,132(2):511−521.

[11] Lipton A,Leitzel K,Ali SM,et al. Serum HER-2/neu conversion to positive at the time of disease progression in patients with breast carcinoma on hormone therapy[J]. Cancer,2005,104(2):257−263.

[12] Karlsson E,Wilking UM,et al. Clinically used breast cancer markers such as estrogen receptor,progesterone receptor,and human epidermal growth factor receptor 2 are unstable throughout tumor progression [J]. J Clin Oncol,2012,30(21):2601−2608.

[13] Robertson Jf,Lindemann IP,et al. Fulvestrant 500mg versus anastrozole1 mg for the first-line treatment of advanced breast cancer:follow-up analysis from the randomized FIRST study [J]. Breast Cancer Res Treat, 2012,136(2),:503−511.

[14] Robertson JFR,Bondarenko IM,Trishkina E,et al. Fulvestrant 500mg versusanastrozole 1mg for hormone receptor-positive advanced breast cancer(FALCON):an international,randomized,double-blind,phase 3 trial[J]. Lancet,2016,388(10063):2997−3005.

[15] Fribbens C,OLeary B,Kilburn L,et al.Plasma ESRI mutations and the treatment of estrogen receptor-positive advanced breast cancer[J].J Clin Oncol,2016,34(25):2961−2968.

[16] Finn,RS;Crown,JP;Ettl,J;et al.Efficacy and safety of palbociclib in combination with letrozole as first-line

treatment of ER-positive,HER2-negative,advanced breast cancer:expanded analyses of subgroups from the randomized pivotal trial PALOMA-1/TRIO-18.[J].Breast Cancer Res.2016,18(1):67.

[17] Finn,RS;Martin,M;Rugo,HS;et al.Palbociclib and Letrozole in Advanced Breast Cancer.[J].N Engl J Med. 2016,375(20):1925-1936.

[18] Romero,D;Breast cancer:MONALEESA-2 and FALCON-PFS advantage.[J].Nat Rev Clin Oncol.2016,13(12): 717.

[19] Iwata,H;Im,SA;Masuda,N;et al.PALOMA-3:Phase Ⅲ Trial of Fulvestrant With or Without Palbociclib in Premenopausal and Postmenopausal Women With Hormone Receptor-Positive,Human Epidermal Growth Factor Receptor 2-Negative Metastatic Breast Cancer That Progressed on Prior Endocrine Therapy-Safety and Efficacy in Asian Patients.[J].J Glob Oncol,2017,3(4):259-303.

病例5：HER-2阳性晚期乳腺癌的治疗

★病史简介

患者，女性，64岁，2016年5月，因胸骨前肿物行CT显示：胸骨柄周围软组织肿块（5.1cm×3.3cm），并胸骨破坏。颈部超声显示：左锁骨上下区、左腋窝肿大淋巴结。左颈部淋巴结穿刺细胞学显示为腺癌。2016年6月就诊于我院，行超声显示：左乳腺实性结节（0.4cm×0.6cm，BI-RADS 4A级），左腋下肿大淋巴结（4.5cm×1.2cm），左颈部（Ⅳ区）肿大淋巴结（1.8cm×1.8cm）。ECT显示：胸骨柄和右侧胸锁关节核素浓聚，符合恶性病变骨转移影像表现。左乳肿物穿刺病理为倾向腺癌。左腋窝淋巴结穿刺活检显示为腺癌。免疫组化：ER（20%中等强阳）、PR（-）、HER-2（3+）、Ki67（20%）。

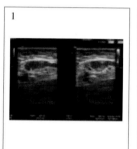
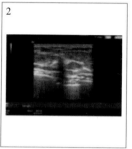

超声所见

双乳腺腺体层回声不均匀，可见片状低回声区，右乳未见占位性病变，未见异常血流信号。左乳腺9~10点钟位距乳头2.3cm处腺体层内见一低回声团块，大小为0.4cm×0.6cm，前缘见强回声，后方伴声影，边界清晰，形态不规则，未见血流信号。其近端可见导管扩张，后方伴声影，边界清晰，形态不规则，未见血流信号。

其近端可见导管扩张，内径为0.2cm，未见皮下水肿和皮肤增厚。

左腋下可见多个低回声，最大为4.5cm×1.2cm，边界清楚，皮质不对称增厚，淋巴门偏心，未见血流信号。

图 2-5-1

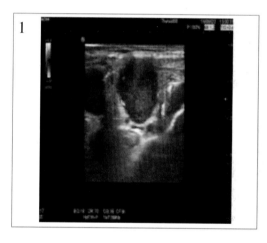

超声所见

右颈部Ⅳ区可见几个低回声，最大为1.2cm×0.7cm，边界清楚，淋巴门偏心，可见血流信号。

左颈部Ⅳ区可见多个低回声，最大为1.8cm×1.8cm，边界尚清，未见淋巴门，可见血流信号。

图 2-5-2

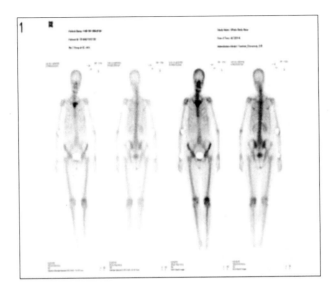

图 2-5-3

问题：患者的治疗方案如何制订？

乳腺内科专家点评：患者属于HER-2阳性、HR阳性初诊Ⅳ期乳腺癌，但患者PR为阴性，ER仅为20%阳性，HR表达率过低，难以从内分泌治疗中获益。因此，首选治疗方式应为化疗联合抗HER-2治疗为基础的全身治疗。在NCCN指南中推荐HER-2阳性晚期乳腺癌标准一线治疗为帕妥珠单抗、曲妥珠单抗双靶向联合紫杉类药物，但帕妥珠单抗在中国尚未上市，且曲妥珠单抗联合化疗的疗效和安全性优于拉帕替尼联合化疗，所以国内目前一线首选的方案仍是曲妥珠单抗联合紫杉类药物。其他可选的方案包括：曲妥珠单抗联合长春瑞滨、曲妥珠单抗联合卡培他滨和多西他赛、曲妥珠单抗联合卡培他滨、曲妥珠单抗联合紫杉醇和卡铂等。

初步治疗：多西他赛化疗联合曲妥珠单抗靶向治疗6个周期，同时选用唑来膦酸抑制骨转移治疗。

病情变化

1.乳腺肿物：无变化。

2.腋窝肿大淋巴结：消失。

3.颈部肿大淋巴结：缩小（1.5cm×1.8cm→0.9cm×0.6cm）。

4.胸骨转移：部分变为骨修复改变。

5.整体疗效评价：PR。

问题：如何进行下一步治疗？

乳腺内科专家点评：患者经过一线化疗联合曲妥珠单抗靶向治疗6个周期后，整体疗效评价达到PR，根据《中国晚期乳腺癌临床诊疗专家共识（2016年）》中的推荐，对于晚期HER-2阳性乳腺癌患者接受曲妥珠单抗联合化疗时，根据肿瘤疗效和患者对化疗的耐受程度，治疗应持续至少6~8个周期。抗HER-2治疗的最佳持续时间尚不明确，如果没有出现疾病进展或不可耐受毒性,曲妥珠单抗治疗可持续使用至疾病进展,激素受体阳性患者可以考虑曲妥珠单抗联合内分泌维持治疗。

乳腺外科专家点评:目前,对于晚期乳腺癌外科治疗的适应证尚未有公认的统一标准,但很多研究表明,生存期的改善和局部手术相关,但这仅局限于激素受体阳性或HER-2过表达的患者。一般来讲,在一线化疗后肿块退缩明显的患者,手术切除原发肿瘤后,更可能达到长期生存。因此,患者经过一线治疗之后,整体疗效达到PR的情况下,进一步治疗可以考虑手术切除。

后续治疗:和患者沟通后,下一步治疗改行卡培他滨维持化疗12个月。但因经济原因,曲妥珠单抗靶向治疗进行1年后终止。

病情变化

1.乳腺肿物:缩小(8mm×5mm→5mm×3mm)。

2.腋窝肿大淋巴结:消失。

3.颈部肿大淋巴结:缩小(0.9cm×0.6cm→0.49cm×0.37cm)。

4.胸骨转移:大部分变为骨修复改变。

5.整体疗效评价:PR。

问题:如何进行下一步治疗?

乳腺内科专家点评:患者经过一线化疗和维持治疗后,整体疗效评价达到持续PR,下一步治疗可以选择手术治疗。因为不管是原发灶还是转移灶,在全身治疗的某个时间点必然会出现耐药,从而导致新的转移灶的出现。患者是初诊Ⅳ期乳腺癌患者,目前依然存在的病灶有乳腺、颈部淋巴结和胸骨,对于这种晚期乳腺癌患者原发灶是否需要手术治疗,目前还没有统一的结论,因此,下一步的治疗选择化疗或者内分泌治疗继续维持也都不违反治疗原则。

放疗科专家点评:患者目前的病灶仅剩乳腺、颈部淋巴结和胸骨,而且病灶相隔较近,可以通过细致的勾画将三处病灶放在同一个靶区内,通过放疗的手段将病灶全部覆盖,达到治疗效果。但患者目前乳腺病灶太小,难以找到确切的位置,可能会造成误差。

乳腺外科专家点评:手术能否使晚期乳腺癌患者生存获益尚未统一,应在何时进行外科干预才能使患者获得最大的生存获益也是目前争议较多的问题。目前的研究都选择在"出现疗效并且具有手术机会"的时候进行手术治疗。患者经过12个月的维持治疗后,整体疗效评价仍然可达PR,病灶进一步缩小,进一步为阴性切缘提供可能,所以,此时进行手术可以使患者获益。针对乳腺病灶较小的情况,可以首先进行超声检查,将标志探针在超声引导下放入乳腺病灶中,方便术中寻找。

经验教训

患者初诊为Ⅳ期HER-2阳性乳腺癌,在全身治疗有效的情况下,寻找机会进行外科干预,可延长生存时间。

要点总结

1.HER-2阳性晚期乳腺癌一线治疗

晚期乳腺癌患者在治疗方案的选择以及疗效方面是有其特殊性的，并且目前尚缺乏公认的标准治疗方案，如何帮助患者做出正确的治疗选择，是每一位肿瘤科医师面临的挑战。晚期乳腺癌患者的总体中位生存期为2~3年，不同分子亚型的情况有所不同。对于HER-2阳性晚期乳腺癌患者，根据2001年的H0648g临床试验的结果[1]，化疗联合曲妥珠单抗能改善客观缓解率（ORR）和至疾病进展时间（TTP），中位总生存期（OS）从17.9个月增至24.8个月，因此，抗HER-2治疗改变了HER-2阳性乳腺癌的自然病程，并显著延长了生存时间。根据《中国晚期乳腺癌临床诊疗专家共识（2016年）》中的推荐[2]，针对HER-2阳性晚期乳腺癌患者，除非患者存在禁忌证，都应尽早开始抗HER-2治疗。根据CLEOPATRA临床试验的结果[3]，多西他赛+曲妥珠单抗+帕妥珠单抗和多西他赛+曲妥珠单抗两组，PFS分别为18.5个月和12.4个月，OS分别为56.5个月和40.8个月，可见双靶向药物联合疗效优于单靶向药物。而NCIC、CTG、MA31/GSK、EGF 108919临床试验[4]研究了另一种靶向药物拉帕替尼在一线治疗中的价值，但结果却显示拉帕替尼+紫杉类药物明显劣于曲妥珠单抗+紫杉类药物（PFS分别为8.8个月和11.4个月），并且拉帕替尼组观察到更多的3~4级腹泻和皮疹的发生。因此，国际上HER-2阳性晚期乳腺癌标准一线治疗为帕妥珠单抗、曲妥珠单抗双靶向联合多西他赛。但帕妥珠单抗在我国尚未上市，因此针对HER-2阳性晚期乳腺癌的患者，曲妥珠单抗为基础的抗HER-2治疗尤为重要。在靶向治疗的基础上联合的化疗药物方面，M77001研究[5]显示，多西他赛和曲妥珠单抗联合组、多西他赛单药组的有效率分别为61%和34%，中位TTP分别为11.7个月和6.1个月，中位缓解期分别为11.7个月和5.7个月，中位生存期分别为31.2个月和22.7个月。因此，H0648g和M77001研究证实，曲妥珠单抗联合紫杉类药物能显著提高PFS和OS，确立了曲妥珠单抗联合紫杉类药物在一线标准治疗中的地位。为了提高紫杉醇或多西他赛联合曲妥珠单抗方案的疗效，学者们做了诸多尝试。一项临床试验入组196例患者随机接受紫杉醇+曲妥珠单抗方案或紫杉醇+卡铂+曲妥珠单抗方案[6]结果显示，HER-2阳性人群中，PH和PCH的有效率分别为36%和57%，中位PFS分别为7.8个月和13.8个月，该研究显示PCH方案较PH方案进一步提高有效率和PFS。随后Perez等进行一个Ⅱ期临床试验[7]，将PCH方案调整为单周方案，结果显示该方案与同期进行的3周方案同样有效，且在中性粒细胞、白细胞和血小板减少等血液毒性方面显著降低。BCIRG007研究[8]多西他赛联合曲妥珠单抗加或不加卡铂在HER-2阳性晚期乳腺癌一线治疗中的疗效，结果却显示在多西他赛联合曲妥珠单抗的基础上加用卡铂并不能使疗效进一步提高。M016419 CHAT[9]临床研究评估了TH方案加用卡培他滨的疗效和安全性，结果显示试验组（TXH）和对照组（TH）ORR分别为70.5%和72.7%，完全缓解率分别为23.3%和16.4%，中位PFS方面分别为17.9个月和12.8个月。因此，对于能耐受双药化疗的患者，曲妥珠单抗联合多西他赛加卡培他滨，比曲妥珠单抗联合多西他赛效果更好，尤其适用于考虑维持治疗的患者。Ⅲ期临床研究HERNATA研究[10]比较了曲妥珠单抗+多西他赛和曲妥珠单抗+长春瑞滨作为一线方案治疗HER-2阳性晚期乳腺癌，两种方案在至TTP、OS上并未表现出差异，一年生存率均为88%。虽然没有在试验中发现多西他赛和长春瑞滨的治疗优势,但研究证实了长春瑞滨可作为紫杉类的一线替代化疗药物,配合曲妥珠单抗使用。

2.初诊Ⅳ期乳腺癌的外科治疗

晚期乳腺癌一旦确诊,便是一种全身疾病,癌细胞已经转移,不能被治愈但是可以治疗,而治疗是以改善生活质量、延缓疾病进展、延长生存时间为主要目的。一旦患者体内乳腺癌细胞发生转移,体内可能同时存在不能通过常规检查检出的亚临床病灶,再加上如今在内科治疗上新靶点及新药的不断发现,Ⅳ期乳腺癌的治疗更加注重"慢性病式"的全程管理理念,治疗原则上以系统治疗为主。近年来,一些临床研究显示手术治疗在一定程度上也能够改善晚期患者的生存质量,但相比于其他治疗手段,其真正的临床应用价值也是目前争议性最大的问题。支持这一观点的主要原因有:①原发灶的完整切除即所谓的"减瘤手术"能够大大降低肿瘤负荷,从而提高系统治疗疗效,改善患者生存质量;②对于转移灶与原发灶肿瘤生物学特性一致的患者,可减少肿瘤的播散;③切除原发灶,可切除肿瘤干细胞,防止出现化疗抵抗的种系,从而提高对化疗的敏感性;④许多进展性乳腺癌可导致免疫抑制,切除原发肿瘤有助重新恢复机体免疫活性;⑤可防止肿瘤转移至胸壁;⑥减轻患者的心理负担,重塑形态。大部分的回顾性研究表明,原发灶的完整手术联合有效的系统治疗能在一定程度在上给转移性乳腺癌患者带来生存获益,即意味着手术在某些Ⅳ期乳腺癌患者依然可行。其中两个大型的数据库,即NCDB数据库和SEED数据库对Ⅳ乳腺癌患者比较了手术组和非手术组患者的生存差异[11],两项研究均表明,对原发灶进行手术能够改善Ⅳ期乳腺癌患者生存。但这些研究普遍存在的问题就是本身存在着各种选择性偏倚。印度的一项随机对照研究试验中[12],将Ⅳ期乳腺癌患者接受一线化疗后随机分配到手术组和非手术组,结果显示,两组在中位生存时间和2年生存率上没有差异,各亚组分析也显示,手术组并没有为患者带来生存上的优势,但在无局部区域复发以及无远处进展生存率上,手术组患者较非手术组显示出显著的优势。2016年,ASCO上TBCRC 013试验[13]的口头汇报也显示,化疗后手术治疗并不能改善患者生存期。因此,对于手术是否能够改善晚期乳腺癌生存这一观点,仍需要更多地前瞻性随机对照研究。显然手术能否使晚期乳腺癌患者生存获益尚无定论,应在何时进行外科干预才能使患者获得最大生存获益也是争议较多的问题。目前,大多数研究都选择在"出现疗效并且具有手术机会"的时候进行外科治疗,但我们并不能提前预判患者在何时出现最大疗效,一般只能在病灶疗效达到缓解且具备手术条件的情况下进行手术治疗。Rao等研究了75例在接受化疗或内分泌治疗的进展期乳腺癌患者[14],通过外科手术到确诊时间来研究局部外科治疗的最佳时机,结果表明,3个月之后进行手术治疗的患者5年无进展生存率要显著好于3个月之内进行手术治疗的患者,这可能得益于充分诱导化疗后肿瘤分期降低,使原发灶更容易完整切除。Cady等的研究也证实[15],化疗后疾病得到缓解的患者再进行外科手术可以取得明显的生存获益,病灶无缓解者直接接受手术治疗或先手术后贯序化疗的患者没有生存获益。目前,手术时机问题的相关研究结论并不明确,但大多数学者倾向于手术治疗应尽可能在充分有效的系统治疗的基础上再进行。

(李曼　赵姗姗　大连医科大学第二附属医院)

参考文献

[1] Slamon D J,Leyland-Jones B,Shak S,et al. Use of chemotherapy plus a monoclonal antibody against HER2 for metastatic breast cancer that overexpresses HER2[J]. N Engl J Med,2001,344(11):783–792.

[2] 徐兵河,江泽飞,胡夕春. 中国晚期乳腺癌临床诊疗专家共识2016[J]. 中华医学杂志,2016,96(22):1719–1727.

[3] Baselga J,Swain S M. CLEOPATRA:a phase Ⅲ evaluation of pertuzumab and trastuzumab for HER2-positive metastatic breast cancer[J]. Clinical Breast Cancer,2010,10(6):489–491.

[4] Gelmon K A,Boyle F M,Kaufman B,et al. Lapatinib or Trastuzumab Plus Taxane Therapy for Human Epidermal Growth Factor Receptor 2-Positive Advanced Breast Cancer:Final Results of NCIC CTG MA.31[J]. Journal of Clinical Oncology Official Journal of the American Society of Clinical Oncology,2015,33(14):1574–83.

[5] Marty M,Cognetti F,Maraninchi D,et al. Randomized phase Ⅱ trial of the efficacy and safety of trastuzumab combined with docetaxel in patients with human epidermal growth factor receptor 2-positive metastatic breast cancer administered as first-line treatment:the M77001 study group [J]. Journal of Clinical Oncology Official Journal of the American Society of Clinical Oncology,2005,23(19):4265.

[6] Robert N,Leylandjones B,Asmar L,et al. Randomized phase Ⅲ study of trastuzumab,paclitaxel,and carboplatin compared with trastuzumab and paclitaxel in women with HER-2-overexpressing metastatic breast cancer.[J]. Journal of Clinical Oncology,2006,24(18):2786–92.

[7] Perez E A,Suman V J,Rowland K M,et al. Two concurrent phase Ⅱ trials of paclitaxel/carboplatin/trastuzumab (weekly or every-3-week schedule)as first-line therapy in women with HER2-overexpressing metastatic breast cancer:NCCTG study 983252.[J]. Clinical Breast Cancer,2005,6(5):425–432.

[8] Forbes J F,Kennedy J,Pienkowski T. BCIRG 007:Randomized phase Ⅲ trial of trastuzumab plus docetaxel with or without carboplatin first line in HER2 positive metastatic breast cancer (MBC)[J]. Asco Meeting Abstracts,2006,24(18_suppl).

[9] Wardley A M,Pivot X,Moralesvasquez F,et al. Randomized phase Ⅱ trial of first-line trastuzumab plus docetaxel and capecitabine compared with trastuzumab plus docetaxel in HER2-positive metastatic breast cancer.[J]. Journal of Clinical Oncology,2010,28(6):976–983.

[10] Andersson M,Lidbrink E,Bjerre K,et al. Phase Ⅲ randomized study comparing docetaxel plus trastuzumab with vinorelbine plus trastuzumab as first-line therapy of metastatic or locally advanced human epidermal growth factor receptor 2-positive breast cancer:the HERNATA study [J]. Journal of Clinical Oncology,2011,29(3):264–271.

[11] Khan S A,Stewart A K,Morrow M. Does aggressive local therapy improve survival in metastatic breast cancer? *[J]. Surgery,2002,132(4):620.

[12] Badwe R A,Parmar V,Hawaldar R W,et al. Surgical removal of primary tumor in metastatic breast cancer:Impact on health-related quality of life(HR-QOL)in a randomized controlled trial(RCT).[J]. Journal of Clinical Oncology,2014.

[13] Thomas A,Khan S A,Schroeder M C,et al. Local therapy and overall survival for stage Ⅳ breast cancer:SEER 1988–2010.[J]. Journal of Clinical Oncology,2014.

[14] Rao R,Feng L,Kuerer H M,et al. Timing of Surgical Intervention for the Intact Primary in Stage Ⅳ Breast Cancer Patients[J]. Annals of Surgical Oncology,2008,15(6):1696-1702.

[15] Cady B,Nathan N R,Michaelson J S,et al. Matched Pair Analyses of Stage Ⅳ Breast Cancer with or Without Resection of Primary Breast Site[J]. Annals of Surgical Oncology,2008,15(12):3384-3395.

病例6：曲妥珠单抗原发耐药的HER-2阳性乳腺癌的治疗

★病史简介

在2015年4月3日，患者行右乳癌改良根治术，术中见肿物为1.0cm×0.5cm×0.5cm，术后病理为浸润性导管癌Ⅱ级，淋巴结转移35/35，ER（<1%+）、PR（15%+）、HER-2（2+）、Ki67（30%+），FISH提示HER-2基因扩增。术后诊断为pT1N3M0 ⅢC期。

术后行CEF序贯TH方案治疗。2015年8月至2015年9月，行术后辅助放疗。2016年2月开始口服来曲唑内分泌治疗。常规复查（曲妥珠单抗应用第6个月）彩超提示：肝内多发低回声结节，进一步行肝脏增强MRI：肝内多发低密度灶，T1W1表现为低信号，T2W1呈稍高信号。

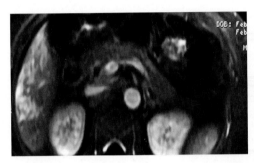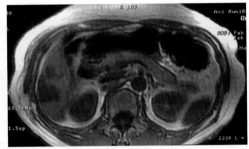

图 2-6-1

问题：如何进行下一步治疗？

影像科专家点评：影像学检查是乳腺癌肝转移最常用最有效的检查方法。超声检查对诊断肝转移瘤具有较高的价值，肝转移瘤一般表现为低回声结节，乳腺癌术后患者出现脂肪肝的比率较高，在脂肪肝背景下的肝转移，典型者为圆形，呈不均质低回声，边界清楚，肿物与脂肪肝之间的回声差异较明显，常无低回声晕环。CT具有较高的分辨率，能显示病变的形态、范围、结构及密度等改变。通过增强CT诊断原发性肝癌和肝转移瘤应注意以下几点。①原发性肝癌的CT诊断要点：平扫边界不清的低密度灶，动脉期不均性强化。②门脉期、延迟期：强化迅速减弱呈现低密度，正常肝组织对比明显，见包膜强化，三期扫描呈现快进快出，延迟性边缘强化，侵犯压迫转移征象。诊断时，还应结合慢性肝病病史，AFP的表达。③肝转移瘤的增强CT诊断要点：平扫呈圆形、类圆形的低密度影，增强扫描，门脉期呈"牛眼征"边缘强化，中间低密度，"环靶征"中间低密度，边缘强化，周围低密度水肿带。肝脏增强MRI也是诊断与鉴别诊断肝脏原发肿瘤与转移瘤的重要影像学检查，且具有较高的分辨率，无辐射、无造影剂过敏等。原发性肝脏病变在动脉期强化明显，血供丰富，而肝脏转移病灶再导入对比剂初期强化不明显甚至没有强化，随着时间的推移，病灶逐渐强化，有的患者要扫描到第四期，甚至第五期才能达到较为明显的强化效果。本例患者的影像学检查，结合患者既往乳腺癌的病史，提示患者为乳腺癌，而且肝脏转移。

肝胆外科专家点评：乳腺癌肝转移治疗的效果欠佳，对于无其他部位转移，而肝转移病灶较局限者，转移肿瘤切除是目前治疗效果较好的治疗措施，可能会使患者得到生存获益。对可手术切除的肝脏转移瘤,无论是行扩大切除、肝右叶切除或区段切除术,手术治疗的效果均明显优于非手术治疗。而多数患者明确有肝转移时,都已失去外科治疗的最佳时机,且术后并发症高,因此外科治疗仍未得到广泛应用。除常规开放性手术外,亦可采用介入治疗等局部治疗手段。肝脏局部消融技术已发展成为一种安全、有效的治疗手段,该技术对手术无法切除的肝脏原发或转移病灶具有很好的疗效,术后并发症发生率低,尤其适用于直径<3cm 的肿瘤灶。其他治疗方案包括:肝动脉灌注化疗、瘤体内无水乙醇注射、冷冻手术、高强度聚焦超声刀及放射治疗等。目前,倾向于采用内科的全身治疗与外科手术等局部治疗相结合的多学科诊治方式,根据患者的具体情况进行个体化的治疗,使患者最大程度地获益。本例患者肝脏转移病灶数目多,范围广泛,无手术指征,应以内科治疗为主。

乳腺内科专家点评:影像学检查及病史提示患者肝内病灶为乳腺癌转移,无手术指征,内科治疗方案的选择需要综合考虑患者的病理类型和既往治疗反应。因患者术后病理提示 HR 阴性 HER-2 阳性,在应用曲妥珠单抗半年内出现疾病进展,属于曲妥珠单抗原发耐药,可选择的方案有 T-DM1、拉帕替尼联合卡培他滨、曲妥珠单抗联合拉帕替尼等。

后续治疗:2016年2月至2017年6月入组临床试验,应用拉帕替尼联合卡培他滨治疗共16个月,最佳疗效为 CR。

病情变化:2017年6月,出现对侧腋下淋巴结转移、大量胸腔积液、肝内疾病进展及胆道受侵疗效 PD,出组临床试验。再次活检取病理提示:左腋下淋巴结转移 ER(-)、PR(-)、HER-2(-)、肝内病灶病理:ER(-)、PR(-)、HER-2(3+)。

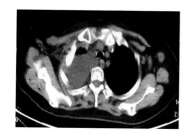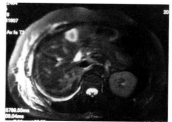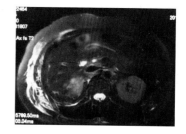

图 2-6-2

问题:如何进行下一步治疗?

病理科专家点评:ASCO/CAP 和美国病理学家协会建议,复发/转移乳腺癌患者应尽量行转移灶再次活检,同时做免疫组化检测,明确转移灶病理类型、激素受体及 HER-2 状态。多项回顾性研究提示,患者转移灶的病理类型、激素受体及 HER-2 状态与乳腺原发灶可能有所不同,且不同转移灶之间亦可能有差异。这可能受肿瘤异质性等多种因素的影响,具体机制尚不明确,同时受限于检测时间及不同医院检测条件差异。本例患者乳腺术后病理提示激素受体阴性,HER-2 阳性,术后8个月出现转移复发,再次取病理,肝转移灶的 HER-2 表达为阳性,而转移淋巴结的 HER-2 为阴性,不同转移灶之间 HER-2 表达存在差异,这也说明了肿瘤的异质性。有必要可将几次病理标本进行复核,在同一实验室条件下,检测激素受体及 HER-2。

肝胆外科专家点评:患者多发肝转移及胆道受侵,伴有梗阻症状,癌肿已进展至晚期,累及肝门部的重要结构,外科手术已无法实施根治。胆道支架成形术通过微创的方法可以解除胆道梗阻,改善黄疸等临床症状,防止梗阻性黄疸导致的肝衰竭。因该技术具有微创、安全、近期疗效确切等特点,已成为无法手术的恶性胆道梗阻患者的首选姑息性治疗方法,在此基础上联合系统抗肿瘤治疗对于胆道梗阻的病因进行干预,抑制癌肿的进展,可达到与姑息性手术相媲美的效果。但是,根据患者实际情况,如何选择合适的支架类型以及最优的联合抗肿瘤治疗方案,争取更大限度延长支架的通畅,延长患者的生存期,目前国内外尚无相关指南,有待进一步的研究和探索。本例患者出现胆道梗阻症状时,适合行胆道支架成形术,缓解梗阻性黄疸的症状,同时联合全身抗肿瘤治疗,解除梗阻的病因。

乳腺内科专家点评:患者既往辅助应用曲妥珠单抗半年出现病情进展,晚期一线拉帕替尼联合卡培他滨16个月后病情进展,目前存在内脏危象,可耐受全身化疗,首选单药化疗。根据患者既往治疗方案,后续可选择的方案,包括长春瑞滨或吉西他滨等。因患者伴有胸腔积液,可行胸腔穿刺引流术,缓解症状,同时在胸腔积液中查病理,明确胸腔积液的性质和来源,指导下一步治疗。

后续治疗:2017年7月,患者行胸腔穿刺引流术,胸腔积液中查到腺癌细胞,提示乳腺来源。胆道受侵,行胆道支架成形术,缓解梗阻性黄疸。行长春瑞滨静脉化疗2个周期,第2周期给予胸腔注入顺铂40mg。化疗后,患者自觉胸闷气短症状较前明显缓解,评价疗效为SD。继续行NP方案化疗1个周期,后因乏力无法耐受未再继续治疗。

病情变化:2017年9月,患者胸壁红肿范围较前增大,表面出现破溃。对侧乳腺出现肿物,逐渐增大,查体左乳肿物为5cm×6cm大小,质硬,活动度差,表面无红肿破溃。

....

问题:如何进行下一步治疗?

乳腺外科专家点评:虽然转移性乳腺癌作为一种不可治愈的疾病,应该选择全身治疗为主,但是对于某些转移灶的局部手术治疗,可以改善患者的生活质量。而且既往研究显示,乳腺癌出现转移后,生物学行为可能发生改变,因此局部手术治疗,还可以获得更多肿瘤的生物学信息,便于后续治疗方案的选择。但对于一般情况较差或有严重并发症的患者,必须慎重选择手术治疗。本例患者此时不适合局部手术切除治疗,可行空芯针穿刺活检,明确对侧乳腺肿块的病理及免疫组化情况。

放疗科专家点评:皮肤破溃区域不适合进行局部放疗。患者对侧乳腺再次出现肿物,应先明确肿物性质,再决定能否行局部放疗。

乳腺内科点评:患者对侧乳腺包块,不除外原发,应行穿刺活检明确病理类型及分子分型,确定患者为乳腺双原发或者对侧乳腺转移,进而指导下一步的治疗。

后续治疗:2017年10月,行曲妥珠单抗联合氟维司群治疗1个周期,疗效评价为PD。之后,患者自行购买来那替尼治疗

....

经验教训

曲妥珠单抗原发耐药的HER-2阳性乳腺癌患者更换抗HER-2治疗药物更佳。转移灶再活检,可全面解析肿瘤异质性,优化后续治疗方案。

要点总结

1.如何判定HER-2耐药

曲妥珠单抗原发与继发耐药在临床治疗中并无统一、明确的定义。对于曲妥珠单抗辅助治疗后进展的患者,HERMINE研究表明,晚期一线继续使用曲妥珠单抗联合紫杉类药物治疗仍可以获得更长生存期(21.3个月比4.6个月)和较低的毒性。CLEOPATRA研究亚组分析显示,在辅助或新辅助治疗中使用过曲妥珠单抗的患者,晚期一线使用帕妥珠单抗+曲妥珠单抗+多西他赛可进一步提高PFS。这些研究都提示,在辅助治疗阶段使用过曲妥珠单抗治疗进展后,继续使用曲妥珠单抗仍有获益。《ASCO HER-2阳性晚期乳腺癌指南(2014)》指出,对辅助阶段抗HER-2治疗进展后的患者,如果患者在完成以曲妥珠单抗为基础的辅助治疗12个月内复发,临床医生应该遵循晚期二线抗HER-2治疗;如果患者12个月后复发,临床医生应遵循晚期一线抗HER-2治疗。在这里,用无病间期作为原发耐药和继发耐药的区分点,作为转移复发选择治疗策略的依据。但无病间期作为药物疗效的临床终点可能受到多种因素的影响,如原发灶的临床病理分期、HR受体状态和既往治疗等。目前并无循证医学证据界定曲妥珠单抗再治疗的最佳无复发间期,12个月的定义来源于Wong等对临床研究纳入标准的总结。由于缺乏曲妥珠单抗辅助治疗完成12个月内再治疗的证据,对该类患者使用曲妥珠单抗继续治疗的临床意义尚不明确。在临床实践中更倾向于以12个月的无病间期作为基础,同时结合患者肿瘤生物学行为、治疗方案等综合考量。个体化选择治疗策略,使患者获益最大化。对于晚期抗HER-2治疗以后进展的患者,总结了大量临床数据后将曲妥珠单抗治疗耐药定义:原发耐药为患者接受曲妥珠单抗初始治疗≤12周出现疾病进展;继发耐药为患者接受曲妥珠单抗初始治疗疾病得到控制,在治疗过程中>12周再次评效出现疾病进展。在临床实践中,应结合患者的个体情况和既往治疗判定患者是否耐药来选择治疗方案[1]。

2.HER-2阳性乳腺癌抗HER-2耐药后的治疗策略

曲妥珠单抗在HER-2阳性乳腺癌术后辅助治疗中的地位是非常明确的,多项前瞻性研究(HERA、NSABP B-31、NCCTG N9831)[2-3]证实,曲妥珠单抗联合化疗对比单纯化疗,可降低50%的复发风险和30%的死亡风险。因此《NCCN乳腺癌临床实践指南》和《中国晚期乳腺癌临床治疗专家共识》,均推荐曲妥珠单抗作为HER-2阳性乳腺癌患者的术后标准的辅助治疗。然而,部分患者对曲妥珠单抗存在原发耐药和继发耐药。对于曲妥珠单抗耐药后的治疗,目前仍有很多问题值得研究和探讨。GBG26/BIG03-5Ⅲ期随机对照临床试验[4],将156例曲妥珠单抗一线治疗后进展的转移性乳腺癌患者,随机分为卡培他滨联合曲妥珠单抗和单用卡培他滨组,结果显示,两组的中位PFS分别为8.2个月和5.6个月(P=0.0338),有效率(RR)分别为48.1%和27.0%(P=0.0115),临床获益率(CBR)分别为75.3%和54.1%(P=0.0068)。虽然两组的中位总生存期,以及治疗相关副作用无显著差异,但实验结果提示对于曲妥珠单抗耐药的转移性乳腺癌患者,继续接受曲妥珠单抗联合二线化疗药物仍有可能提高RR和CBR,延长PFS。拉帕替尼联合卡培他滨对比单用卡培他滨的Ⅲ临床研究[6],最终的生存分析结果显示,联合治疗组的中位OS为75周,单药组的中位OS为64.7周,风险比为0.87,差异有统计学意义。而BOLERO-3研究[5]的是对于曲妥珠单抗耐药且曾接受紫杉类药物治疗的晚期乳腺癌患者,按照1:1随机分为,依维莫司5mg/d联合曲妥珠单抗(2mg/kg,每周1次)再联合长春瑞滨对比安慰剂+曲妥珠单抗(2mg/kg,每周一次)联合长春瑞滨,3周为1个周期,中位随访时间为20.2个月,依维莫司组和安慰剂组的中位PFS分别为7个月和5.78个月,HR=0.78,差异有统计学意义。亚组分析显示,既往使用过曲妥珠单抗、HR阴性、无内脏转移的患者更能从依维莫司中获益。LUX- Breast 1研究[7]的是对于辅助曲妥珠单抗治疗后复发或一线曲妥珠单抗治疗后进展的HER-2阳性乳腺癌患者,分为阿法替尼+长春瑞滨和曲妥珠单抗+长春瑞滨组进行头对头对比,两组的PFS相似,但中位OS在阿法替尼组为20.5个月,短于曲妥珠单抗组的28.6个月,而且阿法替尼组的不良反应更大。虽然结果是阴性的,但是也给予了我们提供了一个很有用的信息,即曲妥珠单抗治疗失败后,再次应用仍可能有很好的治疗效果。但是基于曲妥珠单抗耐药的定义和耐药的机制,制订下一步治疗方案时,首先应考虑曲妥珠单抗治疗后出现复发转移的间隔时间。当停用曲妥珠单抗辅助治疗后1年后复发,可认为再使用曲妥珠单抗是可行的,而且相当一部分患者仍然是有效的。EMILIA[8]是一项随机、开放性的Ⅲ期试验,纳入了既往接受曲妥珠单抗和紫杉类药物治疗的HER-2阳性转移性乳腺癌患者。随机分为两组,一组接受T-DM1治疗,另一组接受卡培他滨联合拉帕替尼治疗。结果显示,T-DM1组的中位无进展生存期为9.6个月,而卡培他滨联合拉帕替尼组为6.4个月,有显著差异。T-DM1组和卡培他滨联合拉帕替尼组的1年总生存率分别为84.7%和77%,2年总生存率分别为65.4%和47.5%,客观应答率分别为43.6%和30.8%。耐受性方面,T-DM1的耐受性良好,最常见的≥3级的不良事件为血小板减少,谷丙和谷草转氨酶升高,常见的不良事件还有腹泻和呕吐等。研究结果显示,T-DM1对于HER-2阳性转移性乳腺癌患者的耐受性良好,可以显著延长患者的无进展生存期和总生存期。曲妥珠单抗治疗HER-2阳性乳腺癌患者再次出现病情进展时,基于多项试验结论,2016版的《HER-2阳性乳腺癌临床诊疗专家共识》指出,对于曲妥珠单抗治疗后,疾病进展的患者,接下来的治疗,可选择的策略有:①继续应用曲妥珠单抗,更换化疗药物;②拉帕替尼+卡培他滨优于卡培他滨单药;对于不能耐受化疗的患者,可选择拉帕替尼+曲妥珠单抗;③依维莫司对于既往使用过曲妥珠单抗、HR–、无内脏转移的患者可能获益;④阿法替尼对比曲妥珠单抗,PFS相似,但OS短于曲妥珠单抗组;⑤T-DM1单药疗效优于拉帕替尼+卡培他滨,是国际上目前曲妥珠单抗治疗失败后的二线首选治疗。但是由于我国T-DM1目前尚未得到批准。因此,无法获得T-DM1时,可选择其他二线治疗方案,包括继续曲妥珠单抗联合另一种细胞毒药物、拉帕替尼联合卡培他滨和曲妥珠单抗联合拉帕替尼双靶向都是可选的。

3.乳腺癌原发灶与转移灶之间激素受体和HER-2表达的差异

对于乳腺癌患者来说,激素受体状态和HER-2受体代表肿瘤的特征,并且决定了肿瘤的治疗策略。乳腺癌一旦发生转移,其转移灶的ER、PR、HER-2和Ki67的表达呈现出一定的差异性,这些会直接影响患者治疗方法的选择和预后的判断。因此,ASCO/CAP和美国病理学家协会发布了乳腺癌ER和PR检测指南,其中建议复发转移乳腺癌患者应尽量对转移灶做ER和(或)PR的再次检测[9]。Shiino等[10]回顾性分析了7248例接受原发性乳腺癌手术治疗患者的临床资料,其中153例复发转移灶经空心针穿刺或者手术切除,有完整的病灶标本资料。结果显示,ER、PR和HER-2在原发灶和转移灶之间不一致率为18%、26%和17%。国内学者王英哲[11]等研究纳入175例乳腺癌术后复发转移并再次病理活检患者的临床资料,结果显示,乳腺出现复发转移前后

ER、PR和HER-2表达变化的比例分别为35.4%、39.4%和14.8%,差异均有统计学意义。复发转移后ER和PR的阳转阴率分别为10.9%、14.3%,阴转阳率分别为24.6%和25.1%,HER-2表达的阳转阴率为13.3%,阴转阳率为1.6%,差异有统计学意义。激素受体阳转阴提示,乳腺癌复发转移时,激素受体容易丢失,对内分泌治疗不敏感,预后更差。综合以上研究可以看出,乳腺癌原发灶与转移灶ER、PR和HER-2的表达存在一定的差异,虽然具体差异比率尚无研究定论,但分析可能的影响因素有如下几个特点。①肿瘤本身的异质性和生物学特定:肿瘤内在的生物学特性及异质性可能是促使乳腺的相关受体发生转化的内在原因,而且乳腺癌是一种具有高度异质性的肿瘤,同一乳腺癌肿瘤组织不同部位的取材也可能影响ER、PR和HER-2表达的判断,甚至导致结果由阳性转变为阴性[12-13]。②抗肿瘤治疗的影响:关于乳腺癌组织受体表达变化是否受既往治疗的影响目前尚有争议,Curtit等[14]认为,ER在原发灶与转移灶的不同可能与蒽环类为基础的化疗药物相关。Lindstrom等[15]研究表明,在单独接受内分泌治疗与化疗序贯内分泌的患者中,单独接受内分泌治疗患者的ER阳性转阴性比例最高,单独接受化疗的患者的ER转阴性的比例较低,在未接受治疗的患者中,ER转阴性的比例最低。既往治疗是否影响到HER-2表达的转变,目前亦无统一的结论。Fabi等[16]认为,HER-2的改变与以紫杉类为基础的化疗无关,HER-2的不一致性可能与应用曲妥珠单抗治疗有关,差异有统计学意义。总之,目前的研究仅仅涉及既往治疗可能促使乳腺癌相关受体发生变化,但未在内在的机制上进行深入的研究,既往治疗是否影响受体的转化及其内在的分子机制仍值得进一步的深入研究。③检测方法的影响:许多研究指出,检测及评估的差异(如包括组织处理、不同的评分和检测标准),分析时的误差,原发灶与转移灶检测时间的不同,样本误差,受体检验的准确性及可重复性有限等因素可能导致原发灶与转移灶之间标志物发生改变。对于ER和PR的阳性判定标准,欧洲和美国临床肿瘤学会分别采用10%和1%的标准。目前推荐HER-2的检测方法有IHC法测定蛋白的过表达,荧光原位杂交法(FISH)和显色原位杂交法(CISH)定量检测HER-2基因扩增。总之,随着检测的标准化、规范化,检测时间及方法不同引起的误差会随之减少。对于初治乳腺癌患者,同时检测原发灶及同侧腋窝淋巴结转移灶免疫组化尤为重要,对于存在差异的患者,在辅助治疗阶段原发灶或腋窝淋巴结转移灶之一出现激素受体阳性的患者均应给予患者内分泌治疗,原发灶或腋窝淋巴结转移灶之一出现HER-2阳性的患者均应推荐应用靶向治疗。明确复发转移灶激素受体和HER-2表达状况,对于制订解救治疗方案十分必要。复发或转移乳腺癌患者应将转移灶活检作为常规检查的一部分。最佳处理方案是将复发转移活检标准切片与原发肿瘤组织学切片同时复检,避免既往检测客观条件对原发灶分子生物学指标的影响,从而为患者争取更合适、更多元化的治疗方案,带来治疗的最大获益。

(李欢　孙涛　辽宁省肿瘤医院/中国医科大学附属肿瘤医院)

参考文献

[1]　江泽飞.乳腺癌分类治疗[M].北京:科学技术文献出版社,2017:105-106.

[2]　Goldhirsch A,Gelber RD,Piccart-Gebhart MJ,et al.2 years versus 1 year of adjuvant trastuzumab for

her2-positive breast cancer (HERA):an open-label,randomized controlled trial. The Lancet,2013382(9897): 1021-1028.

[3] Perez EA,Romond EH,Suman VJ,et al. Trastuzumab plus adjuvant chemotherapy for human epidermal growth factor receptor-2-positive breast cancer:planned joint analysis of overall survival from NSABP B-31 and NCCTG N9831.J Clin Oncol,2014,32(33):3744-3752.

[4] Von Minckwitz,G;Schwedler,K;Schmidt,M;et al.Trastuzumab beyond progression:overall survival analysis of the GBG 26/BIG 3-05 phase Ⅲ study in HER2-positive breast cancer.[J].Eur J Cancer.2011,47(15):2273-8.

[5] Andre F,Ozguroglu M,et al. Everolimus for women with tratuzumab-resistant,HER2-positive,advanced breast cancer (BOLERO-3):a randomized,double-blind,placeb-controlled phase 3 trial. Lancet Oncol,2014,15(6): 580-591.

[6] Cameron D,Casey M,Oliva C,et al. Lapatinibplus capecitabine in women with her2-positive advanced breast cancer:final survival analysis of a phase Ⅲ randomized trial. Oncologist,2010,15(9):924-934.

[7] Harbeck,N;Huang,CS;Hurvitz,S;et al.Afatinib plus vinorelbine versus trastuzumab plus vinorelbine in patients with HER2-overexpressing metastatic breast cancer who had progressed on one previous trastuzumab treatment(LUX-Breast 1):an open-label,randomised,phase 3 trial.[J].Lancet Oncol.2016,17(3):357-366.

[8] Blackwell K,M iles D,Bianchi GV,et al.Primary results from?EMILIA,a phase Ⅲ study of trastuzumab emtansine (T-DM1)versus capecitabine (X)and lapatinib (L)in HER2-positive locally advanced or metastaticbreast cance previously treated with tratuzumab and a taxane.J Clin Oncol,2012,30(18-suppl):98.

[9] Wolff,AC;Hammond,ME;Hicks,DG;et al.Recommendations for human epidermal growth factor receptor 2 testing in breast cancer:American Society of Clinical Oncology/College of American Pathologists clinical practice guideline update.[J].J Clin Oncol.2013,31(31):3997-4013。

[10] Shiino,S;Kinoshita,T;Yoshida,M;et al.Prognostic Impact of Discordance in Hormone Receptor Status Between Primary and Recurrent Sites in Patients With Recurrent Breast Cancer.[J].Clin Breast Cancer.2016,16(4): e133-140.

[11] 王英哲,司文,杨俊兰. 乳腺癌复发转移前后激素受体、HER-2表达的改变及其临床意义[J]. 解放军医学院学报,2015,36(08):769-772.

[12] Ito,T;Sato,N;Yamaguchi,Y;et al.Differences in stemness properties associated with the heterogeneity of luminal-type breast cancer.[J].Clin Breast Cancer.2014,15(2):e93-103.

[13] Pape-Zambito,D;Jiang,Z;Wu,H;et al.Identifying a highly-aggressive DCIS subgroup by studying intra-individual DCIS heterogeneity among invasive breast cancer patients.[J].PLoS One.2014,9(6):e100488.

[14] Curtit,E;Nerich,V;Mansi,L;et al.Discordances in estrogen receptor status,progesterone receptor status,and HER2 status between primary breast cancer and metastasis.[J].Oncologist.2013,18(6):667-674.

[15] Lindstrrm,LS;Karlsson,E;Wilking,UM;et al.Clinically used breast cancer markers such as estrogen receptor, progesterone receptor,and human epidermal growth factor receptor 2 are unstable throughout tumor progression. [J].J Clin Oncol.2012,30(21):2601-2608.

[16] Fabi,Di Benedetto A,Metro G,et al.HER-2 protein and gene variation between primary and metastatic breast cancer:Significance and impact on patient care[J].Clin Cancer Res,2011,17(7):2055-2064.

[17] Dieci,MV;Barbieri,E;Piacentini,F;et al.Discordance in receptor status between primary and recurrent breast cancer has a prognostic impact:a single-institution analysis.[J].Ann Oncol.2013,24(1):101-108.

病例7：HER-2阳性晚期乳腺癌的治疗

★病史简介

　　患者,女性,54岁,2017年3月行乳腺超声显示:右侧乳腺实性结节(BI-RADS 4C级,大小为4.7cm×1.7cm×3.7cm),右腋下淋巴结肿大(大小为1.8cm×1.1cm)。2017年3月,行右乳肿物、右腋窝淋巴结穿刺活检示为HER-2基因扩增。免疫组化:ER(−)、PR(−)、HER-2(2+)、Ki67指数为40%;FISH检测:阳性。2017年3月至2017年4月,行TE(多西他赛+多柔比星脂质体)方案新辅助化疗2个周期。2017年4月,行乳腺超声显示:右侧乳腺实性结节占位病变(BI-RADS 6级,大小为7.3cm×2.0cm×3.6cm),右腋下肿大淋巴结(大小为1.8cm×1.1cm)。2017年4月至2017年5月,改行TCH(多西他赛+环磷酰胺+曲妥珠单抗)方案新辅助化疗2个周期。2017年5月,行乳腺超声显示:右侧乳腺实性结节占位病变(BI-RADS 6级,大小为7.8cm×3.8cm),右腋下肿大淋巴结(大小为1.8cm×1.5cm),胸部CT显示:双肺多发结节,转移癌可能性大。2017年6月,行右乳癌姑息切除术,术后病理显示:非特殊型浸润性乳腺癌3级,肿物大小为6cm×6cm×4cm,可见脉管内癌栓,侵犯皮肤真皮层,Miller Payne分级3级,右腋窝淋巴结见癌转移6/9,另见癌结节8枚。免疫组化:ER(−)、PR(−)、HER-2(3+)、Ki67指数为70%。2017年7月,出现胸壁转移,同时胸部CT提示肺内病灶进展。

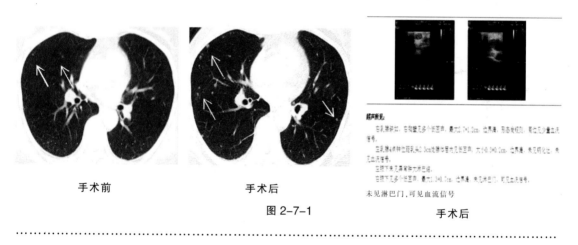

手术前　　　　　　　　　　手术后

图 2-7-1

超声所见：

未见淋巴门,可见血流信号

手术后

　　问题:如何进行下一步治疗?

　　乳腺外科专家点评:患者初诊时,乳腺肿物较大且具有腋窝淋巴结转移,免疫组化和FISH检测也提示患者是HER-2过表达型的乳腺癌。因此,患者具有明确的新辅助化疗指征。临床研究证明,新辅助治疗获得病理学完全缓解(pCR)患者DFS和OS均优于同样治疗未达到pCR的患者。HER-2阳性患者新辅助治疗,曲妥珠单抗联合化疗与单用化疗相比能够显著提高pCR率,因此患者初始治疗方案应选择曲妥珠单抗靶向治疗联合化疗。在患者出现肺转移后,患者成为晚期乳腺癌患者,原发灶手术能否使晚期乳腺癌患者生存获益尚未统一,应在何时进行外科干预才能使患者获得最大的生存获益也是目前争议较多的问题,但目前,大多数学者倾向于手术治疗,应尽可能在充分有效的系统治疗的基础上再进行。

　　乳腺内科专家点评：患者经过化疗及曲妥珠单抗靶向治疗之后，病情出现持续的进展，这种情况下，首先应该考虑继续化疗控制病情，而不是手术治疗。患者目前属于HER-2阳性晚期乳腺癌患者，手术前经过2个周期曲妥珠单抗治疗，出现了病情进展，下一步治疗的基础应该是继续抗HER-2治疗。因此，治疗方案可以考虑选择继续曲妥珠单抗抗HER-2靶向治疗，同时联合更强的化疗方案治疗2个周期。这样选择的原因：①观察化疗药物的疗效；②进一步观察患者是否为曲妥珠单抗原发耐药。如果患者经济条件允许，也可以换成抗HER-2二线治疗。

　　后续治疗：GP方案联合曲妥珠单抗靶向治疗2个周期。

　　病情变化：肺内病灶增多，胸壁转移灶增多、增大，CA153 明显升高（51.45U/mL）。

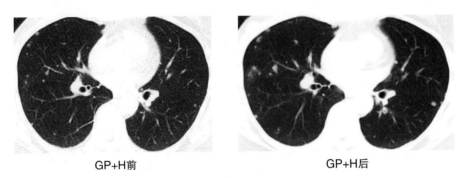

GP+H前　　　　　　　　　　　　　GP+H后

图 2-7-2

　　问题：如何进行下一步治疗？

　　乳腺内科专家点评：患者再次经过2个周期曲妥珠单抗靶向治疗后，病情再次进展，因此考虑患者出现曲妥珠单抗原发耐药。患者属于HER-2阳性晚期乳腺癌，持续抑制HER-2通路能够持续带来生存获益，因此下一步的治疗应该考虑继续抗HER-2二线治疗。根据NCCN指南推荐，国际标准的抗HER-2二线治疗方案是T-DM1，但T-DM1并未在中国上市，因此可以选择卡培他滨联合拉帕替尼，曲妥珠单抗联合拉帕替尼也是可以选择的策略。患者病情进展迅速，也可行基因检测寻找更多治疗靶点，为之后的治疗提供思路。

> **经验教训**
>
> 　　患者为 HER-2阳性晚期乳腺癌，抗HER-2治疗失败后，持续抑制HER-2通路可带来生存获益，应继续抗HER-2治疗。晚期阶段多基因检测指导下的靶向治疗，可使患者得到明确生存获益。

要点总结

1.HER-2阳性乳腺癌新辅助治疗

多个临床试验研究证明，HER-2阳性新辅助治疗获得病理学完全缓解（pCR）患者的DFS和

OS均优于同样治疗未达到pCR的患者。Buzdar的Ⅲ期新辅助治疗试验中[1]，入组HER-2阳性Ⅱ、ⅢA期乳腺癌患者，接受紫杉醇序贯FEC化疗或曲妥珠单抗联合紫杉醇序贯FEC化疗，结果显示，两组的pCR率分别为25%和65.2%。该研究证明，在HER-2阳性患者新辅助治疗中，曲妥珠单抗联合化疗与单用化疗相比能够显著提高pCR率，奠定了曲妥珠单抗在新辅助治疗中的地位。Ⅲ期NOAH研究[2]将HER-2阳性的局部晚期乳腺癌或炎性乳癌患者随机分为曲妥珠单抗（作为新辅助和辅助治疗）联合新辅助化疗组及单纯新辅助化疗组。新辅助化疗方案药物，包括多柔比星、紫杉醇、环磷酰胺、氨甲蝶呤及氟尿嘧啶。结果显示，曲妥珠单抗联合使用AT、T、CMF方案能显著提高pCR率，并且曲妥珠单抗显著提高了HER-2阳性乳腺癌患者的5年无病生存率和总生存率。GBG/AGO研究组的GEPARQUINTO（GBG44）试验[3]，研究曲妥珠单抗或拉帕替尼联合表柔比星+环磷酰胺+多西他赛在新辅助治疗中的疗效，结果显示，含曲妥珠单抗组患者的病理完全缓解率优于含拉帕替尼组（31.3%和21.7%），两组患者中乳腺与淋巴结均达pCR者分别占45.0%与29.9%，仅乳腺达pCR者分别占50.4%与35.2%，保乳手术率分别为65.6%与56.0%。由此可见，拉帕替尼联合蒽环、紫杉类药物新辅助治疗的pCR率明显低于含曲妥珠单抗联合方案。因此，拉帕替尼联合化疗的方案并不推荐用于HER-2阳性乳腺癌新辅助治疗中。但HER-2双靶向联合新辅助治疗却是可选的治疗策略。NeoALTTO[4]是随机Ⅲ期临床试验，评估曲妥珠单抗和拉帕替尼两种HER-2靶向药物联用，随后在术前予以标准紫杉醇化疗的方案是否优于单一HER-2靶向药物联合同样化疗方案，结果显示联合治疗、拉帕替尼单药、曲妥珠单抗单药三组的无事件生存期和总生存期没有差异，但是pCR率分别为51.3%、24.7%和29.5%。随后界标分析显示，与未获得pCR者相比，获得pCR者3年无事件生存期和总生存期显著改善，pCR保持有预后意义。因此，对HER-2阳性的乳腺癌患者而言，应用拉帕替尼联合曲妥珠单抗双重抗HER-2治疗较之拉帕替尼或曲妥珠单抗单药抗HER-2治疗，拥有更高的pCR率。NeoSphere研究[5]考察了新辅助治疗方面帕妥珠单抗的作用，在研究中评估了4个周期的曲妥珠单抗+多西他赛、帕妥珠单抗+曲妥珠单抗+多西他赛、帕妥珠单抗+多西他赛和帕妥珠单抗+曲妥珠单抗治疗，随后进行手术和辅助化疗加传统曲妥珠单抗治疗对局部晚期的、炎性或早期HER-2阳性乳腺癌患者的疗效，结果显示4个周期多西他赛+曲妥珠单抗+帕妥珠单抗方案达到pCR的比例为46%，高于其他3种方案（多西他赛+曲妥珠单抗：29%，多西他赛+帕妥珠单抗：24%，曲妥珠单抗+帕妥珠单抗：17%）。这项研究的结果最终使HER-2双靶向药物方案获批用于新辅助治疗。

2.HER-2阳性晚期乳腺癌二线及以后治疗

对传统化疗，一旦疾病出现进展意味着需要更换方案，而针对HER-2的靶向治疗在疾病进展后不一定需要停药，因为乳腺癌中HER-2基因扩增在大多数情况下没有随着疾病进展而发生本质变化。因此，曲妥珠单抗治疗病情仍然进展后，推荐继续使用抗 HER-2 靶向治疗。EGF10051试验[6]入组曲妥珠单抗耐药、既往使用过蒽环紫杉类药物的晚期或转移性乳腺癌患者，比较卡培他滨联合拉帕替尼与卡培他滨单药治疗效果，结果显示联合组较单药组至疾病进展时间分别为8.8个月和4.4个月，有效率分别为22.5%和14.3%。与卡培他滨单药相比，拉帕替尼联合卡培他滨显著延长至疾病进展时间，因此，拉帕替尼联合卡培他滨是曲妥珠单抗治疗病情进展后的可选方案之一。GBG-26研究[7]的是曲妥珠单抗联合紫杉类药物为主一线解救治疗进展的患者,后续二线治疗选择比较了曲妥珠单抗联合卡培他滨与卡培他滨单药,结果提示:联合用药与单药相比,有效率分别为49%和25%,中位PFS分别为8.5个月和5.6个月,中位OS分别为20.3个月和19.9个月,因此曲妥珠单抗联合卡培他滨的疗效显著优于卡培他滨单药。该项研究结果意义重大,颠覆了以往传统的理念。传统理念认为,如果一线解救治疗疾病进展后,二线一般会摒弃一线所用药物,而这项研究则保留了一线靶向药物——曲妥珠单抗,换用联合的化疗药物,保留曲妥珠单抗治疗可以使患者在PFS继续获益。Hermine研究[8]分析了曲妥珠单抗一线治疗疾病进展后,继续使用曲妥珠单抗与停止使用相比,生存期显著延长,中位TTP分别为10.2个月和7.1个月,进一步肯定了持续使用曲妥珠单抗治疗的价值和生存获益。因此,HER-2阳性转移性乳腺癌患者使用曲妥珠单抗一线治疗出现疾病进展后,也可继续使用曲妥珠单抗,或更改其他化疗药物。EDF104900 Ⅲ期临床试验[9]入组均经过多重治疗且先前接受曲妥珠单抗治疗中发生疾病进展的乳腺癌患者,比较了拉帕替尼联合曲妥珠单抗双靶向阻滞和拉帕尼替单药的治疗效果,结果显示:双靶向阻滞将中位TTP从8.1周延长到12周,尽管有52%的患者在应用拉帕替尼进展后贯序到联合组,但后期随访还显示出中位OS的获益,分别为9.5个月对14.1个月。因此,对不能耐受化疗的患者,可以考虑双靶向非细胞毒药物的方案,但目前缺乏曲妥珠单抗联合拉帕替尼优于曲妥珠单抗联合化疗的证据。有研究表明,依维莫斯联合曲妥珠单抗应用于HER-2阳性乳腺癌能够逆转曲妥珠单抗的耐药性,同时增强曲妥珠单抗的抗肿瘤活性。BOLERO-3研究[10]入组HER-2阳性晚期乳腺癌患者,该研究将依维莫司联合长春瑞滨加曲妥珠单抗与长春瑞滨联合曲妥珠单抗的疗效进行对比,两组中位无进展生存时间分别为7个月和5.78个月。EMILIA临床试验[11]比较T-DM1与曲妥珠单抗失败后的标准治疗方案XL(卡培他滨+拉帕替尼)的疗效和安全性,入组的患者均为HER-2阳性且先前接受过曲妥珠单抗和紫杉类药物治疗,结果显示T-DM1与XL治疗组PFS分别为9.6个月和6.4个月,中位OS在T-DM1组尚未达到,XL组中位OS为23.3个月。TH3RESA临床试验[12]入组HER-2阳性晚期乳腺癌患者,既往经过二线及以上治疗,且使用过曲妥珠单抗、拉帕替尼以及紫杉类药物治疗,入组患者分至T-DM1治疗组或医生选择治疗组(TPC),TPC治疗方案包括化疗+曲妥珠单抗、拉帕替尼+曲妥珠单抗、内分泌治疗+曲妥珠单抗、化疗+拉帕替尼或单药治疗等。亚组分析显示,对于上述治疗三线以上、内脏累及、TPC选择化疗人群,OS获益更明显。TH3RESA临床试验证实,经曲妥珠单抗、拉帕替尼、紫杉类治疗的HER-2阳性晚期乳腺癌患者,使用T-DM1治疗可以显著提高患者OS,尽管大量交叉入组现象存在,生存获益依然显著。因此,T-DM1单药治疗是国际上目前曲妥珠单抗治疗失败后的二线首选治疗方案。

(李曼 赵姗姗 大连医科大学第二附属医院)

参考文献

[1] Buzdar A U, Ibrahim N K, Francis D, et al. Significantly higher pathologic complete remission rate after neoadjuvant therapy with trastuzumab, paclitaxel, and epirubicin chemotherapy: results of a randomized trial in human epidermal growth factor receptor 2-positive operable breast cancer. [J]. Journal of Clinical Oncology

Official Journal of the American Society of Clinical Oncology,2005,23(16):3676.

[2]　Gianni L,Eiermann W,Semiglazov V,et al. Neoadjuvant chemotherapy with trastuzumab followed by adjuvant trastuzumab versus neoadjuvant chemotherapy alone,in patients with HER2-positive locally advanced breast cancer(the NOAH trial):a randomised controlled superiority trial with a parallel HER2 [J]. Lancet,2010,375 (9712):377-384.

[3]　Untch M,Von G M,Gerber B,et al. Survival Analysis After Neoadjuvant Chemotherapy With Trastuzumab or Lapatinib in Patients With Human Epidermal Growth Factor Receptor 2-Positive Breast Cancer in the GeparQuinto(G5)Study(GBG 44).[J]. Journal of Clinical Oncology,2018:JCO2017759175.

[4]　Baselga J,Bradbury I,Eidtmann H,et al. Lapatinib with trastuzumab for HER2-positive early breast cancer (NeoALTTO):a randomised,open-label,multicentre,phase 3 trial[J]. Lancet,2014,15(10):1137-1146.

[5]　Gianni L,Pienkowski T,Im Y H,et al. Efficacy and safety of neoadjuvant pertuzumab and trastuzumab in women with locally advanced,inflammatory,or early HER2-positive breast cancer (NeoSphere):a randomised multicentre,open-label,phase 2 trial.[J]. Lancet Oncology,2016,17(6):791-800.

[6]　Cameron D,Casey M,Press M,et al. A phase Ⅲ randomized comparison of lapatinib plus capecitabine versus capecitabine alone in women with advanced breast cancer that has progressed on trastuzumab:updated efficacy and biomarker analyses[J]. Breast Cancer Research & Treatment,2008,112(3):533-543.

[7]　Minckwitz G V,Bois A D,Schmidt M,et al. Trastuzumab Beyond Progression in Human Epidermal Growth Factor Receptor 2-Positive Advanced Breast Cancer:A German Breast Group 26/Breast International Group 03-05 Study[J]. Breast Diseases A Year Book Quarterly,2009,27(12):1999-2006.

[8]　Extra J M,Antoine E C,Vincent-Salomon A,et al. Efficacy of trastuzumab in routine clinical practice and after progression for metastatic breast cancer patients:the observational Hermine study [J]. Oncologist,2010,15(8): 799.

[9]　Blackwell K L,Burstein H J,Storniolo A M,et al. Randomized Study of Lapatinib Alone or in Combination With Trastuzumab in Women With ErbB2-Positive,Trastuzumab-Refractory Metastatic Breast Cancer[J]. Journal of Clinical Oncology,2010,28(7):1124-1130.

[10]　Andr F,O′Regan R,Ozguroglu M,et al. Everolimus for women with trastuzumab-resistant,HER2-positive, advanced breast cancer (BOLERO-3):a randomised,double-blind,placebo-controlled phase 3 trial.[J]. Lancet Oncology,2014,15(6):580-591.

[11]　Verma S,Miles D,Gianni L,et al. Trastuzumab Emtansine for HER2-Positive Advanced Breast Cancer [J]. New England Journal of Medicine,2016,368(25):1783-1791.

[12]　Krop I E,Kim S B,González-Martín A,et al. Trastuzumab emtansine versus treatment of physician′s choice for pretreated HER2-positive advanced breast cancer (TH3RESA):a randomised,open-label,phase 3 trial [J]. Lancet Oncology,2014,15(7):689-699.

病例8：HR阴性、HER-2阳性晚期乳腺癌的治疗

★ 病史简介

患者，女性，62岁。2012年3月（56岁）于外院行左乳癌根治术，术后病理为乳腺浸润性导管癌Ⅱ级，大小为2cm×2cm×0.8cm，脉管内可见癌栓，腋窝淋巴结转移Ⅰ组4/9，Ⅱ组0/5，Ⅲ组0/1，免疫组化：ER（-）、PR（-）、HER-2（2+）、Ki67指数为30%，FISH检测，HER-2扩增。术后分期：ⅢA期PT1N2M0。辅助治疗：行TEC方案化疗6个周期，右胸壁局部放疗1个周期。

既往史：高血压、糖尿病慢性病史，血压、血糖控制欠佳。

病情变化：2014年12月，复查超声提示：右腋窝肿大淋巴结（2.8cm×2.7cm），考虑为转移。胸部CT提示双肺多发转移瘤。CEA为12.9ng/mL。腋窝淋巴结穿刺活检病理：符合乳腺癌腋窝淋巴结转移，免疫组化：ER（-）、PR（-）、HER-2（3+）、Ki67指数为25%。影像学检查未见异常。诊断：左乳腺癌术后肺转移，以及右腋窝淋巴结转移。一线治疗方案选择卡培他滨+曲妥珠单抗靶向治疗。

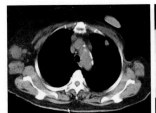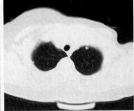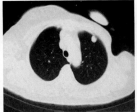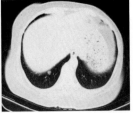

图 2-8-1

问题：如何评价一线治疗方案的选择？

肿瘤内科专家点评：患者为既往未接受过曲妥珠单抗辅助治疗的HER-2阳性转移乳腺癌，根据CLEOPATRA研究结果，多西他赛联合双靶向治疗为一线标准方案，但国内因帕妥珠单抗未上市，因此曲妥珠单抗联合紫杉类药物为一线首选方案，H0648g和M77001研究也证实了这样的方案在一线治疗中的疗效。HERNATA研究证实，曲妥珠单抗联合长春瑞滨也能取得相似的疗效。而对于既往紫杉类药物治疗失败的患者，曲妥珠单抗联合卡培他滨也取得了不错的疗效。患者DFS为33个月，既往未经曲妥珠单抗治疗，辅助治疗期间曾应用多西他赛，同时存在高血压、糖尿病基础疾病，宜选用相对温和的化疗药物。因此，卡培他滨联合曲妥珠单抗是理想选择。建议6~8个周期治疗后，考虑维持治疗。

病情变化：卡培他滨+曲妥珠单抗靶向治疗6个周期，双肺结节及右腋窝淋巴结持续缩小，最佳疗效评价为PR。维持治疗选择曲妥珠单抗维持治疗（2015年4月）。曲妥珠单抗治疗至1年时，患者因经济原因停药，换用卡培他滨维持治疗（2015年12月）。维持治疗期间，患者因Ⅲ°手足综合征，将卡培他滨逐渐减量至500mg，每日2次，21天为1个周期。维持治疗持续至今（2018年5月），患者定期复查，病情持续PR。

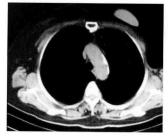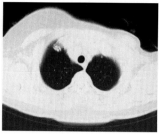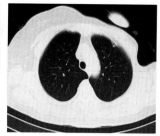

图 2-8-2

问题：如何评价维持治疗方案的选择？

肿瘤内科专家点评：HR 阴性、HER-2 阳性转移性乳腺癌一线治疗 6~8 个周期，曲妥珠单抗维持治疗是合理选择。若经济条件不允许，可选用既往有效的化疗药物维持治疗。卡培他滨因为副反应相对较轻、口服方便，所以是维持治疗的理想选择。患者因Ⅲ°手足综合征进行了药物的减量。目前维持治疗近两年半的时间，治疗效果理想。

经验教训

　　HR 阴性、HER-2 阳性晚期乳腺癌患者的晚期一线治疗以化疗联合靶向治疗为主，合理的维持治疗为患者创造更长时间的无进展生存期以及更好的生活质量。

（孙思文　李曼　大连医科大学第二附属医院）

病例9：出现对侧乳腺病灶的Ⅳ期乳腺癌时的治疗

★病史简介

患者,女性,39岁,2012年4月,行右侧乳腺癌根治术,肿物大小为1.5cm×1.5cm×1cm,术后病理:浸润性导管癌,ER(−)、PR(−)、HER-2(3+)、淋巴结1/17。术后诊断为pT1N1M0 Ⅱa期。术后行辅助化疗2个周期,具体用药不详。2014年10月初,发现头皮多发结节,质硬,可触及5枚结节,大者约为0.8cm。同时复查胸CT显示左下胸膜下见1小结节影(性质待定)。行头皮肿物切除术,术后病理显示:头皮恶性肿瘤,考虑转移癌,倾向乳腺来源。免疫组化:ER(20%+)、PR(−)、HER-2(3+)、Ki67(+)70%。复查彩超显示:左侧乳腺实性包块(1.5cm×1cm),BI-RADS分级4A,恶性可能性大。复查胸CT显示:右肺门转移,骨ECT见胸骨柄、右侧第3后肋、骶骨见异常放射性核素分布浓聚,结合肋骨三维重建为骨转移。2014年11月,行TE方案化疗(因经济原因未行赫赛汀靶向治疗),2个周期疗效评价为SD。4个周期复查(2015年2月),左乳包块增大及头皮下肿物增多,疗效评价为PD。p之后,于2015年3月入组BG01-1323L临床研究,行卡培他滨单药治疗34个周期,最佳评价为PR(肺内病灶几乎CR)。2017年7月,左乳肿物增大,但其他部位病灶稳定,考虑疾病进展。

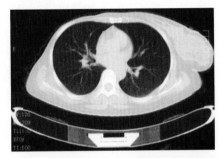 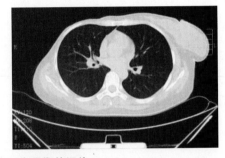

图 2-9-1　卡培他滨34个周期的评价。

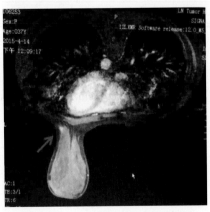 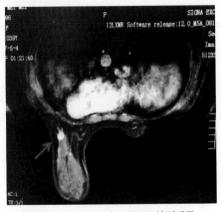

图 2-9-2　2015年4月13日的肺CT。　　图 2-9-3　2017年5月3日的肺CT。

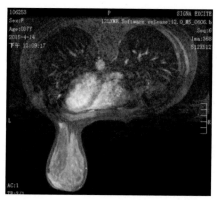 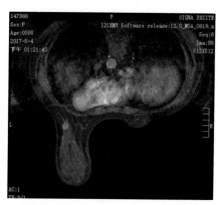

图 2-9-4　2015年4月13日的乳腺MRI。　　　图 2-9-5　2017年5月3日的乳腺MRI。

问题：患者其他部位病灶趋于稳定，仅存左乳肿物，现左乳肿物增大，下一步可否行外科手术治疗？

乳腺外科专家点评：本病例是Ⅳ期乳腺癌伴对侧乳房肿物。目前经过多疗程的治疗，其他转移部位病灶均消失，仅存左乳肿物，暂时不能判断是左乳原发还是右乳癌左乳转移。如果左乳肿瘤是转移灶，在目前的医疗条件下，Ⅳ期乳腺癌是不能根治的。从延长生存期和改善生存质量的目的来说，药物治疗是主体。通常认为，外科干预的目的通常是局部控制和改善生理质量，对生存时间延长意义不大。2006年，Nibe提出了寡转移的概念。其认为，如果原发灶可以被控制，单一或少数转移灶给予局部治疗可以延长患者生存时间。研究表明，年龄小于50岁，骨或软组织转移，HR阳性、HER-2阳性的患者，可以从局部治疗延长生存期，但三阴性乳腺癌不能受益。结合本例患者，软组织转移的非三阴性乳腺癌，如果患者治疗意愿强烈，转移灶手术治疗也是一个相对正确的选择。如果左乳为原发肿瘤，其他转移灶均治愈的情况下，可考虑行肿物切除，明确左乳病理及免疫组化情况，指导下一步治疗。

乳腺内科专家点评：患者右乳癌术后病理为ER(-)、PR(-)、HER-2(3+)；头皮肿物切除术，术后病理提示为ER(20%+)、PR(-)、HER-2(3+)。两次病理均为HER-2阳性，应进行抗HER-2治疗，但因患者经济原因，未行抗HER-2规范治疗。辅助治疗DFS为30个月，一线PFS为6个月。患者首次发现左乳肿物时，应行穿刺活检明确左乳肿瘤为原发还是转移灶，以方便指导下一步治疗。目前患者除左乳外，其他转移部位均治愈，因此对于左乳肿物，同意外科意见，行手术切除明确来源及免疫组化情况。

后续治疗：2017年7月17日，行左乳改良根治术，肿物大小为2cm×2cm×1.5cm。术后病理：浸润性导管癌，ER(局部65%+)、PR(-)、HER-2(3+)、Ki67为(60%+)。

问题：如何进行下一步治疗？

病理科专家点评：患者双侧乳腺先后行手术治疗，右乳在2012年4月手术，术后病理：浸润性导管癌，淋巴结转移癌1/7；ER(-)、PR(-)、HER-2(3+)。左乳在2017年7月手术，术后病理：浸润性导管癌；ER(60%+)、PR(-)、HER-2(3+)、Ki67(60%+)。那么，左乳癌是转移乳腺癌还是原发乳腺癌？根据患者临床症状、病史及两次术后病理形态学改变，可认定，左乳癌为原发乳腺癌。从临床病史及症状分析,患者右乳癌术后出现多发远处转移,存在通过血行转移或淋巴道转移至左乳的可能性(①癌栓可随逆流淋巴液经真皮淋巴管转移至对侧乳腺;②经深筋膜播散到对侧乳腺;③内乳淋巴管在第一肋间平面与对侧有吻合交通,癌细胞可以由此途径转移到对侧乳腺)。但是,比较两次术后病理的镜下组织形态学改变,左乳可见在浸润性癌背景中有导管原位癌成分,周围乳腺组织中有非典型导管增生,存在病变形态学的过渡改变,所以可判断左乳癌为原发性乳腺癌。

乳腺内科专家点评:患者经两次术后病理明确左乳癌为原发性乳腺癌,尽管病理类型不同,但均为HER-2阳性。目前,患者为临床无瘤状态,在后续治疗中仍以抗HER-2治疗为主,联合内分泌或者化疗。

后续治疗:2017年9月,行吉西他滨单药化疗(因患者经济原因,仍无法使用曲妥珠单抗靶向治疗)。现已应用4个周期,疗效评价为SD。

经验教训

对于Ⅳ期乳腺癌患者出现对侧乳腺肿瘤,应尽早明确肿瘤来源和免疫组化,这有助于后续治疗方案的制订。抗HER-2规范治疗在HER-2阳性乳腺癌患者中至关重要。

要点总结

1.手术治疗在Ⅳ期乳腺癌中的应用价值

目前乳腺癌的早期诊断率明显提高,化疗以及放疗都取得了显著进展,但是每年仍有大量的患者在诊断时就已经存在远处转移或者术后出现复发转移。传统的观念认为,乳腺癌一旦发生复发转移,就意味着疾病不可治愈,手术治疗并无用武之地,即使应用,也仅是为了改善局部症状。但是,最新的一些研究对这个传统观念提出了挑战,发现手术治疗不仅仅是姑息治疗手段,还具有延长患者生存的作用,甚至能使有些患者获得治愈的机会。根据美国癌症协会(ACS)的统计,Ⅳ期患者占3.5%~10%,其5年生存率为16%~20%,中位生存期为18~24个月,不同转移部位的生存率也存在很大差异,软组织转移的5年生存率为41%,骨转移的5年生存率为23%,内脏转移的5年生存率为13%[3]。传统的观念认为,对于这类患者,所有的治疗都是姑息性的,全身治疗是首选的方式,只有当患者的原发灶出现局部症状时,才需要手术干预。相对其他实体肿瘤而言,由于化疗、内分泌治疗以及靶向治疗等效果较好,Ⅳ期乳腺癌的中位生存期相对较长。在此过程中,如果不对病灶进行处理,随着肿瘤的生长,经常会出现皮肤溃疡、出血、感染、疼痛等严重的局部并发症,这样会对患者的生理和心理带来严重的打击。因此,这类患者病灶的手术切除,对于控制局部症状、改善生活质量具有重要意义的。最近的一些回顾性研究还发现,对Ⅳ期乳腺癌的原发病灶的局部处理还可以带来生存率获益。在没有更多证据出来之前,对于诊断时已经存在远处转移的乳腺癌患者选择治疗方案时,需要慎重考虑患者的转移灶情况和全身情况,切实权衡局部治疗的益处和风险,审慎做出决策,不应轻易放弃对乳腺原发灶的手术切除。乳腺癌远处转移是导致乳腺癌患者死亡的最重要原因,由于大部分远处转移病灶都是多发的,无法手术切除,因此手术治疗在这部分患者中的作用有限。最近的研究发现,有远处转移的患者中的1%~10%为"孤立的转移灶",对于这些患者应该进行积极的"治愈性"手术治疗,可明显提高患者的生存率,甚至使部分患者获得"治愈"[4]。乳腺癌远处转移患者的总体预后较差,但是对于孤立转移的患者,应采取个体化治疗。能耐受手术治疗者,应尽可能考虑手术切除,然后再进行全身综合治疗。

2.对侧乳腺癌发生风险

如果患者被确诊患乳腺癌,那么该患者的另一侧乳腺患癌,即对侧乳腺癌的风险将可能增加3~4倍。对侧乳腺癌发生风险,不同于原发乳腺癌的复发,这种风险也高于普通女性首次患乳腺癌的风险。一项来自荷兰的研究表明,如果患者携带异常的BRCA1或者BRCA2基因,并且已经被确诊为乳腺癌,患者发展为对侧乳腺癌的风险为16%~40%,比不携带BRCA1或者BRCA2基因的女性高出3~6倍。该研究于2015年12月23日发表在*the Journal of Clinical Oncology*期刊。医生希望能对携带异常BRCA1或BRCA2基因的、确诊为乳腺癌的女性进行更精确的对侧乳腺癌风险评估;此评估有助于医生根据患者的个体情况和各自的对侧乳腺癌风险制订出合适的筛查和治疗计划。该研究发现,携带BRCA1或BRCA2基因,并且在41岁之前被首次诊断为乳腺癌的女性的对侧乳腺癌风险是41岁~49岁首次诊断为乳腺癌患者的2倍。此项研究选取了1970—2003年的6294例确诊年龄≤49岁的浸润性乳腺癌女性患者。检测患者的组织或血液样本,以明确患者是否携带异常的BRCA1或BRCA2基因。结果发现,3.2%的患者携带异常的BRCA1基因(200例女性),1.1%的患者携带异常的BRCA2基因(71例女性)。12.5年的随访中,578例发生了对侧乳腺癌:521例对侧乳腺癌发生在未携带异常基因的女性患者中,其中45例对侧乳腺癌携带BRCA1基因,12例对侧乳腺癌携带BRCA2基因。也就是说,对侧乳腺癌的产生不仅是偶然事件,也可能是由于异常基因而造成的。首次确诊乳腺癌10年后,发生对侧乳腺癌的风险分别为:首次确诊年龄≤41岁的女性的风险为23.9% 首次确诊年龄为41~49岁的女性的风险为12.6%。如果患者已经被确诊为乳腺癌并且明确自身携带BRCA1或BRCA2基因,医生在制订治疗计划的时候,需要仔细考虑患者发生对侧乳腺癌的风险。这项研究为患者风险评估提供了更加详细的信息。根据患者风险,患者可以选择更加积极的措施让风险尽可能地降低,如通过激素治疗来阻断雌激素对乳腺组织的作用或者降低机体的雌激素水平;手术切除对侧乳腺和(或)卵巢。患者也可以通过改变生活习惯来降低风险,如避免饮酒和吸烟、维持健康的体重和定期运动。总之,每个患者的情况都是独一无二的。

3.抗HER-2在晚期乳腺癌中的价值和地位

近十年来,由于多个抗HER-2药物成功研发上市,HER-2阳性晚期乳腺癌成为证据级别最高、治疗方案最成熟的晚期乳腺癌生物学亚型。HER-2是人表皮生长因子受体家族成员之一,其在信号通路传导中起核心作用。目前已上市的抗HER-2靶向药物主要为:①针对受体细胞膜外部分的单克隆抗体:曲妥珠单抗、帕妥珠单抗、抗体-药物偶联物(ADC);②针对受体细胞膜内部分的酪氨酸激酶抑制剂,如拉帕替尼。曲妥珠单抗与HER-2受体细胞膜外Ⅳ区结合,阻断肿瘤细胞信号传导。帕妥珠单抗结合于HER-2受体胞外Ⅱ区,抑制HER-2同源或异源二聚体形成,继而阻止下游信号传导。两药可以互补增强对 HER-2 通路的抑制[7]。T-DM1是新型的ADC,由曲妥珠单抗和细胞毒药物 DM1连接而成,与细胞表面 HER-2 受体结合后内吞入细胞,释放 DM1 抑制微管聚集,发挥细胞毒作用,同时曲妥珠单抗发挥抗肿瘤作用。拉帕替尼是HER-1和HER-2 受体酪氨酸激酶抑制剂,可同时抑制 HER-1、HER-2,从而阻断下游信号传导[8]。国内外指南对一线治疗的推荐:NCCN(2015 年)。Giordano 等[9]及 Cardoso等[10]推荐曲妥珠单抗、帕妥珠单抗联合紫杉类药物作为 HER-2 阳性晚期乳腺癌一线治疗优选方案。曲妥珠单抗联合不同化疗药物(紫杉类等)为备选方案。HER-2阳性、HR阳性的绝经后晚期乳腺癌患者可采用曲妥珠单抗联合芳香化酶抑制剂治疗。中国抗癌协会乳腺癌专业委员会推荐,在帕妥珠单抗国内尚未上市的情况下,曲妥珠单抗联合紫杉醇或多西他赛可以作为首选的一线治疗方案,也可加用卡铂进一步提高疗效,其他可联合药物,包括长春瑞滨、卡培他滨等[11-12]。

(吴杰 孙涛　辽宁省肿瘤医院/中国医科大学附属肿瘤医院)

参考文献

[1] Jemal A,Bray F,Center M M,et al .Global cancer statistics[J] .CA C a n c e r J C l i n,2 0 1 1,6 1(2):69–9 0.

[2] Fan L,Strasser-Weippl K,Li J J,et al .Breast cancer in China[J] . Lancet Oncol,2014,15(7):e279–e289 .

[3] Soran A,Ozbas S,Kelsey S F,et al .Randomized trial comparing lo-coregional resection of primary tumor with no surgery in stage Ⅳ breast cancer at the presentation （Protocol MF07–01）:a study of Turkish Federation of the National Societies for Breast Diseases [J] .Breast J,2009,15(4):399–403 .

[4] Pagani O,Senkus E,Wood W,et al .International guidelines for management of metastatic breast cancer:can metastatic breast canc-er be cured？[J] .J Natl Cancer Inst,2010,102(7):456–463 .

[5] Dawood S,Broglio K,Buzdar AU,et al. Prognosis of women with metastatic breast cancer by HER-2 status and trastuzumab treatment:an institutional-based review[J]. J Clin Oncol,2010,28(1):92–98.

[6] Yarden Y,Sliwkowski MX. Untangling the ErbB signalling network 　[J]. Nat Rev Mol Cell Biol,2001,2(2):127–137.

[7] De Mattos-Arruda L,Cortes J. Use of pertuzumab for the treat-ment of HER-2 positive metastatic breast cancer [J]. Adv Ther,2013,30(7):645–658.

[8] Segovia-Mendoza M,González–González ME,Barrera D,et al. Effi-cacy and mechanism of action of the tyrosine kinase inhibitors gefi-tinib,lapatinib and neratinib in the treatment of HER-2 positive breast cancer:preclinical and clinical evidence[J]. Am J Cancer Res,2015,5(9):2531–2561.

[9] Giordano SH,Temin S,Kirshner JJ,et al. Systemic therapy for pa-tients with advanced human epidermal growth factor receptor 2-positive breast cancer:American Society of Clinical Oncology clini-cal practice guideline [J]. J Clin Oncol,2014,32(19):2078–2099.

[10] Cardoso F,Costa A,Norton L,et al. ESO–ESMO 2nd international consensus guidelines for advanced breast cancer(ABC2)[J]. Breast,2014,23(5):489–502.

[11] 中国抗癌协会乳腺癌专业委员会.中国晚期乳腺癌诊 治专家共识(2015 版)[M].北京:人民卫生出版社,2015.

[12] Chinese Anti-Cancer Association Committee of Breast Cancer Soci-ety. Chinese Anti-Cancer Association Committee guidelines and standards for breast cancer diagnosis and treatment (2015 edition)[J]. Chin Oncol, 2015,25(9):641-703.

[13] 中国抗癌协会乳腺癌专业委员会.中国抗癌协会乳腺癌诊治指南与规范(2015)[J].中国癌症杂志,2015,25(9):641-703.

[14] Avan A,Maftouh M,Ghayour Mobarhan M,et al. Biomarker analy-sis in CLEOPATRA:searching for a sensitive prognostic factor in breast cancer[J]. J Clin Oncol,2015,33(15):1711-1712.

病例10：HER-2阳性晚期乳腺癌的全程管理

★病史简介

患者，女性，48岁，2011年12月4日，因"左乳癌"行"左侧乳腺癌改良根治术"，术后病理：左侧乳腺非特异性浸润性导管癌Ⅱ级，并累及局部乳头，肿块大小为3cm×3cm×2cm，同侧腋窝淋巴结8/11枚有癌转移，手术基底未见癌组织，周围乳腺呈增生改变；免疫组织化学：ER（-）、PR（-）、HER-2（2+）、Ki67（5%）。诊断：左乳腺非特异性浸润性导管癌（pT2N2M0 ⅢA期）。术后（2011年12月16日至2012年5月27日）于当地医院行AC-T方案全身化疗8个周期，具体：表柔比星120mg+环磷酰胺600mg，每天1次，静脉给药，3周×4个周期+多西他赛120mg，每天1次，3周×4个周期。并行局部放疗：6mv X线 锁腋野DT 5000cGy/25次，6mev β 电子线胸壁野放疗 DT 5000cGy/25次。此后，定期复查。2012年8月28日，当地医院复查CT显示：肝内多发低密度影，考虑转移瘤（患者无自觉症状）。其后入我院进一步治疗，对原乳腺癌病理标本行FISH检测显示，HER-2基因扩增。

初潮年龄14岁，未绝经。24岁结婚，生育2女。既往史、个人史无特殊可记。否认家族遗传性疾病史。

问题：①转移灶是否需要再次活检？②如何判断HER-2表达状态？③下一步治疗如何选择？
□ 靶向联合单药化疗　　□ 靶向联合双药化疗

病理学专家王鸿雁点评：IHC检测结果为HER-2（2+），需要进一步做FISH检测来确定HER-2表达状态，患者院外乳腺蜡块送至我院病理科进一步检测提示HER-2基因扩增。此外，由于乳腺癌原发灶和转移灶之间的激素受体表达状态及HER-2状态可能存在不一致，而这些病理参数对于乳腺癌临床决策的制订具有重要的参考意义。因此，建议对患者肝转移病灶再次取活检，以指导下一步治疗方案。

放疗科专家张晓智点评：对于乳腺癌患者而言，放射治疗主要是作为手术后辅助治疗或晚期患者局部的姑息治疗手段，患者系乳腺癌伴多发肝转移，治疗应以全身治疗为主。

肿瘤内科专家赵晓艾点评：患者因发生远处转移就诊于我科，充分告知进行肝脏病灶活检的必要性，患者及家属拒绝行转移灶活检。因此，在制订治疗方案时，主要参考患者乳腺原发灶病理检测结果。患者HER-2基因扩增，既往未使用过抗HER-2治疗，其全身治疗应选择含曲妥珠单抗的方案。BCIRG 007研究结果提示，对于HER-2阳性晚期乳腺癌患者，曲妥珠单抗联合双药化疗与曲妥珠单抗联合单药化疗PFS及OS均无显著差别，而曲妥珠单抗联合双药化疗显著增加不良事件发生率。单药化疗毒性较低，利于长期用药，患者生活质量较好，因此不应过分追求曲妥珠单抗联合双药化疗，曲妥珠单抗联合单药化疗是该患者的优选治疗方案。此外，患者在辅助治疗中已使用过紫杉类药物，且出现远处转移距辅助化疗结束不足1年。在化疗药物的选择上，应优先考虑既往未使用过的药物，如长春瑞滨、卡培他滨、脂质体蒽环、吉西他滨等。

目前诊断：左乳腺非特异性浸润性导管癌(rT2N2M1 Ⅳ期)肝转移。2012年9月5日至2013年1月1日予以曲妥珠单抗联合吉西他滨化疗6个周期，具体为：曲妥珠单抗 首剂8mg/kg(6mg/kg维持)，每天1次，吉西他滨1400mg，每天1次，静脉给药，共8天。疗效评价为PR，骨髓毒性Ⅱ~Ⅲ度(白细胞、血小板减少)，消化道反应Ⅱ°(恶心、食欲减退)。于2013年1月22日起予以曲妥珠单抗+卡培他滨维持治疗，具体为曲妥珠单抗 6mg/kg，每天1次，口服，卡培他滨1000mg/m²，每天2次，1~14天口服，共3个周期。2013年8月17日停药，定期复查。2014年10月22日，因右上腹疼痛复查上腹部MRI(西安交通大学第一附属医院)显示：肝脏多发转移瘤。复查胸部CT、全身骨显像、头颅MRI未见明显异常。实验室检查：血清肿瘤标志物 (2014年11月4日)CEA 418.5ng/mL，CA153 38.9μ/mL；肝功 AST 213.6ng/mL，ALT 131u/mL；血、尿、粪、肾功无明显异常。

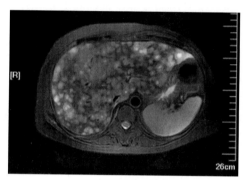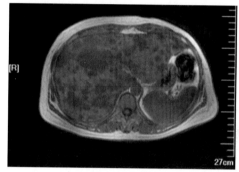

图 2-10-1　2014 年 10 月 22 日的上腹部 MRI。

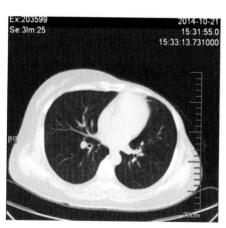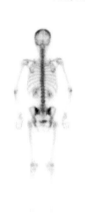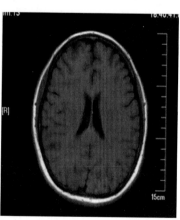

图 2-10-2　2014 年 10 月 21 日的肺、骨、脑未见明显异常。

问题：①抗HER-2治疗和化疗应持续何时？②HER-2阳性晚期乳腺癌伴内脏危象的解救治疗是什么？

□靶向联合单药化疗　□ 靶向联合双药化疗　□双靶向治疗联合化疗

影像科及MRI医学科专家段小艺点评：对于肝脏的转移灶进行诊断和评估，增强MRI为很好的选择，评估手段的前后一致可避免不同检查手段造成的偏差，有利于客观准确地对疗效做出评价。骨转移灶的筛查主要通过全身骨扫描,若骨扫描提示有骨转移的存在,CT和MRI均可作为确诊和疗效评价的进一步检查手段。HER-2阳性是乳腺癌患者发生脑转移的危险因素,对于该类患者随访观察中,若出现神经症状时,应及时检查颅脑MRI,明确是否伴颅脑转移。

肿瘤内科专家赵晓艾点评:2014年5月,ASCO在*JCO*杂志上在线发布了关于HER-2阳性晚期乳腺癌治疗的临床指南。该指南指出,对于接受HER-2靶向与化疗联合治疗的患者,化疗应持续4~6个月(或更长)和(或)至最大反应的时间,这取决于药物毒性和有无疾病进展。当化疗停止后,应继续HER-2靶向治疗;在没有出现疾病进展和毒性不可耐受之前,没有改变治疗方案的必要性。对于HER-2阳性晚期乳腺癌一线治疗进展后的患者,NCCN(2014)、ESMO(2014)推荐二线治疗优选T-DM1,其他选择包括继续使用曲妥珠单抗同时更换化疗药物,改用拉帕替尼+卡培他滨、曲妥珠单抗联合拉帕替尼双靶向治疗。《中国晚期乳腺癌诊治专家共识》及《乳腺癌诊治指南》推荐,在T-DM1未上市的情况下,可选择继续使用曲妥珠单抗同时更换化疗药物、拉帕替尼联合卡培他滨、曲妥珠单抗联合拉帕替尼。该患者一线抗HER-2治疗14个月后再次进展,合并内脏危象,肿瘤负荷大,继续抑制HER-2通路仍为治疗的基础。目前治疗可选择继续使用曲妥珠单抗联合双药化疗,以迅速减小肿瘤负荷,减轻临床症状。

2014年9月22日至2015年5月8日,患者接受H+NX方案治疗8个周期,具体为曲妥珠单抗。首剂8mg/kg(6mg/kg 维持)(d1,口服),长春瑞滨25mg/m²(静脉注射,d1,共8天),卡培他滨1000mg/m²(d2,1~14天,口服,3个周期)。右上腹痛消失,实验室检查显示,肿瘤标志物降至正常,转氨酶降至正常,疗效评价为PR。骨髓毒性Ⅰ°~Ⅱ°(白细胞、血小板减少),消化道反应Ⅱ°(恶心、食欲减退),周围神经毒性Ⅰ°,超声心动示EF未见明显异常。复查胸部CT、全身骨显像、

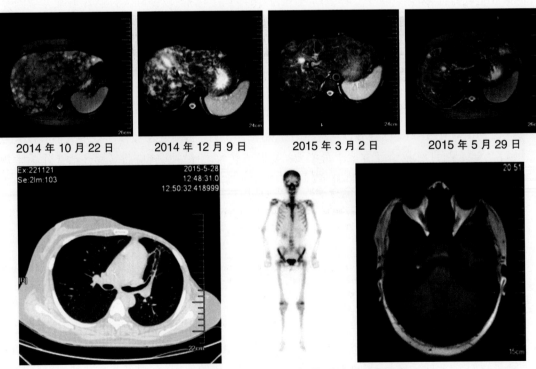

2014年10月22日　　2014年12月9日　　2015年3月2日　　2015年5月29日

图2-10-3　2015年5月28日,肺、骨、脑未见明显异常。

头颅MRI未见明显异常。2015年5月28日起,继用曲妥珠单抗联合卡培他滨维持治疗,具体为曲妥珠单抗 6mg/kg(每天1次,口服)+卡培他滨1000mg/m²(每天2次,1~14天,口服,3个周期)。2015年7月,患者因头晕、视物模糊复查头颅MRI显示:多发脑转移。复查上腹部MRI肝转移病灶稳定。综合疗效评价为PD。

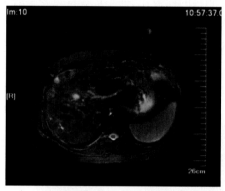
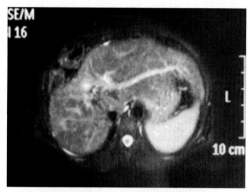

2015 年 5 月 29 日　　　　　　　　2015 年 7 月 7 日(外院)

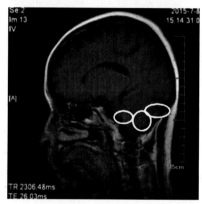
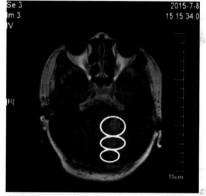

图 2-10-4　2015 年 7 月 8 日的头颅 MRI。

问题:①HER-2阳性乳腺癌脑转移局部治疗策略如何制订?

□ 手术　　□全脑放疗(WBRT)

□立体定向放射手术(SRS)　　□全脑放疗(WBRT)+替莫唑胺

②HER-2阳性乳腺癌脑转移全身治疗策略如何制订?

□曲妥珠单抗+化疗　　□拉帕替尼+卡培他滨　　□TDM-1　　□双靶向联合

影像科专家杜红文点评:乳腺癌脑转移最常见的症状是颅高压表现,主要通过颅脑 MRI 或颅脑增强 CT 确诊,MRI 比 CT 扫描更敏感,应作为首选检查。

神经外科专家孟喜君点评:手术治疗主要适用于病灶单发,尤其是一般状况较好的患者,优点在于可以快速缓解症状,减轻颅内压,获取病理标本及提高局部控制率。在多发脑转移患者中,手术的地位尚缺乏相关数据和结论。该患者小脑膜及双侧小脑半球内多发大小不等转移灶,手术切除可行性较小。

放疗科专家张晓智点评:患者广泛脑转移,病变较为弥散,SRS剂量为正常脑放疗剂量的

1~5倍,可能会造成临界辐射剂量敏感区域(如脑干或视神经交叉区域)的过量照射。对于不适合手术或SRS的多发脑转移患者,WBRT对脑组织放疗强度中等,是重要的姑息治疗手段。值得注意的是,虽然WBRT在缓解脑转移症状上有效,但也可导致短期或长期的并发症。WBRT短期内最常见的并发症为急性疲乏,可持续至治疗结束后3~6个月,可能和脑白质脱髓鞘损伤有关。晚期损伤主要是脑白质及白质损伤,会引起神经认知后遗症,并增加脑卒中的风险。由于替莫唑胺生物利用度高,可透过血-脑脊液屏障和脑肿瘤组织,具有抗中枢神经系统和全身肿瘤的作用,已被 FDA 批准用于治疗复发性恶性脑胶质瘤。然而,替莫唑胺对于乳腺癌脑转移的作用,还有待进一步证实。

肿瘤内科专家赵晓艾点评:对于HER-2阳性乳腺癌脑转移患者,在局部治疗基础上应给予积极的含抗HER-2 治疗的全身治疗。拉帕替尼是表皮生长因子受体(EGFR)和HER-2 双靶点小分子络氨酸激酶抑制剂,因其分子量低及亲脂性,能穿透血-脑脊液屏障。LANDSCAPE研究的是评估拉帕替尼联合卡培他滨治疗初次发生脑转移的HER-2阳性乳腺癌患者疗效的前瞻性研究,拉帕替尼联合卡培他滨可以使患者获得65%的中枢神经系统客观反应率,中枢神经系统中位疾病进展时间为5.5个月,中位OS为17.0个月,1 年的总生存率>70%。拉帕替尼联合卡培他滨可作为HER-2阳性乳腺癌脑转移全身系统治疗的一个有效选择。

患者于当地医院行全脑放疗(40Gy/20f),并于2015年7月9日起接受拉帕替尼联合卡培他滨治疗,具体为:拉帕替尼1000mg(口服,每天1次)卡培他滨1000mg/m²(口服,每天2次,1~14天为1个周期,3个周期)。2个周期后,疗效评价为PR,继续按此方案治疗至2016年5月11日。于外院复

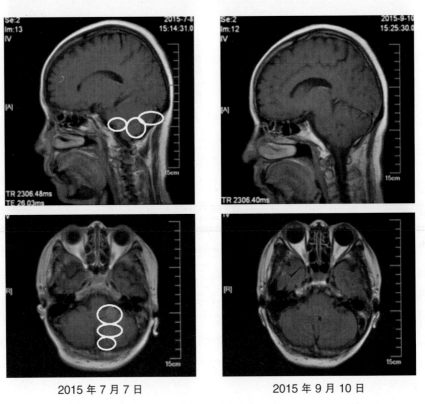

| 2015 年 7 月 7 日 | 2015 年 9 月 10 日 |

图 2-10-5

查头颅MRI提示颅内多发转移,疗效评估颅内病灶进展,复查上腹部MRI提示肝转移灶稳定,综合疗效评估为PD。

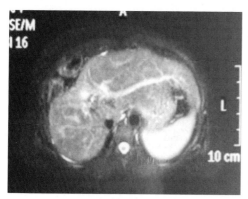

2015 年 7 月 7 日

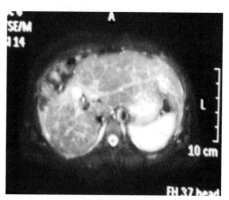

2016 年 5 月 11 日

图 2-10-5(续)

问题:当颅外转移灶稳定、颅内转移灶进展时,后续治疗方案如何制订?

放疗科专家张晓智点评:患者既往接受 WBRT治疗,目前出现颅内病灶弥散性复发,应结合患者治疗意愿,可予以再次 WBRT(减量),以及参加临床试验或最佳支持治疗。也可尝试选择具有中枢神经系统活性的药物系统治疗。

肿瘤内科专家赵晓艾点评:患者出现脑转移后,积极予以WBRT,并接受拉帕替尼联合卡培他滨的全身系统治疗,神经症状明显改善,无疾病进展时间持续10个月。目前患者颅内转移灶进展、颅外转移灶稳定,应根据其初始治疗方法、肿瘤负荷、体能状态和总体预后选择治疗方案。关于乳腺癌患者中枢神经系统转移灶进展的系统治疗如何进行,目前仍缺乏有效数据,可以选择具有中枢神经系统活性的药物组成治疗方案,如果有合适的临床试验,可以考虑入组。

经验教训

　　HER-2阳性乳腺癌被公认为最凶险的乳腺癌之一。相较于其他类型的乳腺癌,HER-2阳性乳腺癌进展速度更快、恶性程度更高,同时也更容易复发和转移,预后情况也相对较差。因此,乳腺癌患者必须尽早明确HER-2状态,并接受规范的抗HER-2靶向治疗,以获得更佳的生存获益。HERA、NSABPB-31、NCCTGN9831、BCIRG006一致证实,曲妥珠单抗辅助治疗具有生存获益。本例患者在2011年12月4日行"左侧乳腺癌改良根治术",术后病理:HER-2(2+)。若术后即可明确HER-2状态,应用曲妥珠单抗,能够降低复发风险和死亡风险。

要点总结

1.乳腺癌中HER-2的检测方法及HER-2阳性的定义

目前,乳腺癌人类表皮生长因子受体–2(HER-2)检测一般采用免疫组织化学(IHC)检测HER-2蛋白过度表达或应用荧光原位杂交方法(FISH)检测HER-2基因扩增水平。这两种检测方法已被国内外许多检测机构采用,经过实践检验证明是可行的。

不同的检测方法、计算的准确性和试剂选择均会对HER-2检测的结果造成影响。来自美国的一项调查显示,IHC检测HER-2蛋白过度表达的错误率平均为18%,FISH检测HER-2基因扩增的错误率在13%,将近1/4患者因检测结果不准确而接受了不恰当的治疗[1]。因此,准确评价HER-2基因和蛋白水平对治疗至关重要。我国病理学家于2006年10月制订发布了我国首部《乳腺癌HER-2检测指南》,美国临床肿瘤学会(ASCO)和美国病理学医学院(CAP)也于2006年12月联合发布了《乳腺癌HER-2检测的ASCO/CAP指南共识》。目前,这些指南不断更新,旨在使HER-2检测的操作程序和结果判读标准化,提高HER-2检测的可重复性和准确性,更准确地筛选出适合抗HER-2靶向治疗的乳腺癌患者,避免无效治疗,使患者免受不必要的经济负担。

据2013年版的《乳腺癌HER-2检测的ASCO/CAP指南共识》推荐[2],HER-2阳性结果的定义为IHC 3+或FISH结果显示HER-2基因扩增(在未设内对照探针的检测中,平均每个细胞核内≥6个基因拷贝)或HER-2/17号染色体(HER-2/CEP17)信号比≥2.0。HER-2可疑阳性IHC结果为2+,判读为不确定。这些病例中,部分有HER-2基因扩增,需要FISH检测来确定。可疑阳性的FISH结果是指双探针 HER-2/CEP17 比值<2.0 且平均 HER-2 拷贝数/细胞为<6.0 但≥4.0 判读为不确定。如果不能确定FISH结果,则应再计数另外的20~30个癌细胞或重复FISH检测。如果仍不确定,建议进行确认性的IHC检测以明确HER-2蛋白表达情况。

2.抗HER-2靶向药物

HER-2属于EGFR家族成员之一,EGFR主要包括 HER-1(erbB1)、HER-2(erbB2,H ER-2 /neu)、HER-3(erbB3)和HER-4(erbB4)。HER-2过表达见于 20%~30%的乳腺癌,HER-2过表达导致细胞产生大量含有 HER-2的异二聚体,进而通过相应的信号传导通路促使肿瘤进展,易早期复发转移,生存期短,预后差[3]。随着抗HER-2靶向药物的问世,这种不良预后已经得到明显改善。

目前已上市的抗 HER-2靶向药物主要有以下几种:①针对受体细胞膜外部分的单克隆抗体,如曲妥珠单抗、帕妥珠单抗、抗体–药物偶联物(ADC);②针对受体细胞膜内部分的酪氨酸激酶抑制剂,拉帕替尼。曲妥珠单抗与 HER-2受体细胞膜外Ⅳ区结合,阻断肿瘤细胞信号传导。帕妥珠单抗结合于HER-2受体胞外 Ⅱ 区,抑制 HER-2同源或异源二聚体形成,继而阻止下游信号传导。曲妥珠单抗和帕妥珠单抗两药联合可以互补增强对 HER-2通路的抑制。T-DM1是新型的 ADC,由曲妥珠单抗和细胞毒药物 DM1连接而成,与细胞表面 HER-2 受体结合后,吞入细胞,释放DM1抑制微管聚集,发挥细胞毒作用,同时曲妥珠单抗发挥抗肿瘤作用。拉帕替尼是 HER-1和 HER-2受体酪氨酸激酶抑制剂,可同时抑制HER-1、HER-2,从而阻断下游信号传导[4]。

3.HER-2阳性晚期乳腺癌的系统治疗策略

与其他亚型的晚期乳腺癌一样,HER-2阳性晚期乳腺癌患者的治疗目的在于延长生存时间,改善生活质量。对于HER-2阳性晚期乳腺癌患者,抗HER-2通路的靶向治疗仍为基础治疗。此外,临床医生还应根据患者的激素受体表达状态及既往治疗(新辅助、辅助)用药情况,合理选择治疗方案,旨在使患者最大程度获益。

1.国内外指南一线治疗的推荐:NCCN、ASCO和ESMO推荐曲妥珠单抗、帕妥珠单抗联合紫杉类药物作为HER-2阳性晚期乳腺癌患者一线治疗优选方案。曲妥珠单抗联合不同化疗药物(紫杉类等)为备选方案。HER-2阳性、激素受体阳性的绝经后晚期乳腺癌患者,可采用曲妥珠单抗联合芳香化酶抑制剂治疗[5,6]。中国抗癌协会乳腺癌专业委员会推荐,在帕妥珠单抗国内尚未上市的情况下,曲妥珠单抗联合紫杉醇或多西他赛可以作为首选的一线方案,也可加用卡铂进一步提高疗效,其他可联合药物,包括长春瑞滨、卡培他滨等。HER-2与激素受体均阳性的绝经后转移性乳腺癌患者,以及在不适合化疗或疾病发展缓慢的患者中,也可以采用曲妥珠单抗[和(或)拉帕替尼]联合芳香化酶抑制剂等内分泌治疗药物[7]。

2.对于曲妥珠单抗治疗后疾病进展的国内外指南推荐:NCCN、ASCO和ESMO推荐曲妥珠单抗治疗后疾病进展的治疗优选T-DM1,其他选择包括继续使用曲妥珠单抗同时更换化疗药物、改用拉帕替尼同时更换化疗药物,曲妥珠单抗联合拉帕替尼双靶向治疗。继续抑制HER-2通路仍为治疗的基础[5,6]。中国乳腺癌内分泌诊治专家共识及CSCO乳腺癌诊治指南推荐,在T-DM1未上市的情况下,可选择继续使用曲妥珠单抗同时更换化疗药物、拉帕替尼联合卡培他滨、曲妥珠单抗联合拉帕替尼。另外,mTOR抑制剂依维莫司也可作为二线治疗后的一种选择[7,8]。

4.HER-2阳性乳腺癌脑转移诊治要点

整体上而言,乳腺癌脑转移发生率为10%~20%;从发生部位来讲,80%发生在大脑半球,15%在小脑,5%在脑干,主要位于大脑皮髓质交界处,这与该处分支血管较窄有关。脑转移与分子亚型有关,HER-2阳性是一个已知公认的脑转移危险因素,在疾病进程中有近一半的HER-2阳性患者会出现脑转移,患者在接受曲妥珠单抗治疗后,其脑转移发生率仍可达到25%~30.9%[9,10]。鉴于HER-2阳性乳腺癌的高脑转移率,虽然目前指南并没有推荐对HER-2阳性乳腺癌患者常规行头部MRI筛查,但在出现神经系统症状时,应及时给予头部MRI检查,以期早诊断、早治疗。

2014年,ASCO发布了关于HER-2阳性乳腺癌脑转移的治疗推荐[11],对于HER-2阳性乳腺癌脑转移患者,在局部治疗基础上应给予积极的全身治疗及持续抗HER-2治疗;局部治疗可根据具体情况采用手术、SRS及WBRT。对颅内病灶较小、无症状但同时伴有全身转移的患者,可先采用能透过血-脑脊液屏障的化疗药物联合抗HER-2靶向药物,以期得到颅内外病情的全面控制,延迟脑部局部放疗。对局部治疗后复发进展的颅内多发转移,化疗及抗HER-2靶向药物是主要的解救治疗手段。随着HER-2阳性乳腺癌生存期的延长,脑转移在临床越来越常见,作为临床医生应该充分了解这种疾病的发生、发展、临床转归及治疗方式等,合理综合地应用各种治疗手段控制病情发展,延长患者生存时间,改善生活质量。

(申艳伟　张灵小　杨谨　西安交通大学第一附属医院)

参考文献

[1] Gutierrez C,Schiff R. HER-2:biology,detection,and clinical implications [J]. Arch Pathol Lab Med,2011,135(1):55-62.

[2] Wolff AC,Hammond ME,Hicks DG,et al. Recommendations for human epidermal growth factor receptor 2 testing in breast cancer:American Society of Clinical Oncology/College of American Pathologists clinical practice guideline update[J]. J Clin Oncol,2013,31(31):3997-4013.

[3] Bauer K,Parise C,Caggiano V. Use of ER/PR/HER-2 subtypes in conjunction with the 2007 St Gallen Consensus Statement for early breast cancer[J]. BMC Cancer,2010,10:228.

[4] Segovia-Mendoza M,Gonzalez-Gonzalez ME,Barrera D,et al. Efficacy and mechanism of action of the tyrosine kinase inhibitors gefitinib,lapatinib and neratinib in the treatment of HER2-positive breast cancer:preclinical and clinical evidence[J]. Am J Cancer Res,2015,5(9):2531-2561.

[5] Giordano SH,Temin S,Kirshner JJ,et al. Systemic therapy for patients with advanced human epidermal growth factor receptor 2-positive breast cancer:American Society of Clinical Oncology clinical practice guideline [J]. J Clin Oncol,2014,32(19):2078-2099.

[6] Cardoso F,Costa A,Norton L,et al. ESO-ESMO 2nd international consensus guidelines for advanced breast cancer(ABC2)[J]. Breast,2014,23(5):489-502.

[7] 中国抗癌协会乳腺癌专业委员会. 中国抗癌协会乳腺癌诊治指南与规范(2017)[J].中国癌症杂志,2017,27(9):695-760.

[8] 中国抗癌协会乳腺癌专业委员会.中国晚期乳腺癌诊治专家共识(2015)[M].北京:人民卫生出版社,2015.

[9] Vaz-Luis I,Ottesen RA,Hughes ME,et al. Impact of hormone receptor status on patterns of recurrence and clinical outcomes among patients with human epidermal growth factor-2-positive breast cancer in the National Comprehensive Cancer Network:a prospective cohort study[J]. Breast Cancer Res,2012,14(5):R129.

[10] Stemmler HJ,Kahlert S,Siekiera W,et al. Characteristics of patients with brain metastases receiving trastuzumab for HER-2 overexpressing metastatic breast cancer[J]. Breast,2006,15(2):219-225.

[11] Ramakrishna N,Temin S,Chandarlapaty S,et al. Recommendations on disease management for patients with advanced human epidermal growth factor receptor 2-positive breast cancer and brain metastases:American Society of Clinical Oncology clinical practice guideline[J]. J Clin Oncol,2014,32(19):2100-2108.

病例11：HER-2阳性乳腺癌肝转移和脑转移的靶向治疗

★病史简介

病历：患者，女性，33岁，BSA：1.7m²。

B超：2010年2月，左乳肿物，考虑乳腺癌(BI-RADS：4C)(3cm×3cm×2cm)，颈部淋巴结、腋下淋巴结、上腹、盆腔未见明显异常。

穿刺：左乳肿物粗针穿刺病理：浸润性癌(未做免疫组化)。

新辅助化疗：给予采用TAC方案[多西他赛140mg(每天1次)+表柔比星120mg(每天1次)+环磷酰胺1200mg(每天1次)]新辅助化疗4个周期。疗效评价：PR。

外科：2010年5月4日，给予手术治疗，行腔镜下全乳切除术+腋下淋巴结清扫术+扩张器植入术。

术后病理显示：左乳腺外下浸润性癌化疗后，标本内残留少量浸润性导管癌，非特殊型，导管内癌。可见大量淋巴管癌栓。区域淋巴结：第一水平淋巴结：1/4；外侧组3/21；免疫组化：ER(−)、PR(−)、c-erbB-2(++)、Ki67(90%)、P53(90%)、FISH(+)。

辅助化疗：患者拒绝行赫赛汀靶向治疗，术后继续行TAC方案化疗2个周期[多西他赛140mg(每天1次)+表柔比星120mg(每天1次)+环磷酰胺1200mg(每天1次，每周期为21天)]。

放疗：2010年7月3日，给予左胸壁及腋下适形放疗(剂量不详)。

外科：于2011年2月11日行左乳癌术后假体植入术。

病情变化：2015年8月19日，复查胸部CT：双肺多发结节，纵隔内及双肺门多发淋巴结肿大，均考虑转移；上腹MRI：肝内多发占位性病变，考虑转移瘤；腹膜后多发小淋巴结。DFS：5年3个月。

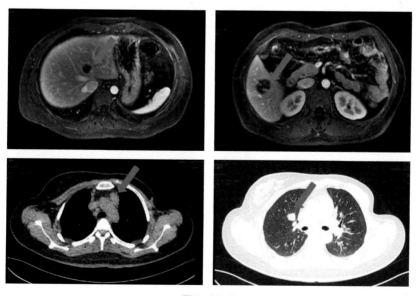

图 2-11-1

肝转移瘤穿刺病理：低分化腺癌，考虑来自乳腺；免疫组化：CK7（80%）、CA15-3（90%）、GCDFP-15（个别细胞+）、MG（−）、CK20（−）、TTF-1（−）、ER（2%）、PR（<1%）、c-erbB-2（++）、Ki67（40%）、P53（60%）、CK5/6（25%）、EGFR（80%）、FISH（+）。

....

问题：如何进行下一步治疗（诊断：左乳癌术后，肺、肝、淋巴结转移）？

影像专家点评：患者乳腺癌病史，双肺多发结节，纵隔内及双肺门多发淋巴结肿大，肝内多发占位性病变，结合 CT 及 MRI 形态，高度怀疑转移可能性大。

病理科专家点评：患者行肝脏肿物穿刺，提示低分化腺癌；结合免疫组化高度支持乳腺来源。

肝胆外科专家点评：患者左乳癌术后，多发转移。肝内病灶为多发病灶，患者目前无手术指征，建议全身治疗为主，待病情控制后，肝脏肿物切除可作为姑息性治疗的一种选择。

超声介入专家点评：建议肝脏病灶或者肺内病灶在超声/CT 介导下穿刺活检，明确病灶性质。排除原发癌可能。同时建议超声造影，明确肝病灶能否超声扫查到及肝内肿瘤数目及肿瘤最大直径。如病灶超声可以扫查到，原发病灶已得到有效控制，肝外转移灶稳定，这时，局部消融可作为姑息性治疗或联合全身治疗的一部分。

放疗科专家点评：目前选择性体内放射疗法是安全有效地用于治疗化疗难治性晚期乳腺癌肝转移患者的一种治疗手段。在一项前瞻性研究中，Jakobs 等用 90Y 树脂微球对 30 例乳腺癌肝转移患者进行治疗，报道了中位生存期（MST）为 11.7 个月。不具有肝外疾病的患者同具有肝外疾病的相比，有更长生存期的趋势（16 个月比 9.6 个月）。这是在乳腺癌肝转移中是一种新型的微创治疗方法，但本患者转移的脏器及部位较多，不局限于某一个器官，建议先进行以化疗为主的全身治疗。将病情控制后，根据具体病灶情况，可进行有针对病灶的放疗。患者目前暂无放疗指征。

乳腺内科专家点评：患者为 HER-2 过表达型乳腺癌术后多发转移病例。肝脏穿刺病理已明确诊断。晚期乳腺癌是不可治愈疾病，治疗的主要目的是缓解症状、提高生活质量和延长患者生存期。目前患者为激素受体阴性乳腺癌，且多发内脏转移，存在解救一线化疗指征，且患者既往未使用曲妥珠单抗。根据《NCCN 乳腺癌临床实践指南》推荐，可选择的化疗方案：曲妥珠单抗可联合化疗药物有，紫杉醇联合或不联合卡铂、多西他赛、长春瑞滨和卡培他滨，以及联合多西他赛+帕妥珠单抗。

内科：患者入组我科吡咯替尼临床试验，随机为对照组，行拉帕替尼 1250mg（口服，每天 1次）+卡培他滨 1.5g（口服，每天 1 次），治疗 2 个周期。

病情变化：2015 年 11 月 25 日上腹 MRI 为肝内多发病变较前增大，所示胸腰椎多发骨转移。胸部 CT：双肺部分结节较前略缩小，纵隔内部分淋巴结缩小。疗效评价：PD。PFS：2 个月。

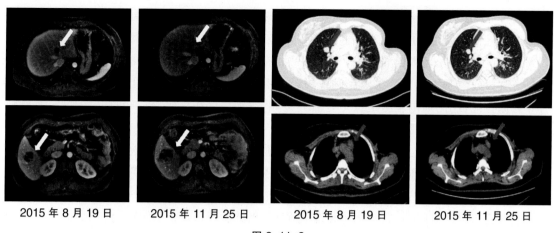

| 2015 年 8 月 19 日 | 2015 年 11 月 25 日 | 2015 年 8 月 19 日 | 2015 年 11 月 25 日 |

图 2-11-2

问题：如何进行下一步治疗（肝内多发病变较前增大，所示胸腰椎多发骨转移）？

介入科专家点评：患者目前肝内多发病变较前增大，无肝脏局部病灶介入治疗指征。

放疗科专家点评：患者双肺部分结节较前略缩小，待病情稳定后，可试行右肺病灶的立体定向放疗。

乳腺内科专家点评：对HER-2阳性复发转移乳腺癌的治疗，目前国内指南推荐的一线治疗方案为：曲妥珠单抗+多西他赛，曲妥珠单抗+紫杉醇，曲妥珠单抗+长春瑞滨，曲妥珠单抗+卡培他滨+多西他赛等。二线治疗方案为：卡培他滨+拉帕替尼，曲妥珠单抗+更换其他化疗药。但国际上的HER-2阳性晚期乳腺癌标准一线治疗为帕妥珠单抗、曲妥珠单抗双靶向联合多西他赛/紫杉醇。患者使用拉帕替尼+卡培他滨治疗进展，既往未使用曲妥珠单抗治疗，二线治疗仍推荐使用曲妥珠单抗联合化疗。

内科二线解救治疗：2015年12月16日，开始给予曲妥珠单抗+帕妥珠单抗+紫杉醇酯质体方案化疗5个周期：具体为曲妥珠单抗（620mg当天首剂、440mg，每天1次）+ 帕妥珠单抗（840mg当天首剂、420mg，每天1次）+ 紫杉醇酯质体（330mg，每天2次）。

影像：2016年4月20日的MRI：肝内部分结节、肝门区部分淋巴结较前减小；CT：双肺多发结节部分较前增大、部分缩小，纵隔内部分淋巴结较前缩小。疗效评价为SD。

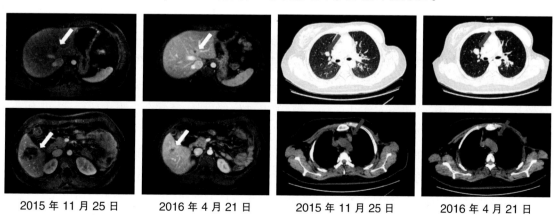

| 2015 年 11 月 25 日 | 2016 年 4 月 21 日 | 2015 年 11 月 25 日 | 2016 年 4 月 21 日 |

图 2-11-3

放疗：2016年5月24日，行右肺病灶立体定向放疗。这期间继续2个周期治疗：曲妥珠单抗+帕妥珠单抗治疗。

内科：放疗结束后，继续给予5个周期的曲妥珠单抗440mg，每天1次+帕妥珠单抗 420mg，每天1次+紫杉醇酯质体330mg，每天2次。

病情变化：2016年10月26日的头颅MRI：双侧大、小脑半球，脑干及侧脑室内多发结节及肿物，考虑转移瘤伴周围水肿。

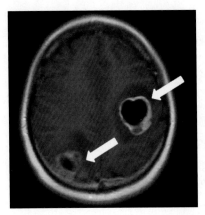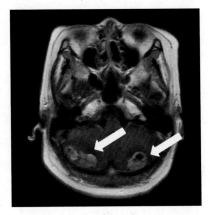

图 2-11-4

2016年12月21日的上腹MRI：肝内多发结节及肿块较前增多、增大，胸腰椎骨质破坏范围较前增大。CT：双肺结节及肿物部分较前增大，部分较前缩小。PFS：10个月。

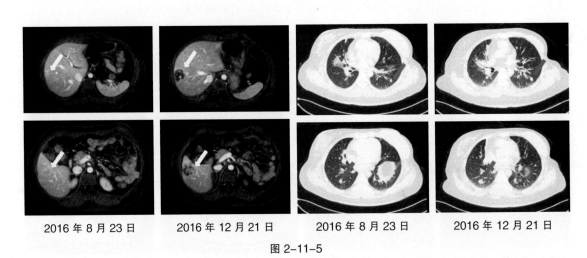

| 2016 年 8 月 23 日 | 2016 年 12 月 21 日 | 2016 年 8 月 23 日 | 2016 年 12 月 21 日 |

图 2-11-5

问题：①下一步全身治疗策略如何制订？②囊性脑转移瘤及脑膜转移治疗策略如何制订？

影像科专家点评：患者头颅MRI为双侧大、小脑半球，脑干及侧脑室内多发结节及肿物，考虑转移瘤伴周围水肿。结合病史及影像学特征，考虑乳腺癌囊性脑转移瘤及脑膜转移。

颅脑肿瘤科专家点评：乳腺癌脑转移手术治疗适用于浅表的转移病灶、病灶多为1~2个、

KPS评分较高、无脑外转移灶及一般状况好的脑转移患者。尽管可以手术治疗的患者一般状态通常较好,手术治疗单发的乳腺癌脑转移患者的中位生存期可达12个月,但临床上仅有20%~30%的脑转移患者适合手术治疗。此类患者乳腺癌多发转移,无手术指征。

放疗科专家点评:脑转移局部治疗的推荐原则(非特指乳腺癌脑转移)是对一般状况好、单一颅内病灶且无颅外转移病灶的预后好的患者,建议手术切除;对于手术不能到达的范围或不愿手术的患者,立体定位放射治疗(SRT)是一个较好的选择。对于数目超过3个的脑转移患者不推荐手术或SRS,全脑放疗(WBRT)则是最常用的治疗方案。全脑放疗是目前治疗脑转移的一个重要手段,适用于颅内多发肿瘤、肿瘤位于不适合手术或SRS治疗以及一般状况尚可的患者,也可以与手术或SRS联合应用治疗单发脑转移瘤以提高局部控制率。通常SRT推荐的放射剂量为DT30Gy/10fx,2周内完成,预计生存期较短的也可以选择DT20Gy/5fx的短程方式,但是增加放疗剂量达DT45Gy/15fx或DT40Gy/20fx,其无论是局部控制还是总的生存获益均无优势,所以不做常规推荐。WBRT不仅能缓解75%~85%乳腺癌脑转移患者的神经系统症状,还提高了患者的中位生存期(3~6个月)。建议,患者行SRT。

乳腺内科专家点评:既往研究指出,HER-2阳性型乳腺癌更易于向中枢神经系统(CNS)转移的倾向。常规化疗药无法通过血-脑脊液屏障,于是人们把希望寄托在分子靶向治疗上。曲妥珠单抗由于不能有效地穿透血-脑脊液屏障,因此限制了其在脑转移治疗的运用。但有研究鞘内注射曲妥珠单抗能够用来治疗HER-2阳性型乳腺癌的脑膜转移,这可以作为乳腺癌脑转移患者的治疗选择。既往的研究也推荐,乳腺癌脑转移的患者选择贝伐单抗,这是因为,其对于减轻脑水肿有效而且安全性良好。对于复查肝内多发结节及肿块较前增多、增大,胸腰椎骨质破坏范围较前增大,以及双肺结节及肿物部分较前增大的患者按照NCCN指南推荐,T-DM1也可作为选择。但其目前未在国内上市,其经济效益仍然是一个权衡指标。

抗脑转移治疗:2016年10月28日,全麻下行枕叶囊性肿瘤化疗囊植入术、脑室化疗囊植入术及腰大池腹腔分流术。术后,给予全颅放疗、替莫唑胺化疗、鞘内注射化疗及赫赛汀治疗。同时,间断给予贝伐单抗靶向治疗。

内科三线解救治疗:2017年1月至2017年4月,给予T-DM1输注(260mg),治疗4个周期。患者于2017年8月死亡。死亡直接原因为肝衰竭。OS为2年。

(张继博　佟仲生　天津市肿瘤医院)

病例12：HER-2阳性晚期乳腺癌的治疗

★病史简介

患者，女性，46岁，未绝经。2013年5月，发现右乳内上象限无痛肿物，大小为1cm×1cm，未在意，此后肿物逐渐增大，就诊我院。2013年6月19日，在中国医科大学附属第一医院，行右侧乳腺癌改良根治术及右侧胸大肌后扩张器置入术。术后病理：肿物 3枚；大小均为2cm×1cm×1cm；2枚为浸润性导管癌Ⅱ级，1枚为导管内癌；腋窝淋巴结未见转移0/15；免疫组织化学显示雌激素受体(ER)(-)、孕激素受体(PR)(-)、人类上皮细胞生长因子受体-2(HER-2)(2+)、Ki67阳性率(<15%)。荧光原位杂交(FISH)检测HER-2基因扩增阳性。术后，诊断为右侧乳腺浸润性导管癌改良根治术后Ⅰa期pT1c 3N0M0 HER-2过表达型。

既往：25岁结婚，孕2流1产1，无肿瘤家族遗传史。

问题：患者的术后辅助治疗方案如何制订？

乳腺内科专家点评：评估患者术后复发风险，因病理分级为Ⅱ级、HR阴性、HER-2阳性，所以为中危患者。根据当时治疗标准，可选择EC序贯T方案辅助化疗。指南建议，对于T1c的HER-2阳性患者应该接受曲妥珠单抗靶向治疗。HERA研究证实，曲妥珠单抗用于HER-2阳性早期乳腺癌术后辅助治疗，显著提高HER-2阳性在早期乳腺癌治愈机会，显著减低复发和死亡风险，是HER-2阳性早期乳腺癌辅助治疗标准药物。由于曲妥珠单抗可能增加心脏毒性，不建议与蒽环类化疗药物同时使用；但可与紫杉类化疗合用。故在化疗后的4个周期联合曲妥珠单抗靶向治疗，并于化疗结束后，维持靶向治疗至1年。依据乳腺癌辅助治疗过程的变化，最初在ST. Gallen指南中，将患者进行高、中、低危险度分级。2009年，ST.Gallen指南强调，以乳腺癌分子Ⅲ型指导辅助治疗策略，又将乳腺癌分为LuminalA、LuminalB、HER-2阳性和三阴性等4个分子亚型。2015年，ST.Gallen指南、中国抗癌协会乳腺癌诊治指南与规范均指出，不仅以某一方面因素来判断患者的预后，而是要将复发风险评估系统和乳腺癌分子Ⅲ型有效结合，共同评估及制订患者的辅助治疗策略。

放疗科专家点评：患者术后病理提示多个肿物，其中2个为浸润性癌，直径均为2cm大小，结合分子分型为HER-2阳性过表达型，可考虑行术后辅助放疗。

辅助治疗：EC-T方案（表柔比星 130mg、环磷酰胺1g、紫杉醇 270mg）辅助化疗8个疗程，曲妥珠单抗（首次为8mg/kg，此后为6mg/kg，每21天1次）靶向治疗1年；术后胸壁放疗DT：5000cGy/25次。

病情变化：2015年3月，体检CT发现，胸骨下段局部密度减低，膨胀，肿瘤不除外。追问病史，近期有胸骨疼痛病史。骨ECT显示胸骨体下端，片状核素浓聚，为新发病灶。肿瘤标志物正常。未见其他复发及远处转移征象。此

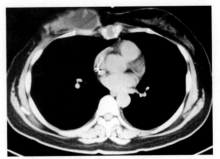

图 2-12-1　胸骨CT。

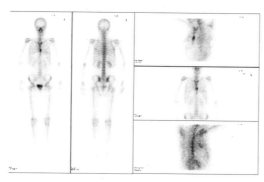

检查所见：静脉给药后2小时行全身骨显像，从前后位、后前位图见全身诸骨显影清晰，对比良好；胸骨体下端端片状核素浓聚；其余诸骨放射性分布左右基本对称，均匀。
双肾显影，膀胱内有放射性充盈。
诊断意见：胸骨体下端片状核表浓聚。与2013年7月8日全身骨显像比较，胸骨体下端新发浓聚灶，请结合临床前定期随诊。

图 2-12-2　全身骨显像。

时，停用曲妥珠单抗6个月，DFS为21个月。

....

问题：如何进行下一步治疗？

病理科专家点评：越来越多的研究已经证实，乳腺癌原发灶和转移病灶的激素受体状态和HER-2状态，均可发生不同程度的变化，导致患者的治疗方案也随之改变。根据ESMO指南，在乳腺癌术后出现可疑转移病灶时，建议行再活检以明确转移灶的激素受体状态与HER-2状态，指导下一步的抗肿瘤治疗。本例患者发现胸骨转移，穿刺明确病理类型为恶性，但未进一步行免疫组化来明确来源及分型。

乳腺内科专家点评：患者行CT引导下胸骨穿刺活检术显示，较多成团的癌细胞。病理学为腺癌。免疫组织化学提示ER（60%）、PR（<1%）、HER-2（3+）、Ki67阳性率为60%。诊断为右侧乳腺癌术后胸骨转移。确定诊断为乳腺癌，胸骨转移。患者于术后不到两年时间出现单发有症状的骨转移，转移后的分子分型由最初的HER-2过表达型变成了受体阳性、HER-2阳性的LuminalB型。无病生存期短，且转移病灶有相应临床症状，考虑内分泌治疗恐难获益。故治疗上建议一线治疗选择化疗，而对于单发骨转移，可考虑单药化疗。因转移后仍为HER-2阳性，在曲妥珠单抗辅助治疗1年停药6个月后，出现病情进展。根据EMILIA和BOLOERO3研究中对靶向药耐药的定义，考虑患者存在曲妥珠单抗耐药。根据《NCCN乳腺癌临床实践指南》推荐，可继续用抗HER-2靶向治疗，可选择的治疗策略有：拉帕替尼联合卡培他滨方案，与单药卡培他滨对照研究，联合拉帕替尼可延长无进展生存期（PFS）；继续用曲妥珠单抗，但需要更换化疗方案。GBG26临床试验结果显示，曲妥珠单抗治疗后病情进展的，联合卡培他滨方案可提高DCR和延长（TTP）。两种靶向治疗药物联合应用，即拉帕替尼联合曲妥珠单抗，与单用拉帕替尼相比，联合治疗可延长PFS和OS。因此，最终为患者选择行拉帕替尼联合卡培他滨方案化疗。针对有骨痛的骨转移给予唑来膦酸抗骨转移治疗。

一线治疗：卡培他滨单药化疗6个疗程（第1、2个疗程每天3500mg，每21天为1个周期；第3、4个疗程每天2500mg，每21天1个周期；第5、6个疗程每天2500mg，每28天为1个周期）+拉帕替尼

(1250mg, 每天1次)+唑来膦酸(4mg, 每28天为1个周期), 治疗期间可能会出现Ⅱ~Ⅲ°手足综合征。1个周期治疗后, 胸骨疼痛完全缓解。胸骨CT显示胸骨下端呈现成骨性改变。未见局部复发及新发远处转移。最佳疗效评价为SD。

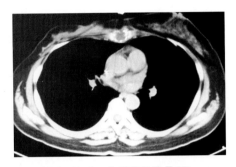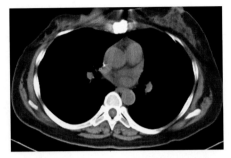

图 2-12-3　化疗前的胸骨CT。　　　　图 2-12-4　化疗6个周期后的胸骨CT。

维持治疗：卡培他滨 每天1000mg, 每21天为1个周期+拉帕替尼(自行减量)500mg, 每天1次+胸骨放疗+唑来膦酸(剂量同前)。一线治疗PFS为9个月。

病情变化：胸部CT显示, 双肺多发结节影, 考虑转移可能性大。骨ECT及胸骨CT提示, 骨转移病灶稳定, 其他未见异常。调整剂量治疗为卡培他滨每天 2000mg, 每21天为1个周期+拉帕替尼1250mg, 每天1次+唑来膦酸(用法同前)。胸部CT显示, 左肺病灶及右肺胸膜下病灶较前增大, 同时左肺出现新发病灶。PFS为6个月。

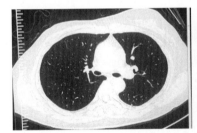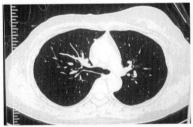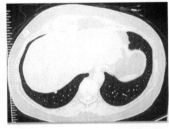

图 2-12-5

问题：如何进行下一步治疗？

胸外科专家点评：晚期乳腺癌双肺转移, 转移病灶为多发, 无手术指征。目前治疗原则建议, 仍以全身治疗为主。

乳腺内科专家点评：卡培他滨单药化疗联合拉帕替尼靶向治疗有效, 选择继续该方案减量维持治疗。一线化疗加维持治疗9个月后, 出现肺转移, 考虑维持治疗剂量不足, 而既往方案患者获益, 肺转移无明显症状, 故仍按原方案足剂量化疗联合靶向治疗。6个月后, 再次出现病情进展, 肺内出现新发病灶, 无其他远处脏器转移, 治疗上仍可考虑二线选择化疗联合靶向治疗。化疗药物选择既往没用使用的晚期乳腺癌化疗的药物, 同时可再次应用曲妥珠单抗靶向治疗。化疗后病情稳定的情况下, 可考虑AI内分泌治疗联合靶向治疗维持。

二线治疗：长春瑞滨单药化疗6个周期,联合曲妥珠单抗3周方案靶向治疗。6个周期化疗后,改行来曲唑ET维持治疗3个月,出现病情进展。PFS为10个月,最佳疗效评价为SD。

病情变化：胸部CT提示,双肺病灶较前增大且出现新发病灶。骨转移病灶较前增多,肋骨、椎体等多发转移。其他脏器无转移病灶。

....

问题：如何进行下一步治疗?

乳腺内科专家点评：患者晚期治疗中未从ET中获益,化疗获益时间较长,故考虑三线仍需要给予全身化疗,三线建议两药联合的化疗方案,同时继续联合曲妥珠单抗靶向治疗。

....

经验教训

患者为高危Lumimal型,对于ET效果不理想,但能从化疗中获益,故建议合理选择化疗药物以期让患者获得更长的生存期。晚期阶段多基因检测指导下的靶向治疗,使患者得到明显生存获益。

要点总结

1.HER-2阳性、ER阴性早期乳腺癌的术后辅助治疗

1986年,美国肿瘤学家Slamon通过HER-2-DNA探针,发现部分乳腺癌患者的组织标本中存在HER-2基因的高度扩增, 同时发现这部分患者的临床特点为肿瘤的侵袭性更强, 更容易转移,预后更差。基于这一结果,泰克公司于1990年生产出完全人源化的HER-2抗体,被命名为曲妥珠单抗。HER-2阳性、ER阴性早期乳腺癌(EBC)的治疗目标降低肿瘤复发及转移的风险,以延长DFS为主要治疗目的,治疗策略包括新辅助治疗、术后辅助化疗,手术、放疗靶向治疗等。ER阴性EBC术后辅助ET不敏感,这里不做重点讨论。HER-2阳性乳腺癌是一种重要的乳腺癌亚型,在抗HER-2靶向药物的出现前,这部分患者的预后差,HER-2阳性小,肿瘤患者5~10年复发风险是HER-2阴性患者的3倍。抗HER-2靶向药物的出现极大地改善了这部分患者的预后,医学界尝试做了大量的临床研究证实抗HER-2靶向药物的疗效[1]。其中改变临床实践的几项辅助治疗临床研究为HERA、PHARE、N9831和NSABP B-31以及BCIRG 006试验[2]。它们分别解答了术后辅助治疗是否应用曲妥珠单抗,应用曲妥珠单抗的时机、时长,以及对有基础心脏疾患的特殊人群如何选择术后辅助治疗方案, 包括有：①对是否术后辅助治疗应用曲妥珠单抗进行了HERA研究,共纳入5102例、HER-2阳性早期乳腺癌的Ⅲ期临床对照试验,在术后辅助化疗的基础上加入曲妥珠单抗治疗1年对比安慰剂组,中位随访为10年,结果曲妥珠单抗治疗1年组患者的10年DFS达69%, 较安慰剂组提高了6.8%。②对术后辅助治疗应用曲妥珠单抗时长进行了PHARE试验,对照了曲妥珠单抗术后辅助治疗应用6个月与1年,结果应用6个月的患者不优于1年的患者。另一项研究对照了曲妥珠单抗术后辅助治疗应用1年与2年,结果应用2年的患者不增加疗效,反而增加了心脏毒性的累积发生率。③对于术后辅助治疗应用曲妥珠单抗时机进行

了NCCTGN9831和NSABP B-31试验,纳入了4046例患者,中位随访为8.4年,靶向治疗分别是序贯辅助化疗和同步辅助化疗,即AC-T-H和AC-TH,结果AC-TH组降低了23%的复发风险和22%的死亡风险;同时又对HERA研究进行亚组分析,发现5年内使用曲妥珠单抗仍有临床获益。④对有心脏疾患的特殊人群进行了BCIRG006研究,纳入3222例患者,中位随访为10年,结果发现不含蒽环类的TCH方案与AC-TH方案疗效相接近,且充血性心衰的毒性反应较应用蒽环类药物的降低,这对于不适合使用蒽环类药物的患者提供了一个有效的替代方案。以上经过长期随访的大型临床研究奠定了曲妥珠单抗标准治疗1年的地位,显著降低HER-2阳性早期乳腺癌患者的复发及转移风险。

遗憾的是,尽管在HER-2阳性早期乳腺癌患者辅助治疗中加上曲妥珠单抗1年之后,预后获益明显,但HER-2阳性早期乳腺癌患者仍存在23%~26%的复发事件。对这部分患者在辅助治疗中加上血管内皮生长因子(VEGF)抑制剂或双HER-2靶向联合辅助治疗效果如何?研究者设计了多项试验进行了探索,包括:①术后辅助治疗中加上贝伐珠单抗BETH临床试验。2013年,在St.Gallen大会上报告,高危HER-2阳性乳腺癌患者的术后辅助治疗中加上贝伐珠单抗,即曲妥珠单抗+化疗±贝伐珠单抗的辅助治疗。但随访3年后,结果为阴性,贝伐珠单抗并未提高患者的DFS。②术后辅助治疗中加上来那替尼的ExteNET临床试验[3]。来那替尼是一种口服酪氨酸酶抑制剂,可同时不可逆的阻断HER-1,HER-2和HER-4,从而发挥抑制癌细胞的作用。ExteNET临床试验为应用于HER-2阳性乳腺癌术后患者而选用曲妥珠单抗1年+化疗±来那替尼1年的辅助治疗,对临床试验结果随访4年,来那替尼组降低了33%的复发风险。FDA已经于2017年7月18日批准其上市。③双靶向抗HER-2联合方案:ALTTO试验。其分别为曲妥珠单抗单药、拉帕替尼单药、曲妥珠单抗序贯拉帕替尼、曲妥珠单抗+拉帕替尼等4个治疗组。结果为阴性。无论是曲妥珠单抗序贯,还是同时联合拉帕替尼治疗,在DFS改善上,都不优于单药曲妥珠单抗。APHINITY研究是2017年ASCO年会上发布的,是辅助治疗中双靶向抗HER-2首次获得阳性结果的Ⅲ期临床试验。该试验共入组4805例HER-2阳性患者,入组人群为淋巴结阳性或高危淋巴结阴性的乳腺癌术后患者,两组分别为1年曲妥珠单抗辅助治疗联合化疗±帕妥珠单抗,结果:中位随访45.4个月,双靶向组171例(7.1%)患者疾病复发,单靶向组则有210例(8.7%)患者疾病复发;3年DFS率双靶向组为94.1%,优于单靶向组的93.2%,HER-2阳性患者的复发或死亡风险下降了19%。4年DFS率分别为的92.3%和90.6%,双靶向组提高了1.7%。亚组分析表明,淋巴结阳性乳腺癌患者和激素受体阴性乳腺癌患者在双靶向治疗后获益更为显著。而安全性方面,双靶向组与单靶向组相比,不良事件无增加。以上ExteNET临床试验和APHINITY研究为阳性结果,被推荐用于HER-2阳性早期乳腺癌患者辅助治疗中。

HER-2阳性早期乳腺癌患者中存在约10%的曲妥珠单抗原发耐药。肿瘤浸润淋巴细胞(TIL)、免疫相关基因表达谱和PIK3CA突变,也许在其中起到一定的作用。在乳腺癌新辅助治疗研究NeoALTTO试验中,TIL高表达>5%,pCR率更高,曲妥珠单抗治疗效果更好。NCCTG N9831研究中,通过对免疫生物标志物的筛选发现,免疫相关基因高表达的乳腺癌患者从曲妥珠单抗获益更多。PIK3CA基因的突变可发生于乳腺癌患者中,第9和第20外显子是其最常见的突变位点,占PIK3CA基因突变的80%以上。第9外显子和第20外显子分别编码PIK3CA基因的螺旋酶和激酶结构域,当两者发生突变后,相应酶的活性大大增强,可异常激活PI3K-AKT通路[4]。通过检测504例接受曲妥珠单抗治疗的乳腺癌患者的肿瘤组织标本发现,21.4%的患者携带PIK3CA基因突变,其pCR率仅为19.4%,而野生型人群中的pCR率为32.8%。因此,猜测TIL低表达、免疫相关基因低表达或PIK3CA基因突变,可能存在曲妥珠单抗原发耐药。尚需进一步的基础研究证实并筛查出可能存在曲妥珠单抗原发耐药的人群。

2.ER阳性晚期乳腺癌的内分泌靶向治疗

患者在复发后,行CT引导下胸骨穿刺活检术显示较多成团的癌细胞。病理学为腺癌。免疫组化提示ER(60%)、PR(<1%)、HER-2(3+)、Ki67阳性率为60%。其ER转为阳性,这就给ET提供了机会,但实际应用过程中疗效不满意,出现内分泌治疗原发耐药。探索联合靶向药物提高乳腺癌ET效果是一种重要的临床手段。BOLERO-2研究,入组724例绝经后ER阳性、HER-2阴性经AI类药物治疗进展的MBC患者,分为依西美坦±依维莫司组。结果:mPFS分别为11m:4.1m(P<0.001)[5]。内分泌治疗疗效真正的突破是CDK4/6抑制药的发现并应用于临床。2016年,ASCO公布了PALOMA-2 [6] Ⅲ期临床试验的结果。这两项研究入组ER阳性、HER-2阴性的晚期绝经后MBC患者,分别比较了CDK4/6抑制药帕泊昔布、利泊昔布±来曲唑的疗效。结果:CDK4/6抑制药+来曲唑治疗较大幅度地提高了mPFS。帕泊昔布+来曲唑一线治疗mPFS为24.8月,将mPFS延长10.3月;利泊昔布+来曲唑组在中位随访18月后,利泊昔布组和对照组的PFS率分别为63.0%与42.2%[7]。

3.晚期HER-2阳性、ER阴性乳腺癌的二线或多线治疗

患者在术后辅助靶向治疗及化疗后,出现骨及肺转移,此时需按照MBC患者治疗。MBC患者抗HER-2治疗后,有疾病进展的状况,在《HER-2阳性晚期乳腺癌治疗共识》中有建议,如若曲妥珠单抗治疗后患者病情仍有进展,可继续抗HER-2靶向治疗。目前,国内可选治疗策略有:①继续应用曲妥珠单抗,更换其他化疗药物;②拉帕替尼联合卡培他滨;③拉帕替尼联合曲妥珠单抗。国际标准治疗方案为T-DM1。

继续应用曲妥珠单抗,更换其他化疗药物:GBG-26研究[8]的是曲妥珠单抗联合紫杉类药物为主的一线解救治疗进展的患者,后续二线治疗选择比较了曲妥珠单抗联合卡培他滨与卡培他滨单药,结果提示:联合用药与单药相比,有效率分别为49%和25%,中位PFS分别为8.5个月和5.6个月,中位OS分别为20.3个月和19.9个月,曲妥珠单抗联合卡培他滨的疗效显著优于卡培他滨单药。该项研究结果意义重大,颠覆了以往传统的理念。传统理念认为,如果一线解救治疗疾病进展后,二线一般会摒弃一线所用药物,而这项研究则保留了一线靶向药物——曲妥珠单抗,换用联合的化疗药物,保留曲妥珠单抗治疗可以使患者在PFS继续获益。Hermine研究[9]分析了曲妥珠单抗一线治疗疾病进展后,继续使用曲妥珠单抗与停止使用相比,生存期显著延长,中位TTP分别为10.2个月和7.1个月,进一步肯定了持续使用曲妥珠单抗治疗的价值和生存获益。因此,HER-2阳性转移性乳腺癌患者使用曲妥珠单抗一线治疗出现疾病进展后,也可继续使用曲妥珠单抗,更改其他化疗药物。

拉帕替尼联合卡培他滨:EGF10051试验[10]入组曲妥珠单抗耐药、既往使用过蒽环紫杉类药物的晚期或转移性乳腺癌患者,比较了卡培他滨联合拉帕替尼与卡培他滨单药治疗效果,结果表明,联合组较单药组至疾病进展时间分别为8.8个月和4.4个月,有效率分别为22.5%和14.3%。

与卡培他滨单药相比,拉帕替尼联合卡培他滨显著延长至疾病进展时间。因此,拉帕替尼联合卡培他滨是曲妥珠单抗治疗病情进展后的可选方案之一。

拉帕替尼联合曲妥珠单抗:EDF104900Ⅲ期临床试验[11]入组均经过多重治疗且先前接受曲妥珠单抗治疗中发生疾病进展的乳腺癌患者,比较了拉帕替尼联合曲妥珠单抗双靶向阻滞和拉帕尼替单药的治疗效果,结果表明:双靶向阻滞将中位TTP从8.1周延长到12周,尽管有52%的患者在应用拉帕替尼进展后贯序到联合组,但后期随访还显示出中位OS的获益,分别为9.5个月比14.1个月。因此,对不能耐受化疗的患者,可以考虑双靶向非细胞毒药物的方案,但目前缺乏曲妥珠单抗联合拉帕替尼优于曲妥珠单抗联合化疗的证据。

国际标准治疗方案为T-DM1:EMILIA临床试验[12]比较T-DM1与曲妥珠单抗失败后的标准治疗方案XL(卡培他滨+拉帕替尼)的疗效和安全性,入组的患者均为HER-2阳性且先前接受过曲妥珠单抗和紫杉类药物治疗,结果表明,T-DM1与XL治疗组的PFS分别为9.6个月和6.4个月,中位OS在T-DM1组尚未达到,XL组中位OS为23.3个月。TH3RESA临床试验[13]入组HER-2阳性晚期乳腺癌患者,既往经过二线及以上治疗,且使用过曲妥珠单抗、拉帕替尼以及紫杉类药物治疗,入组患者分至T-DM1治疗组或医生选择治疗组(TPC)。TPC治疗方案包括化疗+曲妥珠单抗、拉帕替尼+曲妥珠单抗、内分泌治疗+曲妥珠单抗、化疗+拉帕替尼或单药治疗等。亚组分析显示,对于上述治疗三线以上、内脏累及、TPC选择化疗人群,OS获益更明显。TH3RESA临床试验证实了经曲妥珠单抗、拉帕替尼、紫杉类治疗的HER-2阳性晚期乳腺癌患者使用T-DM1治疗,可以显著提高患者OS,尽管大量交入入组现象存在,生存获益依然显著。因此,目前T-DM1单药治疗是国际上曲妥珠单抗治疗失败后的二线首选治疗方案。

(宋晨 李曼 大连医科大学第二附属医院)

参考文献

[1] Slamon DJ, Leyland-Jones B, Shak S, et al. Use of chemotherapy plus a monoclonal antibody against HER2 for metastatic breast cancer that overexpresses HER2. N Engl J Med. 2001;344(11):783-792.

[2] Romond EH, Perez EA, Bryant J, et al. Trastuzumab plus adjuvant chemotherapy for operable HER2-positive breast cancer. N Engl J Med. 2005;353:1673-1684.

[3] Chan A, Delaloge S, Holmes FA, et al. Neratinib after trastuzumab-based adjuvant therapy in patients with HER2-positive breast cancer (ExteNET):a multicentre, randomised, double-blind, placebo-controlled, phase 3 trial. Lancet Oncol. 2016;17(3):367-377.

[4] Park BH, Davidson NE. PI3 kinase activation and response to Trastuzumab Therapy:what's neu with herceptin resistance. Cancer Cell. 2007;12(4):297-299.

[5] Yardley DA, Noguchi S, Pritchard KI, et al. Everolimus plus exemestane in postmenopausal patients with HR+ breast cancer:BOLERO-2 final progression-free survival analysis. Adv Ther. 2013;30(10):870-884.

[6] Finn RS, Martin M, Rugo HS, et al. Palbociclib and letrozole in advanced breast cancer. N Engl J Med. 2016;375(20):1925-1936.

[7] Hortobagyi GN, Stemmer SM, Burris HA, et al. Ribociclib as first-line therapy for HR-positive, advanced breast

cancer. N Engl J Med. 2016;375(18):1738-1748.

[8]　Minckwitz G V,Bois A D,Schmidt M,et al. Trastuzumab Beyond Progression in Human Epidermal Growth Factor Receptor 2 – Positive Advanced Breast Cancer:A German Breast Group 26/Breast International Group 03-05 Study[J]. Breast Diseases A Year Book Quarterly,2009,27(12):1999-2006.

[9]　Extra J M,Antoine E C,Vincent-Salomon A,et al. Efficacy of trastuzumab in routine clinical practice and after progression for metastatic breast cancer patients:the observational Hermine study [J]. Oncologist,2010,15(8): 799.

[10]　Cameron D,Casey M,Press M,et al. A phase Ⅲ randomized comparison of lapatinib plus capecitabine versus capecitabine alone in women with advanced breast cancer that has progressed on trastuzumab:updated efficacy and biomarker analyses[J]. Breast Cancer Research & Treatment,2008,112(3):533-543.

[11]　Blackwell K L,Burstein H J,Storniolo A M,et al. Randomized Study of Lapatinib Alone or in Combination With Trastuzumab in Women With ErbB2-Positive,Trastuzumab-Refractory Metastatic Breast Cancer[J]. Journal of Clinical Oncology,2010,28(7):1124-1130.

[12]　Verma S,Miles D,Gianni L,et al. Trastuzumab Emtansine for HER2-Positive Advanced Breast Cancer [J]. New England Journal of Medicine,2016,368(25):1783-1791.

[13]　Krop I E,Kim S B,González-Martín A,et al. Trastuzumab emtansine versus treatment of physician's choice for pretreated HER2-positive advanced breast cancer (TH3RESA):a randomised,open-label,phase 3 trial [J]. Lancet Oncology,2014,15(7):689-699.

第 **3** 章
三阴性乳腺癌病例

病例1：晚期三阴性乳腺癌的全程管理

★病史简介

患者，女性，41岁，2014年12月17日以"发现右侧乳腺肿物半年，病灶切除术后1周"之主诉入院。2014年6月，无意中发现右侧乳腺内上象限有一约葡萄大小包块，局部无疼痛不适，未予诊治。此后，自觉包块逐渐增大，约大枣样大小，无疼痛不适。2014年12月10日于泾阳县医院行乳腺包块切除术。自发病以来，精神和饮食简可，大小便正常，体重未见明显改变。

既往史：9年前，因贫血行输血治疗（贫血原因不详）；1年前，因宫颈糜烂行手术治疗，其他无特殊情况。

月经及婚姻生育史：初潮15岁，月经周期有规律，月经量中等，颜色正常，无血块，无痛经；适龄结婚，育1子2女。

查体：双侧乳腺对称，皮肤无红肿，破溃，无橘皮样改变，无酒窝征。乳头无内陷，无溢液。右侧乳腺内上象限有一约5cm纵形手术瘢痕，未拆线，愈合良好，右侧腋窝未触及肿大淋巴结。左侧乳腺未触及异常，左侧腋窝未触及肿大淋巴结。

病理："右乳腺"非特异性浸润性导管癌Ⅲ级。免疫组化：ER（−）、PR（−）、HER-2（0）、P53（+1%）、CK5/6（−）、Ki67（90%+）。头颅CT（2014年12月17日）：脑实质未见明显异常。胸部CT（2014年12月17日）：右肺中叶及下叶胸膜下微结节，右侧腋窝肿大淋巴结，右侧胸腔少量积液。腹部彩超（2014年12月17日）：肝内低回声，考虑转移癌，子宫肌瘤，右侧卵巢囊肿。上腹部增强CT（2014年12月17日）：肝脏实质多发弱强化结节病灶，不符合典型囊肿特征，疑多发转移性病变可能性大。骨扫描（2014年12月18日）：全身骨显像未见明确骨转移灶。肿瘤标志物：CA15-3（0~25U/mL）为22.09，CEA（0~3.4ng/mL）为0.69。

2014 年 12 月 18 日

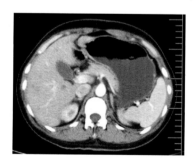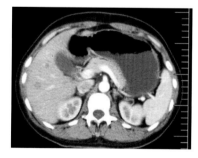

图 3-1-1

目前诊断：右乳腺癌Ⅳ期，肝转移。

问题:①TNBC与其他亚型乳腺癌的差异是什么?②下一步治疗策略如何制订?

病理科专家曹培龙:根据各种分子的表达状况,乳腺癌具有多种分型体系,目前对临床指导意义最大的分型体系是按照ER、PR、HER-2和Ki67的表达状况将乳腺癌分为Luminal A型、Luminal B型、HER-2型和三阴性乳腺癌。三阴性乳腺癌为ER、PR、HER-2表达均为阴性的一组乳腺癌。目前,ER、PR参考我国《乳腺癌雌、孕激素受体免疫组织化学检测指南(2015)》,建议将ER、PR免疫组织化学检测的阳性阈值定为≥1%。HER-2检测参考我国《乳腺癌HER-2检测指南(2014)》和《人表皮生长因子受体-2阳性乳腺癌临床诊疗专家共识》。TNBC常常表现出核分级高、组织学分级高、肿瘤侵袭性强、切缘易受侵、多伴淋巴细胞受侵及中心纤维化带的病理特征,淋巴细胞受侵及中心纤维带的伴发被认为与三阴性乳腺癌的远处转移相关。

影像科专家张毅力:规范乳腺癌的影像学检查十分重要,在首次检查时,应该明确患者的基线特征。对于原发肿瘤的评估可以使用MRI进行,明确同侧乳腺癌肿瘤范围、多灶及多中心肿瘤,有助于制订手术计划前评估肿瘤对周围软组织的浸润情况和发现其他检查未发现的症状,包括乳腺X线片、超声、未发现的隐匿性肿瘤。但是,乳腺MRI具有一定的假阳性,不能仅凭MRI结果决定手术,因此,建议先对可疑病灶进行活检。对确诊乳腺癌患者进行胸部CT检查,特别是肿瘤分期较晚具有高复发危险因素的患者。腹部脏器的检查,对于确诊患者应先行超声检查,怀疑脏器转移时,再行腹部CT或MRI检查。ECT是最常用于初筛骨转移的方法,其优点是灵敏度高,缺点是特异性较低,无法显示骨破坏程度。临床分期ⅢA期以上患者建议进行ECT检查。在常规分期检查结果难以判断或者存在疑问,特别是在局部晚期或转移性患者中,PET/CT联合常规的分期检查方法,可以有效地协助诊断。但其并不常规推荐用于Ⅰ、Ⅱ或可切除的Ⅲ期乳腺癌的分期诊断。

乳腺科专家何建军:乳腺癌是一种具有高度异质性的疾病,各亚型间的临床特征、疾病转归、全身和局部治疗反应差异明显。TNBC是指ER、PR和HER-2均为阴性的一种特殊类型乳腺癌,其占全部乳腺癌的10%~20%。TNBC局部复发率高,远处转移率高,预后较差。因为缺乏内分泌治疗及有效的靶向治疗靶点,目前三阴性乳腺癌(mTNBC)的治疗主要以化疗和手术为主。本例患者确诊时即发现伴有多发肝脏转移。转移性三阴性乳腺癌推荐的首选方案包括单药化疗或联合化疗。与单药化疗相比,联合化疗通常有更高的客观缓解率和无疾病进展时间,然而联合化疗的毒性较大且生存获益有限。因此,需要使肿瘤迅速缩小或症状迅速缓解的患者选择联合化疗;耐受性和生活质量作为优先考虑因素的患者选择单药化疗。本例患者初次手术仅仅做了包块切除,建议使用多药联合化疗方案控制肝脏转移后,行乳腺癌根治术。

2014年12月23日,患者开始行TAC方案全身化疗,具体为:多西他赛($75mg/m^2$)100mg,每天1次;表柔比星($60mg/m^2$)80mg,每天1次;环磷酰胺($600mg/m^2$)800mg,每天1次。

2015 年 2 月 3 日　　　　　　　2015 年 3 月 23 日

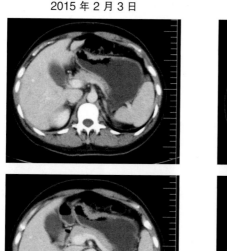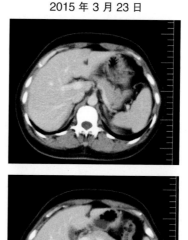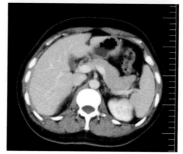

图 3-1-2

问题：TNBC患者化疗过程中应如何评估病情？

影像科专家张毅力：使用乳腺钼靶、B超和MRI在治疗前后对肿瘤进行测量和评价，原则上是每个周期后都要通过查体和B超评价肿瘤大小，每两个周期后都要通过乳腺钼靶或MRI评价肿瘤大小。另外，根据化疗前基线检查结果，使用适宜的方法对可测量病灶进行检测，或是按照通行的评价标准进行疗效评估。

2015年4月27日，患者行右乳癌根治术，手术顺利，术后病理显示："右侧"乳腺改良根治标本内可见非特殊型浸润性癌Ⅲ级及多形性癌残留，"同侧腋窝"淋巴结(20枚)，未见癌转移，乳头、基底、手术四周切缘未见癌组织，周围乳腺呈增生症改变。术后行PET/CT显示：术区软组织肿胀并葡萄糖代谢增高，局部积液并血肿形成，均为术后改变；颈部多发小淋巴结影，边界清楚，葡萄糖代谢未见增高，多考虑良性淋巴结，可随访观察；颅脑实质内未见异常。术后于2015年05月26日起，继续行TAC方案化疗2个周期，完成8个周期化疗方案。2015年7月6日，全面复查，包括胸部CT、上腹部平扫及弥散成像，暂未见肿瘤复发转移进展征象，疗效评价为SD，予以口服卡培他滨维持治疗，具体用药：卡培他滨 1.5g，口服，1~14天。

2015年10月19日，再次入院复查。腹部MRI显示：肝内多发散在结节灶，考虑转移癌，对比2015年7月9日的影像病灶数目明显增多；双肾小囊肿同前。患者系Ⅳ期三阴性乳腺癌肝转移患者，口服卡培他滨维持治疗中进展，根据NCCN指南推荐，更改方案为GP(吉西他滨+顺铂)，具体为：吉西他滨1.6g 每天1次，8天+ 顺铂60mg，每天1次，共2天。2015年10月22日至2016年3月29日，治疗共8个周期，疗效评估为PR。

2016年6月29日，入院复查：上腹部增强MRI提示为肝内多发散在结节灶，较2016年4月15日的病灶普遍增大。骨显像提示：全身多发骨转移瘤。结合既往治疗方案，予以NX全身化疗，具体为:长春瑞滨40mg,每天1次,8天+卡培他滨1.5g,口服,每天2次,1~14天。同时给予伊班膦酸钠抗骨转移治疗。

2016年7月11日,每天1次,化疗1个周期后1周,入院,出现Ⅳ度骨髓抑制及肠梗阻,应积极对症支持治疗。

2016 年 6 月 30 日

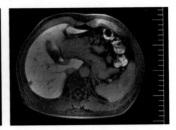

图 3-1-3

问题:在化疗过程中,如何对骨髓功能抑制进行预防和治疗?

乳腺科专家何建军:骨髓功能抑制是化疗常见的非特异性毒性,也是影响化疗疗程及剂量的关键因素。大多数联合化疗在用药后1~2周出现白细胞数下降,10~14天达到最低点,3~4周时,恢复正常。化疗前,应评估发热性中性粒细胞缺乏症(FN)的发生风险,根据化疗方案和剂量、患者危险因素、治疗的目的采取相应的预防措施。对于接受中、高风险化疗方案的患者,无论治疗的目的是治愈、延长生存期或是改善疾病相关症状,均应考虑预防性使用集落刺激因子(CSF)。对于低度FN风险的患者,不予常规预防性使用CSF,但若在第1个化疗周期中患者就发生FN或剂量限制性中性粒细胞减少及缺乏症,那么,在下个化疗周期可以考虑预防性使用CSF。

2016年8月23日,患者入院后全面复查,上腹部增强MRI:肝实质内多发类圆形异常信号影,结合病史及增强表现,考虑肝多发转移瘤。腹膜后未见肿大淋巴结,较2017年6月30日病变增大。疗效评估为PD。调整化疗方案为紫杉醇酯质体单药周疗,具体:紫杉醇酯质体120mg,每天1次,周疗。行6个周期紫杉醇酯质体单药,周疗,末次化疗时间为2016年10月8日。2016年10月21死亡。

2016 年 8 月 23 日

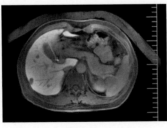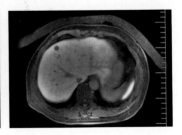

图 3-1-4

经验教训

　　TNBC局部复发率高,远处转移率也高,预后较差,目前治疗主要以化疗和手术为主。mTNBC推荐的首选方案包括单药化疗或联合化疗。与单药化疗相比,联合化疗通常有更高的客观缓解率和无疾病进展时间。然而,联合化疗的毒性较大且生存获益有限。因此,需要使肿瘤迅速缩小或症状迅速缓解的患者,应选择联合化疗;而耐受性和生活质量作为优先考虑因素的患者,应选择单药化疗。对于携带乳腺癌易感基因(BRCA)突变的TNBC患者,使用PARP抑制剂,效果比较显著。免疫治疗在TNBC患者中,也可能存在广阔的发展空间。同时,TNBC也有很强的异质性,未来通过更细化的分类,采取不同的针对性治疗策略,有望提高TNBC的治疗效果。

要点总结

1.TNBC的研究现状

　　乳腺癌是全世界女性最常见的恶性肿瘤,根据2017年癌症统计报告,乳腺癌是美国女性中发生率最高的癌症,占所有肿瘤的30%,死亡率仅次于肺癌。中国的发病率和死亡率分别占全世界的12.2% 和 9.6%,并且呈快速增长的趋势。乳腺癌是一种具有高度异质性的疾病,根据ER、PR及HER-2的表达状况分为不同的分子亚型。其中,TNBC指的是ER、PR及HER-2的表达均为阴性的一组乳腺癌,其占所有乳腺癌的15%~20%,是所有乳腺癌中侵袭性最强、预后最差的一个分子亚型。TNBC的诊断主要依靠病理,目前将ER、PR的表达<1%定义为表达阴性[4-6]。年轻人罹患TNBC的风险很高,TNBC平均诊断年龄为53岁,其他类型的乳腺癌为58岁。此外,TNBC在绝经前非洲裔女性中最为多见,达39%,同一年龄群的非洲裔女性仅为15%左右。TNBC常常表现出核分级高、组织学分级高、肿瘤侵袭性强、切缘易受侵、多伴淋巴细胞受侵及中心纤维化带的病理特征,淋巴细胞受侵及中心纤维带的伴发被认为与TNBC的远处转移相关。

　　由于缺乏有效的治疗靶点,TNBC患者难以从内分泌治疗和抗HER-2靶向治疗中获益,化疗和放疗仍是其主要治疗方式。对于携带BRCA基因突变的TNBC使用PARP抑制剂,效果比较显著。该药物已经批准为应用卵巢癌的适应证,其在TNBC中的应用,目前国内外的一些研究正在进行中。基础研究提示,TNBC的基因组稳定性较差,突变负荷较大,因而更容易产生新抗原,激活免疫系统,产生杀伤肿瘤细胞的作用。因此,在TNBC中,免疫治疗可能存在广阔的发展空间。针对免疫检查点PD-1/PD-L1的抑制剂,在TNBC的临床应用效果还有待确认。尽管TNBC被认为是乳腺癌中的一个分子亚型,越来越多的研究发现,它是一组异质性很强的疾病的集合[7,8]。目前,存在多种对TNBC尝试性的亚型分类方式,包括基因突变亚型、雄激素受体亚型、免疫调节亚型等很多种亚型。通过更细化的分类,采取不同的针对性治疗策略,可能会提高对TNBC的治疗效果。

2.晚期乳腺癌的治疗策略

　　晚期乳腺癌在治疗伊始仍需进行完善的基线检查,以备后续疗效评估。存在以下任一因素时,即可考虑首选化疗:①HR阴性;②有症状的内脏转移;③激素受体阳性,但对内分泌治疗耐药。推荐的首选化疗方案包括单药化疗或联合化疗。与单药化疗相比,联合化疗通常有更高的客观缓解率和PFS,然而联合化疗的毒性较大且生存获益有限。因此,需要使肿瘤迅速缩小或症状迅速缓解的患者,应选择联合化疗,而耐受性和生活质量作为优先考虑因素的患者选择单药化疗。

对于既往蒽环类术前/辅助治疗失败的复发转移性乳腺癌患者,通常优选紫杉类为基础的方案,一线治疗可以选择单药或者联合方案[9-12]。其他可选的药物包括卡培他滨[13]、吉西他滨[14]、长春瑞滨[15]等。对于蒽环类和紫杉类术前/辅助治疗均失败的复发转移性乳腺癌患者,目前并无标准的化疗方案,可以考虑的药物有卡培他滨、长春瑞滨、吉西他滨和铂类药物,也可以考虑单药或联合方案[16,17]。每个方案的持续时间和能否接受多线化疗,应根据患者的具体情况进行个体化选择。对于化疗有效的患者,完成一定周期数后,可考虑维持治疗策略[18]。CBCSG006[16]、TNT[19]研究提示,铂类药物在TNBC中具有较高的有效率,含铂方案可作为TNBC化疗的选择之一,特别是有BRCA1/2突变的患者。在临床实践中,患者的具体情况,如年龄、一般状况、既往用药和目前身体指标与纳入临床研究的受试者不同。选择方案时,要注意患者是否能耐受标准剂量,而且所有临床研究都有严格的方案调整和减量原则。所以,临床实践中一定要密切观察每个患者的疗效和不良反应,根据疗效和毒性及时合理地调整,以确保治疗安全有效。关于合理的治疗周期,有效的资料显示,持续的化疗相对于短期化疗更能延长PFS。由于缺乏总生存期方面的差异,因此,应该采用长期化疗还是短期化疗后停药或维持治疗,需要权衡疗效、药物不良反应和患者生活质量而确定。

复发转移性乳腺癌的治愈很难,需要采取"细水长流,延年益寿"的策略,选择最佳的一线治疗,有效的患者可以考虑合理的维持治疗。联合化疗有效的患者,如果因为不良反应不能继续耐受联合化疗,可以考虑原先化疗方案中的一个单药进行维持治疗,以尽量延长疾病控制时间。维持化疗的理想选择应该是单药治疗有效、相对低毒、便于长期使用的药物,如口服的化疗药物卡培他滨。

(王碧媛 董丹凤　西安交通大学第一附属医院)

参考文献

[1] DeSantis, C.E., et al., Breast cancer statistics, 2017, racial disparity in mortality by state. CA Cancer J Clin, 2017. 67(6): p. 439–448.

[2] Newman, L.A., et al., The 2014 Society of Surgical Oncology Susan G. Komen for the Cure Symposium: triple-negative breast cancer. Ann Surg Oncol, 2015. 22(3): p. 874–882.

[3] Dent, R., et al., Triple-negative breast cancer: clinical features and patterns of recurrence. Clin Cancer Res, 2007. 13(15 Pt 1): p. 4429–4434.

[4] Hammond, M.E., et al., American Society of Clinical Oncology/College Of American Pathologists guideline recommendations for immunohistochemical testing of estrogen and progesterone receptors in breast cancer. J

Clin Oncol,2010. 28(16):p. 2784–2795.

[5] Cheang,M.C.,et al.,Defining breast cancer intrinsic subtypes by quantitative receptor expression. Oncologist, 2015. 20(5):p. 474–482.

[6] Iwamoto,T.,et al.,Estrogen receptor(ER)mRNA and ER-related gene expression in breast cancers that are 1% to 10% ER-positive by immunohistochemistry. J Clin Oncol,2012. 30(7):p. 729–734.

[7] Brown,S.D.,et al.,Neo-antigens predicted by tumor genome meta-analysis correlate with increased patient survival. Genome Res,2014. 24(5):p. 743–750.

[8] Shah,S.P.,et al.,The clonal and mutational evolution spectrum of primary triple-negative breast cancers. Nature,2012. 486(7403):p. 395–399.

[9] Seidman,A.D.,et al.,Phase Ⅱ trial of paclitaxel by 3-hour infusion as initial and salvage chemotherapy for metastatic breast cancer. J Clin Oncol,1995. 13(10):p. 2575–81.

[10] Perez,E.A.,et al.,Multicenter phase Ⅱ trial of weekly paclitaxel in women with metastatic breast cancer. J Clin Oncol,2001. 19(22):p. 4216–4223.

[11] Burris,H.A.,3rd,Single-agent docetaxel (Taxotere)in randomized phase Ⅲ trials. Semin Oncol,1999. 26(3 Suppl 9):p. 1–6.

[12] Mavroudis,D.,et al.,Randomized phase Ⅲ trial comparing docetaxel plus epirubicin versus docetaxel plus capecitabine as first-line treatment in women with advanced breast cancer. Ann Oncol,2010. 21(1):p. 48–54.

[13] Bajetta,E.,et al.,Safety and efficacy of two different doses of capecitabine in the treatment of advanced breast cancer in older women. J Clin Oncol,2005. 23(10):p. 2155–2161.

[14] Seidman,A.D.,Gemcitabine as single-agent therapy in the management of advanced breast cancer. Oncology (Williston Park),2001. 15(2 Suppl 3):p. 11–14.

[15] Zelek,L.,et al.,Weekly vinorelbine is an effective palliative regimen after failure with anthracyclines and taxanes in metastatic breast carcinoma. Cancer,2001. 92(9):p. 2267–2272.

[16] Hu,X.C.,et al.,Cisplatin plus gemcitabine versus paclitaxel plus gemcitabine as first-line therapy for metastatic triple-negative breast cancer (CBCSG006):a randomised,open-label,multicentre,phase 3 trial. Lancet Oncol, 2015. 16(4):p. 436–446.

[17] Vassilomanolakis,M.,et al.,Vinorelbine and cisplatin for metastatic breast cancer:a salvage regimen in patients progressing after docetaxel and anthracycline treatment. Cancer Invest,2003. 21(4):p. 497–504.

[18] Morgan,G.J.,et al.,The role of maintenance thalidomide therapy in multiple myeloma:MRC Myeloma Ⅸ results and meta-analysis. Blood,2012. 119(1):p. 7–15.

[19] Byun,Y.S.,et al.,Relationship of oxidized phospholipids on apolipoprotein B–100 to cardiovascular outcomes in patients treated with intensive versus moderate atorvastatin therapy:the TNT trial. J Am Coll Cardiol,2015. 65 (13):p. 1286–1295.

病例2：疑似隐匿性乳腺癌的新辅助治疗

★病史简介

病历：患者，女性，44岁，BSA为1.49m²。

B超：2015年12月25日，双乳腺未见明确肿物；右腋下多发肿大淋巴结（4cm×2.2cm），以及颈右低回声实性肿物（2cm×1.1cm）。

钼靶：2015年12月25日，钼靶：双乳腺未见明确肿物，双乳腺体增生。

PET-CT：2016年1月3日，武警后勤医院PET-CT：① 右侧颈部及腋窝多发肿大淋巴结代谢异常增高，符合恶性肿瘤影像，多考虑转移瘤，请结合免疫组化，除外淋巴瘤（颈右多发结节状放射性摄取代谢增高，最大为1.6cm×1.3cm，右侧腋窝可见多发淋巴结结影，最大为3.2cm×2.1cm）；②全身骨髓弥漫性增高，需结合临床；③双侧乳腺增厚伴代谢未见异常，多考虑乳腺增生，建议进一步做MRI检查除外隐匿性乳腺癌。

穿刺：2016年1月14日，颈右肿物针吸活检：转移性低分化腺癌；免疫组化：CK7（+）、CK20（-）、GATA-3（部分+）、PAX-8（-）、GCDFP15（-）、TTF-1（-）、P53（+）、ER（-）、PR（-）、HER-2（2+）、FISH（-）；考虑乳腺来源；右腋下肿物针吸活检：转移性低分化腺癌。

乳腺MRI：2016年1月19日，乳腺MRI：右乳外上方局限异常强化病变，结构不良（范围：1.7cm×0.8cm×0.8cm），未见明确肿物，高度可疑乳腺癌；右腋下多发淋巴结转移（较大的为4.2cm×2.8cm）；右乳腺水肿。

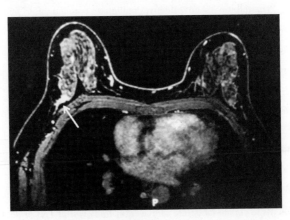

图 3-2-1

问题：如何进行下一步治疗(诊断：隐匿性右乳腺癌?临床分期(CS)：T0N3M0 ⅢC期；病理分期(PS)：右腋下转移性低分化腺癌 TNBC型；颈右转移性低分化腺癌 TNBC型)？

病理科专家点评：患者右颈部肿物针吸活检：转移性低分化腺癌；免疫组化：CK7（+）、CK20（-）、GATA-3（部分+）、PAX-8（-）、GCDFP15（-）、TTF-1（-）、P53（+）、ER（-）、PR（-）、HER-2（2+）、FISH（-）；考虑乳腺来源；右腋下肿物针吸活检：转移性低分化腺癌。根据《NCCN乳腺癌临床实践指南》解析患者的免疫组合高度怀疑乳腺癌转移来源。

影像专家点评：患者乳腺MRI为右乳外上方局限异常强化病变，结构不良（范围为1.7cm× 0.8cm×0.8cm），但未见明确肿物，高度可疑乳腺癌；右腋下多发淋巴结转移（较大的为4.2cm× 2.8cm）。结合患者病史及病理等结果，目前支持患者有隐匿性乳腺癌可能。

介入科专家点评：患者有隐匿性乳腺癌可能，乳腺MRI发现，右乳外上方局限异常强化病变，结构不良（范围为1.7cm×0.8cm×0.8cm），但未见明确肿物，高度可疑乳腺癌；右腋下多发淋巴结转移（较大的为4.2cm×2.8cm）。原发可能肿物位置较深，因此穿刺风险较大，向患者详细解释清楚后，可试行穿刺，明确诊断。

外科专家点评：隐匿性乳腺癌传统的局部治疗方法与伴腋窝淋巴结转移的普通乳腺癌相同。因无法找到原发病灶，标准的手术方式是全乳切除术+腋窝淋巴结清扫术，术后通过切片仔细检查来发现乳房原发病灶的位置。然而，随着影像学的进步，数字化乳腺 X 射线和 MRI 的应用，使许多原来的隐匿性原发病灶得以在手术前被发现，对这些患者可采用保乳手术+全乳放疗的术式成为可能。该患者以多发淋巴结转移为特点，同时临床分期Ⅲc期，建议先行新辅助化疗。

放疗科专家点评：患者有隐匿性乳腺癌可能，目前无放疗指征，可在新辅助化疗后评估疗效。一般可在后续手术治疗后，根据术后病理情况，决定是否行放疗。

乳腺内科专家点评：隐匿性乳腺癌诊断要点为：①腋窝淋巴结转移癌（或腋窝淋巴结之外的远处转移灶）；②临床乳腺查体、超声及钼靶X线未能发现乳腺原发病灶；③排除卵巢癌、肺癌及甲状腺癌等其他导致淋巴结转移癌的恶性上皮肿瘤。隐匿性乳腺癌的生物学行为：①乳腺原发灶生长受机体特异生物免疫防御机制的抑制，以微小病灶为主要表现；②存在的纤维性乳腺炎使乳腺组织增厚，病灶深在妨碍了微小原发灶的检出；③癌组织弥散而不形成明确肿物；④肿瘤抗原性在转移灶内发生改变，导致原发肿瘤诱发的免疫反应不能作用于转移灶。目前新辅助化疗的适宜人群：①临床T2N0M0、ⅡB、Ⅲ期乳腺癌患者达到可手术或可保乳的目的；②Ⅰ、ⅡA期（T0N1M0、T1N1M0）的患者。对她们行新辅助化疗是可行的。

新辅助化疗：2016年1月21日，行TE方案第1个周期（TAX 210mg + EPI 110mg），Ⅳ度骨髓抑制。2016年2月14日至2016年5月10日，行TE方案第2~6个周期（TAX 210mg + EPI 100mg）。疗效评价为PR。

手术：2016年6月2日，右乳癌根治术+右侧颈部多功能保留性淋巴结清扫术。术后病理：右乳腺标本内未见明确癌组织；区域淋巴结：腋尖0/0，肌间0/0，腋下1/10，另见多枚淋巴结，纤维化肌慢性炎症，符合化疗反应所致；免疫组化：ER（<1%）、PR（<1%）、HER-2（-）、Ki67（80%）；右中下颈淋巴结：0/3。

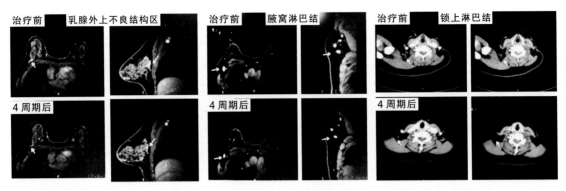

图 3-2-2   （见彩图）

问题：如何进行下一步治疗？

病理科专家点评：患者术后病理未见明确癌组织；结合免疫组合支持隐匿性乳腺癌诊断。

影像专家点评：根据患者影像学表现，患者行新辅助化疗后，乳腺结构不良区，腋窝淋巴结、锁上淋巴结明显较前缩小，新辅助化疗取得疗效。

外科专家点评：既往荟萃分析表明，对于隐匿性乳腺癌，乳房切除术和腋窝淋巴结清扫术（ALND）+术后治疗（XRT）两组患者的OS无显著差异。放疗改善了ALND患者的局部复发率和死亡率。基于这项结果，ALND+XRT可以作为隐匿性乳腺癌患者的术式选择。

放疗科专家点评：2017年的一项对隐匿性乳腺癌的研究，RT + ALND 组对比乳房全切（MAST）组，RT + ALND 组具有更长的OS。因此，RT + ALND可作为隐匿性乳腺癌患者的治疗选择。

乳腺内科专家点评：患者在手术前为pCR，术后病理提示1枚淋巴结转移，同时患者分组分型为TNBC，建议患者继续原方案辅助化疗2个周期，以降低远处复发风险。

辅助化疗：2016年7月1日至2016年7月21日，行TE方案2个周期（TAX 210mg + EPI 100mg）。

术后放疗：胸壁及锁骨上双野放疗，具体剂量：50Gy/25f。

（张继博　佟仲生　天津市肿瘤医院）

病例3：晚期乳腺癌浆膜腔积液的治疗

★病史简介

患者，女性，52岁。2010年7月20日，因左乳有5cm×3cm肿物，行左乳肿物穿刺活检，病理：浸润性导管癌，ER(+)、PR(+)、C-erbB-2(−)、Ki67(30%+)，行TEC方案新辅助化疗1个周期，疗效为PR。因出现Ⅲ度肝损伤，于2010年8月20日行左乳癌改良根治术，肿物大小为3cm×1cm×1cm，术后病理：浸润性导管癌伴部分小叶癌改变。化疗后，反应为Miller-Payne3级，淋巴结转移1/23；ER(+)、PR(少数细胞+)、CerbB-2(−)、Ki67(3%+)。术后改用TC方案化疗5个周期，序贯他莫昔芬内分泌间断治疗。2013年3月5日，出现左锁骨上区触及肿物，伴左手指麻木和左臂疼痛。2014年5月19日，行左锁骨上肿物切除活检术，术后病理：转移性腺癌伴神经内分泌分化，ER(−)、PR(−)、C-erbB-2(−)、Ki67(20%+)。

....

问题：如何进行下一步治疗？

放疗科专家：患者左乳腺癌术后2年多，出现锁骨上区域淋巴结复发转移，未见其他部位转移灶。可以在全身治疗基础上，行锁骨上区及胸壁的放疗。

肿瘤内科专家：患者术前行新辅助化疗TEC方案1个周期，但因严重不良反应而中停化疗，改行手术治疗。原则上，术后辅助治疗仍继续选用有效的新辅助化疗方案，新辅助和辅助治疗共计6个周期。

病理科专家：ER转阴，神经内分泌分化。

后续治疗：行TEC方案化疗4个周期。2014年8月，行左颈部适形放疗，DT=2Gy/1f。2015年12月，出现右侧锁骨上淋巴结肿大，行切除活检术，病理提示：转移性腺癌，考虑乳腺来源，ER(40%+)、PR(−)、C-erbB-2(0)、Ki67(70%+)。CT显示心包、左侧胸腔少量积液。给予GP方案化疗6个周期，评效为SD。行单药G维持化疗2个周期，改口服弗隆内分泌治疗。2017年2月复查CT发现，纵隔淋巴结、颈部淋巴结较前增大，病情进展。改用伊立替康化疗6个周期，最佳疗效为SD。

病情变化：2017年6月，出现呼吸困难，不能平卧，入院查体：端坐呼吸，被动体位，奇脉。心尖冲动减弱，心界向两侧扩大，心音遥远。CT显示：左侧胸腔积液，心包积液。行多基因检测，结果显示：PIK3CA点突变(H1047R 丰度20.52%，I338T丰度 7.73%)。

影像学检查：心包腔内见水样密度区，左侧背侧胸腔内见弧形的水样密度区，外上缘呈弧形改变。诊断：心包积液，左侧胸腔积液。

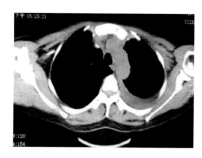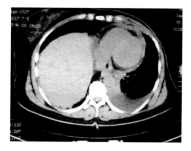

图3-3-1　2017年7月5日的肺CT。

2017年6月20日多基因检测结果：

表 3-3-1 突变检测结果

基因	转录本	外显子	CDS 突变	氨基酸突变	突变 DNA 片段/总 DNA 片段	突变丰度
TPR	NM_003292	exon23	c.G2986C	p.E996Q	738/5282	13.97%
PIK3C2B	NM_OO2646	exon18	c.C2732T	p.S911L	325/2961	10.98%
PIK3CA	NM_006218	exon5	c.T1013C	p.I338T	30/388	7.73%
PIK3CA	NM_006218	exon21	c.A3140G	p.H1047R	94/458	20.52%

基因	结果	基因	结果	基因	结果
MSH6	阴性	MTOR	阴性	MTR	阴性
MTRR	阴性	MUC1	阴性	MUTYH	阴性
MYB	阴性	MYC	阴性	MYCL1	阴性
MYCN	阴性	MYD88	阴性	MYH11	阴性
MYH9	阴性	NBN	阴性	NCOA1	阴性
NCOA2	阴性	NCOA4	阴性	NF1	阴性
NF2	阴性	NFE2L2	阴性	NFKB1	阴性
NFKB2	阴性	NKX2-1	阴性	NLRP1	阴性
NOTCH1	阳性	NOTCH2	阴性	NOTCH4	阴性
NPM1	阴性	NRAS	阴性	NSD1	阴性
NTRK1	阴性	NTRK3	阴性	NUMA1	阴性
NUP214	阴性	NUP98	阴性	PAK3	阴性
PALB2	阴性	PARP1	阴性	PAX3	阴性
PAX5	阴性	PAX7	阴性	PAX8	阴性
PBRM1	阴性	PBX1	阴性	PDE4DIP	阴性
PDGFB	阴性	PDGFRA	阴性	PDGFRB	阴性
PER1	阴性	PGAP3	阴性	PHOX2B	阴性
PIK3C2B	阳性	PIK3CA	阳性	PIK3CB	阴性
PIK3CD	阴性	PIK3CG	阴性	PIK3R1	阴性
PIK3R2	阴性	PIM1	阴性	PKHD1	阴性

....

问题：CT显示胸腔积液、心包积液，表明患者病情进展，这种情况下如何进行下一步治疗？

乳腺外科专家点评：结合患者肺CT及查体所见，首先考虑呼吸困难为大量胸腔积液、心包积液所致，应立即行胸腔、心包穿刺引流，缓解症状，并行胸腔、心包积液病理细胞学检查，明确积液性质。

乳腺内科专家点评：患者为HR阳性HER-2阴性晚期乳腺癌，按照《NCCN乳腺癌临床实践指南》及专家共识应首选内分泌治疗。尽管患者既往一线内分泌继发耐药（PFS=7个月），但不影响继续选择内分泌治疗。基因检测结果提示PIK3CA突变，同时提示PI3K/AKT/MTOR信号通路异常活化。BOLERO-2研究结果提示：对于NSAI治疗失败的ER+/HER-2的晚期乳腺癌患者，依维莫

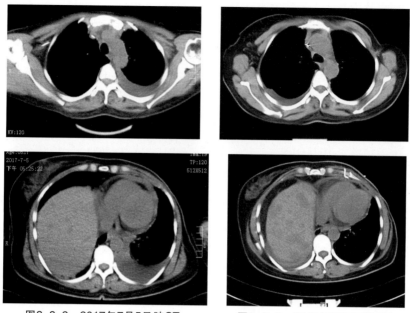

图3-3-2　2017年7月5日肺CT。　　　　图3-3-3　2017年9月4日肺CT。

司联合依西美坦,既能有效克服内分泌耐药,也能显著延长患者的PFS。因而建议患者行依维莫司联合依西美坦内分泌治疗,同时密切监测相关不良反应。

后续治疗:2017年7月,行依西美坦+依维莫司内分泌治疗。

病情变化:2017年9月的CT显示胸腔积液、心包积液增多,疾病进展。患者再次行多基因检测,结果提示:ESR1 Y537N突变,丰度9.5%,PIK3CA H1047R突变,丰度41.6%。

2017年9月20日基因检测结果如下。

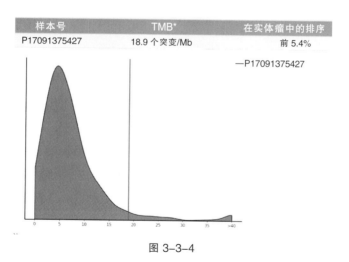

样本号	TMB*	在实体瘤中的排序
P17091375427	18.9 个突变/Mb	前 5.4%

—P17091375427

图 3-3-4

表 3-3-2 肿瘤特有突变

基因	变异	突变型	丰度
AKT2	基因扩增	–	1.6 倍
BTK	P227L 突变	p.P227L(c.C680T)	1%
CDKN1B	S27X 截短突变	p.S27X(c.C80A)	1.8%
CREBBP	R424Q 突变	p.R424Q(c.G1271A)	7.3%
DDR2	基因扩增	–	1.8 倍
EP300	D1188N 突变	p.D1188N(c.G3562A)	12.4%
EPHA5	E257K 突变	p.E257K(c.G769A)	1.7%
ERBB3(HER3)	G419A 突变	p.G419A(c.G1256C)	19.9%
ESR1	F62L 突变	p.F62L(c.C186G)	19.3%
ESR1	Y537N 突变	p.Y537N(c.T1609A)	9.5%
FAT1	Y997C 突变	p.Y997C(c.A2990G)	13.9%
IKBKE	基因扩增	–	2 倍
JAK3	基因扩增	–	1.7 倍
KMT2B	Q651X 截短突变	p.Q651X(c.C1951T)	19%
LHCGR	M172I 突变	p.M172I(c.G516A)	22.1%
NOTCH1	D2082N 突变	p.D2082N(c.G6244A)	3.2%
NTRK1	基因扩增	–	1.8 倍
PALLD	Q419K 突变	p.Q419K(c.C1255A)	11.6%
PIK3CA	H1047R 第 20 外显子突变	p.H1047R(c.A3140G)	41.6%
QKI	R205K 突变	p.R205K(c.G614A)	1.4%
RB1	单拷贝数缺失	–	单拷贝数缺失
STAG2	M890I 突变	p.M890I(c.G2670A)	1.1%
TP53	L194R 突变	p.L194R(c.T581G)	64%

问题：如何进行下一步治疗？

乳腺内科专家点评：患者行依西美坦+依维莫司治疗2个月出现进展，根据多基因检测新发 ESR1 Y537突变，其可能是耐药突变。BOLERO-2生物标志物探索研究结果显示，ESR1野生型和 ESR1 D538G可从依维莫司的联合治疗中获益，而ESR1 Y537突变患者则获益不明显。患者既往 多线治疗，且胸腔、心包继发恶性肿瘤，一般状态差，建议给予心包、胸腔积液处理后，选择不良 反应较小的单药化疗方案，增加耐受性。结合患者病史，建议选择卡培他滨节拍化疗。

后续治疗：予先后行胸腔、心包腔灌注贝伐珠单抗局部治疗2次。治疗后，患者呼吸困难明 显缓解，奇脉消失，症状好转，积液吸收。2017年9月，给予卡培他滨节拍化疗。化疗后，咳嗽、气 短等症状明显好转，胸腔、心包闭式引流管无积液引出，可拔除引流管出院。

经验教训

针对乳腺癌患者浆膜腔转移引起的浆膜腔积液，在全身系统治疗基础上，给予贝伐珠 单抗等局部治疗，可显著改善症状。

要点总结

1.内分泌耐药的分类、定义和机制

原发性耐药：一般指辅助内分泌治疗2年内复发，或内分泌治疗性3个月内PD。继发性耐药：一般指辅助ET大于2年且结束治疗12个月内复发，或ET 6个月以上PD。

耐药机制主要包括：①雌激素与ER结合致肿瘤增殖的机制。雌激素与ER结合通过基因通路和非基因通路致乳腺癌增殖。两种通路都可以结合或活化GFR，进而激活下游的MAPK及AKT通路。此外，一些细胞因子、GF、EGFR配体、IGF1R及其下游的通路（如MAPK/ERK PI3K/AKT，p90rsk和p38 MAPK）能使ER的AF-1关键位点磷酸化。这是非配体依赖的激活途径，从而导致ER基因通路的活化。②ER表达缺失或表观遗传修饰：乳腺癌原发性耐药与ER表达缺失有关。在乳腺癌治疗性耐药中，ER缺失占15%~20%，ER突变仅占<1%[2,3]。某些miRNA和生长因子信号通路可以下调ERα的表达和功能，导致乳腺癌细胞不依赖雌激素也能生长，且对内分泌治疗耐药。ER基因某些位点（如AF-2）的突变也可以是ER表达缺失。表观遗传修饰也会导致ER表达缺失，一些调控表观遗传修饰的酶的抑制剂[如核糖核酸脱氧甲基转移酶（DNMT）和HDAC]可在ER(−)乳腺癌细胞诱导ER基因表达和恢复抗雌激素敏感性，所以通过抑制这种机制可能为ET耐药提供新的手段。③共调因子表达失衡：ER的转录监管活动主要由共调因子组成的蛋白质复合体介导。共调因子的失调与内分泌耐药有关，如Ap1NF-κB转录活性的增加与耐药是相关的。NCOA3（AIB1或SRC3）的过表达在所有乳腺癌中占三分之二，与TAM耐药有关。共激活因子AIB1的过表达在HER‐2过表达的MCF‐7细胞中调控TAM耐药。④雌激素受体通路与生长因子受体（GFR）通路的交叉效应：ER通路与GFR信号通路的交叉效应会导致肿瘤的增殖。膜ER能激活GFR信号通路，激活的GFR通路反过来能激活ER的转录活性，能在应用抗雌激素试剂的干预下促进激素敏感基因的转录。而GFR通路的过表达可以使ERα表达下调导致耐药的发生。⑤细胞循环及凋亡机制的转变：抗雌激素治疗可以导致G1期特异性细胞循环停滞及生长率的下降，细胞色素E1和D1的过表达引起的内分泌耐药一方面激活了和G1期密切相关的依赖细胞色素激酶；另一方面使减轻细胞负调节因子（p21、p27）的抑制作用。此外，抗凋亡分子（Bcl-2、Bcl-XL）过表达和凋亡前分子（BAK、BIK和Caspase 9）低表达都会导致内分泌耐药。细胞周期蛋白D1是一种ER靶基因，与下游的CDK4/6组成的通路与雌激素诱导的细胞增殖中起重要作用。乳腺癌中细胞周期蛋白D增殖及过表达在Luminal B型乳腺癌多见。目前，已经有3种选择性CDK4/6抑制剂：palbociclib（PD-0332991）、ribociclib（LEE011）和abemaciclib（LY2835219）被批准应用于晚期肿瘤的治疗[10]。⑥另外，乳腺癌内分泌耐药机制还包括特异性miRNA表达改变；乳腺癌上皮间质转化（EMT）等也与相关。

2.节拍化疗在乳腺癌中应用相关内容

2015年，ABC3共识大会绝大多数专家支持使用节拍化疗。对不要求快速缓解的患者来说，节拍化疗是一个合理的治疗选择。比较好的研究方案是CM（环磷酰胺+氨甲蝶呤）；其他方案正在被评估中（包括卡培他滨和长春瑞滨）。需要随机化试验精确比较节拍化疗的标准剂量方案。节拍化疗较于标准化疗是有较好耐受，较少毒性，而且是一种具有同等疗效的治疗方式。这是

来自一项Ⅱ期长春瑞滨联合卡培他滨治疗HER-2阴性晚期乳腺癌(XeNa研究)结果:节拍化疗因抗血管生成作用比标准治疗有更好疗效及更少的毒性作用。在无法治愈的晚期乳腺癌中,长期的疾病控制是治疗的目的。卡培他滨和长春瑞滨的联合运用已被良好证实,并且毒性反应没有叠加。节拍化疗存在的问题:传统最大耐受剂量(MTD)的化疗模式"根深蒂固",节拍化疗概念模糊,用药剂量、频次、间隔不清晰,经验用药,缺少Ⅲ期随机对照研究的证据;缺少可靠的疗效预测指标。节拍化疗的探索:新的治疗手段的出现,为节拍化疗提供新的策略。在化疗显效前提下,维持患者生活质量,同样值得关注。节拍化疗的研究较少应用到乳腺癌。除细胞毒性,希望开发现有药物的新机制,并重新定位。

3.什么是TMB？TMB检测有何意义？如何判断TMB高/低？多个样本TMB如何计算？

TMB为肿瘤突变负荷,其定义为肿瘤基因组中平均 1Mb(100万个碱基)范围内所含非同义体细胞突变的数量,单位为个突变/Mb[11]。肿瘤变质负荷(TMB)中,非同义突变包括肿瘤特有突变中的点突变、插入缺失突变及剪切突变,但不包括单核苷酸多样性(SNP)、胚系突变(Germline)、拷贝数变异(CNV)和基因结构性变异(SV)。Colin Pritchard等[12]在2017年的ASCO会议中指出,TMB准确性与检测基因覆盖区域大小相关,覆盖区域1kb-200kb的热点测序无法预测免疫疗效,覆盖200以上基因全外显子,1Mb左右的TMB检测才能有效预测免疫疗效。 近几年来,黑色素瘤、肺癌和肠癌的免疫治疗研究显示,TMB高的肿瘤患者免疫治疗响应率更好[13]。因此,TMB是肿瘤患者免疫治疗较好的预测因子。Solange Peters等在2016年ASCO会议中回顾性研究指出,Nivolumab治疗非小细胞肺癌(NSCLC)在高TMB患者中客观响应率达到47%,mPFS达到9.7个月,而低TMB患者客观响应率为23%,mPFS仅为4.1个月[14]。M. Kowanetz等在2016年的ESMO上发表了一篇使用 454 例来自3项Ⅱ期 Atezoliaumab 治疗晚期NSCLC, 通过多基因(315基因)检测,结果显示高TMB人群同样获益显著[15]。目前已发表的TMB数据大都基于欧美人群,而判断TMB高/低的方法目前较为公认的是三分位法和四分位法,即在同一癌种的TMB数据库中,前1/3或者1/4的人群为高TMB。当患者为高TMB人群时,有一定可能增加免疫药物获益的概率[16]。另外,不同实体肿瘤突变负荷有一定差异,如胰腺癌、肉瘤、肝癌等突变负荷一般较低,而黑色素瘤一般较高。因此我们的实体瘤数据库对于突变负荷较低/较高的肿瘤仅做客观参考。每个样本单独计算TMB值,TMB的计算公式为:体细胞非同义突变数/0.9Mb(0.9Mb为以上非同义突变计算区域)。送检多个样本时,以最新穿刺/手术的肿瘤组织为首选依据,其次为胸腹水/脑脊液ctDNA样本。由于血液ctDNA检测影响因素多,因此,在缺乏组织样本时,可考虑血浆ctDNA来计算TMB。TMB值预测免疫治疗疗效处于临床研究阶段,临床证据尚不充分,具体治疗方案由医生和患者共同决定。

4.恶性浆膜腔腔积液形成应用贝伐治疗相关依据

肿瘤直接侵犯和伴随炎症使毛细血管内皮细胞受损,通透性增加;肿瘤压迫肺不张导致胸膜腔内负压增加;晚期低蛋白血症引起胸腹腔膨胀压降低或回流血管、淋巴管内肿瘤栓塞与转移均会导致胸、腹水产生[17,18]。随着恶性胸腹腔积液的研究进展,一些新的研究表明,VEGF在恶性及非恶性胸腔积液的发病机制中发挥了重要作用[19]。由于肿瘤细胞自身可分泌VEGF,促进了肿瘤表面新生血管及淋巴管的生成,这些异常血管及淋巴管的产生,破坏了肿瘤周边的微环境,使组织间液压力增高,细胞更加乏氧,使药物不能渗透至组织间液中,造成积液的难控性。同时VEGF增加了毛细血管网的通透性,加快了组织间液的渗出[16,18]。Kassim SK等[20]的研究提示,VEGF在许多肿瘤引起的浆膜腔积液和患者血清中均有高表达。一些研究也显示:恶性胸腔积液的患者中血清或血浆中的VEGF处于高水平状态[21]。VEGF的表达水平可以作为贝伐单抗治疗的预后指标[22],因此,VEGF与恶性胸腹腔积液的生成及累积密切相关。贝伐单抗是一种重组的人源化单克隆抗体,可与VEGF结合,阻碍VEGF与其受体在内皮细胞表面的相互作用,同时改变肿瘤细胞微环境,并通过促使肿瘤血管正常化降低组织间的液压,增强氧合作用,使药物得到有效的渗透[23]。Luo JC等[24]报道,采用抗VEGF抗体治疗小鼠的恶性腹腔积液非常有效。因此,一些研究者开始尝试应用贝伐单抗治疗恶性胸腹腔积液。Numnum TM等[25]报道了静脉应用贝伐单抗(15mg/kg,每3周1次)治疗4例腹腔积液患者,结果表明其减少了腹腔积液的量和腹腔穿刺次数。Hamilton CA等[26]报道了1例顽固性腹腔积液的88岁卵巢癌患者腹腔引流后腹腔灌注(5mg/kg),控制了腹腔积液量,改善了患者的生活质量。国内杜楠等[27]报道,在65例非小细胞肺癌伴恶性胸腔积液的患者中,单独应用贝伐单抗和同时应用贝伐单抗联合顺铂进行胸腔灌注,有效率分别为56.67%和85.71%,联合治疗组有效率显著提高($P<0.05$)。综上所述,胸腹腔灌注贝伐单抗控制恶性胸腹腔积液疗效确切,无静脉相关性不良反应,值得临床推广。但其具体用药方法、给药剂量及注药次数仍需在临床实践中进一步探索。

(吴杰　孙涛　辽宁省肿瘤医院/中国医科大学附属肿瘤医院)

参考文献

[1]　Rubi Viedma-Rodriguez Luis Baiza-Gutman Fabio Salamanca Gomez et al. Mechanisms associated with resistance to tamoxifen in estrogenreceptor-positivebreastcancer [J].OncolReports,2014,32(1):3-15 .

[2]　Group Early Breast Cancer Trialists Collaborative. Effects of chemo-therapy and hormonal therapy for early breast cancer on recurrence and 15-Year survival An overview of the randomised trial s [J] . The Lancet, 2005,365(9472):1687-1717.

[3]　Network Cancer Genome Atlas. Comprehensive molecular portraits of human breast tumours [J]. Nature, 2012,490(7418):61-70.

[4]　Levin ER. Extranuclear estrogen receptor's roles in physiology Les-sons from mouse models [J]. Am J Physiol Endocrinol Metab,2014,307(2):E133-E140.

[5]　Zhang Y Duan C Bian C et al. Steroid receptor coactivator-1 A versatile regulator and promising therapeutic target for breast cancer[J]. J Steroid Biochem Mol Biol,2013,138:17-23.

[6]　Chang AK Wu H. The Role of Aib1 in breast cancer[J]. Oncol Lett,2012,4(4):588-954.

[7]　Sendur MA Zengin N Aksoy S et al. Everolimus A new hope for tatients with breast cancer [J]. Curr Med Res Opin,2014,30(1):75-87.

[8]　Lukas J Bartkova J Bartek J. Convergence of mitogenic signalling cascades from diverse classes of receptors at the cyclin D-cyclin-dependent kinase-Prb-controlled G1 checkpoint [J]. Mol Cell Biol,1996,16 (12):6917-6925.

[9] Mandlekar S Kong AN. Mechanisms of tamoxifen-induced apoptosis[J]. Apoptosis,2001,6(6):469–677.

[10] Erika Hamilton Jeffrey R. Targeting CDK4/6 in patients with cancer [J]. Cancer Treat Rev,2016,8 (45):129–138.

[11] A. Zehir et al., "Mutational landscape of metastatic cancer revealed from prospective clinical sequencing of 10,000 patients," Nat. Med.,vol. 23,no. 6,pp. 703－713,May 2017.

[12] Colin Pritchard, "Challenges in Translating Molecular Results Into Meaningful Clinical Use," presented at the ASCO,2017.

[13] D. P. Carbone et al., "First-Line Nivolumab in Stage Ⅳ or Recurrent Non-Small-Cell Lung Cancer," N. Engl. J. Med.,vol. 376,no. 25,pp. 2415－2426,Jun. 2017.

[14] Solange Peters, "Impact of Tumor Mutation Burden on the Efficacy of First-Line Nivolumab in Stage Ⅳ or Recurrent Non-Small Cell Lung Cancer:An Exploratory Analysis of Checkmate 026," presented at the AACR, 2017.

[15] Marcin Kowanetz, "Tumor Mutation Burden (TMB)is Associated with Improved Efficacy of Atezolizumab in 1L and 2L+ NSCLC Patients," presented at the EMSO,2016.

[16] Z. R. Chalmers et al., "Analysis of 100,000 human cancer genomes reveals the landscape of tumor mutational burden," Genome Med.,vol. 9,no. 1,Dec. 2017.

[16] Tamsma J. The pathogenesis of malignant ascites[J]. Cancer Treat Res,2007,134:109–118.

[17] 汤钊猷. 现代肿瘤学[M]. 海:上海医科大学出版社,2000:569–570.

[18] Baker AR,Weber JS. Treatment of malignant ascites [A]//Devita VT,Hellman S,Rosenberg SA,et al. Cancer-principles and practice[M]. 4th edition. Philadephia:JB Lippincott Campany,1993:2255.

[19] Senger DR,Galli SJ,Dvorak AM,et al. Tumor cells secrete a vascular permeability factor that promotes accumulation of ascites fluid[J]. Science,1983,219(4587):983–985.

[20] Kassim SK,EL-Salahy EM,Fayed ST,et al. Vascular endothelial growth factor and interleukin-8 are associated with poor prognosis in epithelial ovarian cancer patients[J]. Clin Biochem,2004,37(5):363–369.

[21] Becker G,Galandi D,Blum HE,et al. Malignant ascites:systematic review and guideline for treatment[J]. Eur J Cancer,2006,42(5):589–597.

[22] Jain RK. Normalizing tumor vasculature with anti-angiogenic therapy:a new paradigm for combination therapy [J]. Nat Med,2001,7(9):987–989.

[23] Sack U,Hoffmann M,Zhao XJ,et al. Vascular endothelial growth factor in pleural effusions of different origin[J]. Eur Respir J,2005,25(4):600–604.

[24] Luo JC,Toyoda M,Shibuya M. Differential inhibition of fluid Accumulation and tumor growth in two mouse ascites tumors by an antivascular endothelial growth factor/permeability factor neutralizing antibody [J]. Cancer Res,1998,58(12):2594–2600.

[25] Numnum TM,Rocconi RP,Whitworth J,et al. The use of bevacizumab to palliate symptomatic ascites in patients with refractory ovarian carcinoma[J]. Gynecol Oncol,2006,102(3):425–428.

[26] Hamilton CA,Maxwell GL,Chernofsky MR,et al. Intraperitoneal bevacizumab for the palliation of malignant ascites in refractory ovarian cancer[J]. Gynecol Oncol,2008,111(3):530–532.

[27] Nan Du,Hui Zhao,Haibin Wang,et al. Intrapleural combination bevacizumab with cisplatin therapy for malignant pleural effusion caused by non-small cell lung cancer [J]. J Clin Oncol (Meeting Abstrcts),2012,30 (15 Suppl):7036.

病例4：晚期三阴性乳腺癌的综合治疗

★ 病史简介

患者，女性，2013年12月12日，行右乳腺癌简化根治切除术，肿物大小为2cm×2cm×1.5cm，术后病理：浸润性导管癌，ER（－）、PR（－）、C-erbB-2（－）、Ki67（5%＋），淋巴结转移0/14。术后行FEC序贯T各3个周期。2016年1月复查CT提示肝转移，肝穿刺取病理提示：肝内转移癌，ER（－）、PR（－）、C-erbB-2（－）。2016年1月至2016年4月，行TE方案化疗4个周期，肝内病灶射频消融2次。2016年6月，CT复查肝脏病情进展。肝脏转移灶再次病理会诊提示：肝穿刺见腺癌组织，考虑乳腺来源，ER（－）、PR（－）、C-erbB-2（－）、Ki67（60%＋）、雄激素受体（AR）（60%＋）。

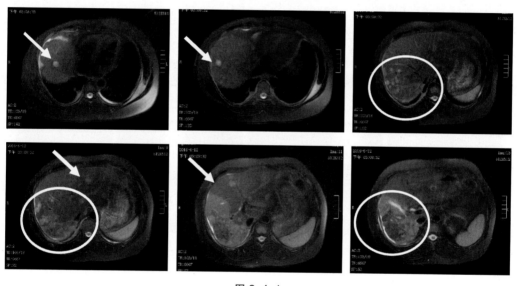

图 3-4-1

问题：如何进行下一步治疗？

□ 化疗 □ 介入治疗 □ 放疗 □ 手术治疗

影像科专家点评：患者检查提示：肝脏形态不规整，反相位肝实质信号弥漫减低；肝内可见多发稍长T1和稍长T2信号影。增强后，边缘强化。肝右叶可见一团块状影，最大径约为68mm，T1信号稍高、T2信号稍低。增强后，内部可见结节状条状轻度强化影，其余大范围无明显强化，邻近腹膜略增厚。胰腺、脾及扫面范围内，双肾未见确切异常；腹膜后未见肿大淋巴结。右侧胸膜增厚，右肺下叶可见斑片索条影。目前，患者有肝多发占位病变，考虑为肝脏多发转移，增加影像学特征鉴别诊断。

介入科专家点评：患者病灶多发转移，考虑为典型乳腺癌肝转移，无须再次活检肝脏病灶。

放疗科专家点评：患者肝脏多发转移灶，以全身性治疗为主；不考虑放疗。乳腺癌肝转移局部治疗手段要根据患者的一般状态，肝转移灶部位、数量，全身其他脏器有无转移等综合因素考虑手术切除,或射频消融(RFA)以及介入治疗等。由于放射性肝损伤的不良反应,外照射较少用于乳腺癌肝转移。

乳腺内科专家点评:患者是晚期TNBC,多发肝转移,肝内病灶曾局部射频治疗,目前病情进展肝内病灶增多,无局部治疗指征,应以全身治疗为主。我国发起的CBCSG006研究一线治疗对比了GP方案与GT方案治疗晚期TNBC的疗效,结果表明,GP方案在PFS和ORR上均优于GT方案。因此,患者可考虑行GP方案化疗。

后续治疗:于2016年6月至2016年10月行GP方案化疗6个周期,最佳疗效为PR。但患者因不耐受胃肠道反应,2016年10月至2017年1月行吉西他滨单药治疗4个周期,疗效为PR,胃肠道反应为Ⅰ~Ⅱ度。患者拒绝继续化疗。

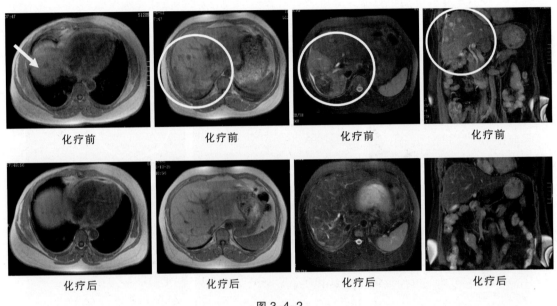

化疗前 化疗前 化疗前 化疗前

化疗后 化疗后 化疗后 化疗后

图 3-4-2

问题:如何进行下一步治疗?

□ 观察等待　　□ 抗AR治疗

乳腺内科专家点评:患者为晚期三阴性乳腺癌,其从GP方案获益显著,属于化疗敏感型,应该推荐患者继续化疗至疾病进展。患者目前拒绝继续化疗,考虑到患者治疗前肝多发转移,肿瘤负荷不小,因此不建议停药直接观察等待。可以考虑选择副作用小的药物进行持续治疗,如雄激素受体抑制剂比卡鲁胺等。TBCRC 011临床研究是比卡鲁胺治疗AR(+)/ER(−)/PR(−)晚期乳腺癌的Ⅱ期临床试验,研究结果显示,26例AR阳性患者(AR>10%),接受单药比鲁卡胺治疗后6个月的临床获益率(CBR)为19%(无CR或PR),中位PFS为12周。提比卡鲁胺采用PREDICT AR评估AR基因分类,结果显示,与PREDICT AR阴性相比,PREDICT AR阳性患者具有更高的CBR(6%比36%)。建议患者行雄激素受体AR检测,可尝试抗AR治疗。

后续治疗:于2016年12月22日行雄激素受体免疫组化检查提示:AR (+)。由于无法检测PREDICT AR,根据AR阳性表达结果于2017年2月至2017年5月口服比卡鲁胺内分泌靶向治疗,

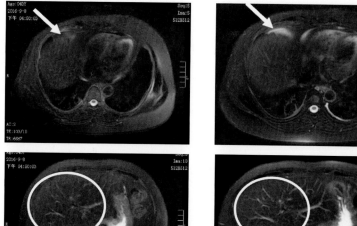

图 3-4-3 比卡鲁胺治疗前。　　　　图 3-4-4 比卡鲁胺治疗 1 月后。

疗效为SD。

　　病情进展：2017年5月，CT复查提示肝脏病灶进展。

· ·

　　问题：如何进行下一步治疗？

　　乳腺内科专家点评：患者既往晚期治疗GP获益较大（肝脏病灶进展后TTP最长为1年），抗AR治疗后，疾病进展（TTP 3个月，与既往研究中位TTP时间类似），TNBC的其他可选化疗和靶向方案并不多，鉴于身体状态（ECOG 1分）和经济条件以及药物可及性，建议患者可考虑继续GP方案化疗。

　　后续治疗：于2017年6月至2017年8月，行GP方案化疗4个周期，最佳疗效为PR。

　　病情变化：于2017年8月复查，行CT显示肝内病灶增大，肝内病灶合并新发，疾病进展。

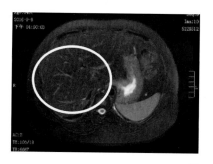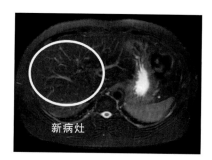

图 3-4-5

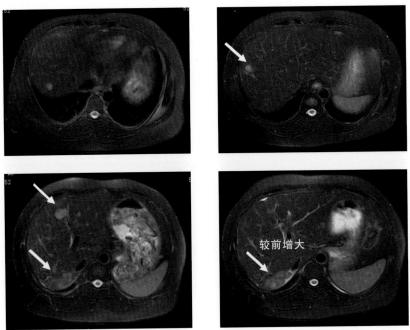

图 3-4-5　化疗前。　　　　　　图 3-4-6　GP×4 后。

图 3-4-5(续)

问题: 如何进行下一步治疗?

☐ 化疗　☐ PARP抑制剂　☐ 抗血管生成靶向治疗

乳腺内科专家点评: 患者为三阴性乳腺癌,根据既往OlympiAD研究,在伴乳腺癌易感基因(BRCA)突变的HER-2阴性MBC奥拉帕尼单药对比标准化疗中,提示PARP抑制剂奥拉帕尼在TNBC中具有更高的PFS。建议患者先行BRCA1/2基因突变检测。如果存在BRCA1/2致病或可疑致病突变,建议首选PARP抑制剂。另外,在阿帕替尼治疗晚期三阴性乳腺癌ⅡB期临床研究中,56位患者疗效均可评价为ORR为10.7%,CBR为25%,且PFS和OS分别为3.3个月和10.6个月。如果无BRCA1/2突变,可考虑单药化疗联合阿帕替尼治疗。

后续治疗: 行BRCA1/2基因检测为阴性,于2017年9月至2017年11月自行口服中药。2017年11月,复查提示新发骨转移。之后,给予患者卡培他滨化疗+阿帕替尼靶向治疗,联合唑来膦酸。疗效为SD。

经验教训

三阴性乳腺癌缺乏内分泌和靶向治疗的靶点,化疗是基石,其中含铂方案为优选。对于AR阳性或BRCA突变,可尝试抗AR或PARP抑制剂治疗,也可使患者得到临床获益。

要点总结

1.三阴性乳腺癌及化疗方案

乳腺癌是一种世界性的疾病,是女性肿瘤患者最主要的病种,同时也是女性患者肿瘤相关性死亡最主要的原因,其发病率在逐年增加。乳腺癌是一种异质性很强的疾病,且性质不同预后不同。目前,最常用的乳癌分类一直是依据ER(雌激素受体)、PR(孕激素受体)和HER-2(人类表皮生长因子受体-2)状态进行的。所有的乳腺癌都被分为4种亚型,并且每一种都有不同的治疗方案,这4种亚型之一即为三阴性乳腺癌(TNBC):ER、PR和HER-2均为阴性,其是唯一一种没有特殊治疗方案的乳癌类型。在全部乳腺癌患者中,12%~20%的乳腺癌为三阴性乳腺癌。三阴性乳腺癌在青年女性和绝经前女性中较为常见。另外,三阴性乳腺癌的生物学特性往往是侵袭性很强,容易较早出现内脏转移,因此预后相对较差。从病理学来看,三阴性乳腺癌往往肿块较大,较容易出现淋巴结转移并且分化较差。三阴性乳腺癌是一种肿瘤异质性较大的类型,疾病进展迅速,缺乏内分泌和抗HER-2的靶点,化疗是TNBC的治疗基石。紫杉类、铂类、蒽环类、氟尿嘧啶类和吉西他滨等药物是三阴性乳腺癌患者的主要化疗药物,紫杉类和蒽环类药物在三阴性乳腺癌患者的化疗中已得到广泛应用。紫杉类联合蒽环类化疗方案可以提高三阴性乳腺癌患者的近期疗效,但是仍可能在化疗后短期内出现远处转移。75%的三阴性乳腺癌患者携带BRCA1基因突变,BRCA1基因与DNA双链的断裂修复有关,如果BRCA1基因功能上存在缺失,肿瘤细胞就会对影响DNA损伤修复的化疗药物敏感。吉西他滨是一种嘧啶类抗代谢药,代谢物在细胞内进入DNA,主要杀伤处于S期的细胞,阻滞细胞增殖由G期向S期过渡的进程。铂类药物可以和DNA双链发生交联,阻碍DNA复制和转录,造成细胞死亡。顺铂是细胞周期非特异性药物,进入肿瘤细胞水解为羟烃氨铂后,以单链内联结构与DNA交叉联结,抑制DNA复制,可用于细胞周期的任意时相,尤其对有丝分裂期及DNA合成期细胞杀灭作用更强。

2.三阴性乳腺癌的抗AR治疗

恩杂鲁胺治疗晚期AR+ TNBC的Ⅱ期研究(MDV3100-11),结果表明恩杂鲁胺在 AR 阳性TNBC 患者中有临床活性, 且安全数据与恩杂鲁胺已有的安全谱一致。一项新的基因诊断工具——PREDICT AR,可能可以用于鉴定恩杂鲁胺治疗获益的 TNBC 患者。探索性分析中,恩杂鲁胺治疗临床结果包括OS,在PREDICT AR+患者中显著优于 PREDICT AR-患者,此项 Ⅱ 期研究支持继续研究恩杂鲁胺在 PREDICT AR+ TNBC 患者疗效。抗AR抑制剂在TNBC中的应用 AR阳性率介于20%~40%。临床很重要的一个问题是AR表达的检测应规范化,从而评价AR阳性率与抗AR抑制剂的疗效相关性(核/胞浆表达,恰当的cut-off值为1%、5%和10%)。抗AR抑制剂比卡鲁胺、恩杂鲁胺和特异性不可逆的CYP17酶抑制剂阿比特龙在TNBC中的CBR约为20%,且恩杂鲁胺采用PREDICT AR评估AR基因分类结果显示, 与PREDICT AR阴性相比,PREDICT AR阳性患者具有更高的CBR (6%比36%)。新一代CYP17抑制剂Orteronel和Seviteronel旨在评估,其在AR阳性TNBC的Ⅱ期临床试验正在进行中。回顾既往数据,在阿比特龙UCBG12-1研究中,N=30的TNBC和AR阳性(胞浆AR>1%),6个月CBR位为20.0%(7.7%~38.6%),总ORR为6.7%(1例CR),中位PFS仅为2.8月。截止到分析时间点,5例患者仍在接受治疗中,临床获益时间为

6.4~24个月。在恩杂鲁胺MDV3100-11研究中,所有患者和AR阳性(AR>0%)患者的16周的CBR(包括CR2例和PR5例)分别为35%和39%,中位PFS为14周。

在AR阳性TNBC细胞株和肿瘤组织中,常伴发PIK3CA突变,提示AR与PI3K通路之间可能存在crosstalk,且抗AR抑制剂联合PI3K抑制剂,可能是LAR型TNBC新的治疗策略。AR耐药机制尚未完全明确,其中耐药机制之一是AR的F876L突变,导致比卡鲁胺从拮抗剂活性转变为激动剂活性。CDK4/6抑制剂可克服AR的F876L突变引起的耐药。NCT02605486是一项CDK4/6抑制剂palbociclib联合比卡鲁胺治疗转移性AR阳性TNBC的Ⅰ/Ⅱ临床试验,其正在招募中。

(贾羽丰 孙涛 辽宁省肿瘤医院/中国医科大学附属肿瘤医院)

参考文献

[1] 陆国芬,张辉挺,马德奎,区基文,张清.我国三阴性乳腺癌临床病理特征及预后的Meta分析.中国医药导报,2016,13(35).

[2] 杨慧,黄海欣,李桂生.吉西他滨联合卡铂或顺铂治疗晚期三阴性乳腺癌的疗效观察[J].现代肿瘤医学,2014,22(5):1076-1078.

[3] Mackey JR,Martin M,Pienkowski T,et al.Adjuvant docetaxel,doxorubicin,and cyclophosphamide in node-positive breast cancer:10-year follow-up of the phase 3 randomised BCIRG 001trail [J].Lancet Oncol,2013,14(1):72-80.

[4] 王明喜,郑荣生,韩正全,等.吉西他滨联合顺铂治疗晚期三阴性乳腺癌的临床观察[J].中华全科医学,2013,11(4):520-522.

[5] 马文玥,张频,张柏林,等.卡铂联合紫杉醇治疗局部晚期三阴性乳腺癌的Ⅱ期临床研究[J].中华肿瘤杂志,2012,34(10):770-774.

[6] 陈百松,朱小勇,郭银红.吉西他滨联合顺铂二线治疗晚期三阴性乳腺癌21例[J].医药导报,2012,31(1):27-29.

病例5：妊娠期乳腺癌的治疗

★ 病史简介

患者，女性，33岁，2016年8月，因妊娠就诊于盛京医院，发现右乳肿物，考虑良性，但肿物逐渐增大，于2017年1月行右乳细针穿刺，病理：浸润性导管癌Ⅱ级，ER(−)、PR(约2%+)、HER-2(++)、Ki67(90%+)。因细针穿刺病理取材小，未行进一步FISH检测。于2017年2月再次行粗针穿刺取病理：浸润性导管癌Ⅱ级。免疫组化：ER(−)、PR(−)、HER-2(+~++)、Ki67(40%+)。FISH检测：HER-2基因无扩增。初步诊断：右乳浸润性导管癌 cT4NxM0；晚期妊娠，孕24周。

送检材料：右乳肿物　免疫组化号：68416　　冰冻号：
临床诊断：待查　　　　　　　　　　　　报告日期：2017-01-25
病理图像：

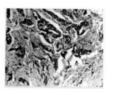

病理检查及所见：
穿刺组织中少量异型增生上皮条索。
免疫组化染色结果：ER(−)、PR(中+，约2%)、C-erbB-2(2+)、E-cadherin(+)、CK5/6(少数+)、CK8/18(+)、P63(−)、GCDFP-15(−)、Ki67(+90%)、P53(−)。

图 3-5-1（见彩图）

问题：如何进行下一步治疗？

□手术治疗　　□全身化疗　　□内分泌治疗　　□放疗

外科专家点评：有研究表明，妊娠中手术的胎儿流产率是正常情况的1.58倍，流产率高的原因是手术本身，还是麻醉药的作用，目前还没有定论。通常认为，妊娠中期后(5~7个月)，手术相对安全。保乳手术倾向于妊娠晚期的患者，可以在分娩后放疗。前哨淋巴结活检(SLNB)，无论是RI法，还是色素法，其安全性还没有得到确认，临床操作上应注意。本病例属于局部晚期乳腺癌，目前无手术指征，可以考虑新辅助化疗。因为流产率和致畸率的增加，妊娠前期绝对避免化疗。

内科专家点评：化疗及内分泌治疗等药物对胎儿有致畸、流产、宫内生长发育迟缓、羊膜早破和早产等不良影响。研究表明，怀孕期的前3个月行化疗，胎儿的先天性畸形发生率为10%~20%，而怀孕晚期(怀孕后3个月)，其发生率下降到1.3%。不建议患者妊娠期行内分泌治疗，妊娠中期可考虑化疗。本病例属于妊娠中期，因为，此时化疗胎儿畸形率与通常情况大致相同，因此可以考虑蒽环为主的化疗方案，如CAF或AC方案。紫杉类药物因为使用例数极少，缺少安全性的资料，目前不做推荐。

放疗科专家点评：妊娠期乳腺癌应尽量避免放疗，应延期至分娩后开始放疗。辐射对胎儿的影响与辐射剂量、照射野范围和胎龄等有关。孕早期胎儿接受的放射剂量在0.1~0.9Gy时，就可能造成胎儿的智力发育缺陷。大部分的妊娠期乳腺癌患者应接受改良根治术,以避免保乳手术后的乳房放疗。

妇产科专家点评:患者目前中期妊娠,孕24周,胎儿发育良好,在保留胎儿的情况下,可以考虑于28周以后终止妊娠,行后续治疗。

后续治疗:患者及家属要求终止妊娠。于2017年2月6日终止妊娠,并行全身检查。乳腺彩超显示:右乳腺内可见10cm×12cm×2.5cm的肿物,形态不规则,边界模糊,内呈不均质低回声,伴较多强回声点,后方回声衰减,内可检出血流信号,右乳腺皮下软组织呈水肿样改变,右腋下可见数个肿大淋巴结,较大者为1.8cm×1.5cm,形态欠规则,边界清,内呈低回声伴少许强回声点。2017年2月,给予TEC方案化疗,最佳疗效为PR,6个周期后为PD,改GP方案化疗2个周期,疗效为PD。

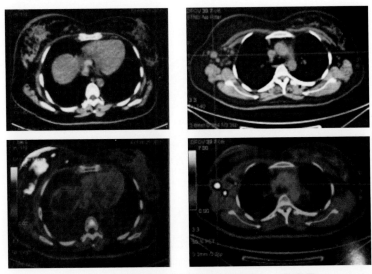

图 3-5-2 全身PET-CT(2017年2月25日)。(见彩图)

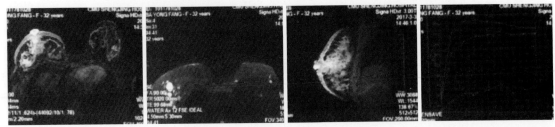

图 3-5-3 乳腺MRI(2017年3月3日)。

病情变化:2017年6月,行乳腺增强MRI,右乳上象限强化小结节略增大,乳内新增多个小结节,右腋下肿大淋巴结基本同前。右乳局部病灶进展,查体:见乳腺红肿,乳头及乳晕可见溃烂,表面可触及多发质硬结节。目前临床诊断:右乳恶性肿瘤 cT4N3M0 Ⅲ期。

问题:如何进行下一步治疗?

□全身化疗　　□手术治疗　　□放疗

放疗科专家点评：Ⅲ期乳腺癌患者的治疗原则为新辅助化疗后，再做手术治疗，术后根据临床和病理情况行辅助放疗和（或）化疗。但目前患者多线新辅助治疗后局部病灶控制仍不理想，皮肤破溃范围较大伴疼痛。放疗虽可减轻局部症状，但因局部病变范围大，放疗后，可能存在破溃，不能愈合，因此目前不建议放疗。

乳腺外科专家点评：因患者病灶较大，皮肤破溃，不建议手术治疗，术后愈合欠佳，建议先行全身化疗，待病灶缩小后，再考虑行手术治疗。

乳腺内科专家点评：患者为年轻女性，分子分型为三阴性乳腺癌，可能是遗传性乳腺癌，建议BRCA1/2基因检测。如果存在BRCA1/2基因致病突变，可考虑使用PARP抑制剂或铂类化疗。三阴性乳腺癌侵袭性高，预后差，目前除化疗外无有效的靶向和内分泌治疗。患者多线化疗失败，如果不存在BRCA突变，后续可考虑化疗和（或）抗血管生成药物靶向治疗。

后续治疗：2017年9月4日，行阿帕替尼靶向治疗联合NX方案化疗，2个周期后，疗效评价为PD。其不良反应：Ⅳ°粒细胞减低伴粒缺性发热，Ⅳ°白细胞减低。

病情变化：2017年10月25日，因右乳局部病灶进展，更改为阿帕替尼联合FOLFox方案化疗2个周期，不良反应为胃肠道反应Ⅱ°，骨髓抑制Ⅲ°。

经验教训

妊娠哺乳期乳腺癌延误诊断率高，预后差，应加强妊娠哺乳期乳腺癌的早诊早治。

要点总结

1.TNBC的治疗及最新进展

三阴性乳腺癌（TNBC）是乳腺癌的一种特殊亚型，侵袭性强，预后差，与非三阴性乳腺癌对比，三阴性乳腺癌患者发病年龄相对年轻，组织学分级及病理分期较高，淋巴结转移率高，与乳腺癌家族史相关，5年无瘤生存率及总生存率较差[1]。

TNBC对于传统化疗更为敏感，紫杉醇联合表柔比星新辅助化疗治疗TNBC的疗效确切，能有效降低Ki67、p53、P-gp和GST-π的表达[2]。含长春瑞滨联合方案化疗治疗蒽环类和紫杉类药物耐药的晚期TNBC疗效和安全性较好。杜丰等回顾性分析2004年1月至2012年12月收治的48例晚期TNBC患者的临床资料，入组条件包括有可评价的转移病灶；既往在新辅助、辅助或晚期化疗阶段应用过蒽环类和至少1种紫杉类药物。48例患者中，一线化疗为21例，二线化疗为27例。治疗方案为NP方案（长春瑞滨联合铂类）22例，NX方案（长春瑞滨联合卡培他滨）26例。结果全组患者的客观有效率为20.8%，临床获益率为43.8%，无进展生存时间（PFS）为4.4个月，总生存时间（OS）为15.5个月。 NP方案患者的有效率为33.8%，高于NX方案（7.7%），差异有统计学意义（$P=0.029$）；NP方案患者的PFS为5.3个月，高于NX方案（3个月），差异有统计学意义（$P=0.023$）；NP方案患者的OS（27.7个月）与NX方案患者（14.8个月）比较，差异无统计学意义（$P=0.077$）。全组患者常见的不良反应为1~2级胃肠道反应（68.8%）、中性粒细胞下降（62.5%）；NX

组与NP组患者不良反应的发生率比较,差异均无统计学意义(均$P>0.05$)。 NP组和NX组分别有2例和1例患者出现用药延迟。NP方案的疗效可能优于NX方案,但需开展随机Ⅲ期临床研究来进一步验证[3]。

阿帕替尼在三阴性乳腺癌的治疗中可获得一定的疗效及生存获益,且安全性好,不良反应可控。王晓蕊等回顾性分析了2015年7月至2016年11月就诊于天津医科大学肿瘤医院的8例患者,他们经病理学确诊为晚期三阴性乳腺癌,既往接受过两线以上化疗后疾病进展(PD)、服用阿帕替尼500mg/d的治疗。而且所有患者均在接受2个周期以上治疗后评价疗效,观察PD时间、有效率、临床获益率及不良反应。结果:8例患者共接受平均4个周期的治疗,经过中位随访时间为8(4~11)个月,其中部分缓解(PR)为4例,疾病稳定(SD)为3例,PD为1例;疾病控制率(DCR)为87.5%(7/8),客观缓解率(ORR)为50%(4/8),平均无进展生存期(PFS)为4.2个月。不良反应为手足综合征(3/8)、骨髓抑制(4/8)、高血压(2/8)、蛋白尿(3/8)、咯血(1/8)、恶心(2/8)、乏力(2/8)等[4]。

根据基因表达谱,TNBC可分为多种分子亚型,主要为基底细胞样亚型、间充质/间充质干细胞亚型、免疫调节亚型、管腔雄激素受体亚型。TNBC主要的靶向治疗方式分为5大类:针对DNA修复缺陷的靶向药物、酪氨酸激酶抑制相关的靶向药、PI3K-AKT-mTOR通路抑制剂、免疫检查点抑制剂和雄激素受体抑制剂。其中PARP抑制剂、铂类、PD-L1抑制剂、AKT抑制剂的研究均已进入Ⅲ期临床试验;酪氨酸酶抑制相关靶向药物及PI3K/AKT/mTOR通路抑制剂单药使用的价值有限,可能更适宜多药联合或与传统化疗药物联合应用;雄激素受体抑制剂的治疗价值尚需进一步临床试验的验证。TNBC有多种分子亚型,多种靶向治疗药物处于临床研究阶段,其中PARP抑制剂、铂类、PD-L1抑制剂最具有研究前景[5]。

2.BRCA1/2基因突变对TNBC的影响

肿瘤易感基因常见的突变,例如BRCA1、BRCA2和其他肿瘤易感基因,在一系列未选择的中国乳腺癌患者中,他们的临床相关性是未知的。有一个总计为8085例连续的无选择性的中国乳腺癌患者的临床研究,46个肿瘤易感基因的种系突变使用62基因版检测。在8085例未选择的乳腺癌患者中, 有9.2%的患者被确认引起疾病的原因是突变。这些患者中,5.3%的患者携带BRCA1(1.8%)和BRCA2(3.5%)的突变,2.9%携带其他乳腺癌易感基因(BOCG),1.0%携带其他肿瘤易感基因。在4种分子分型中,TNBC有最高的BRCA1/2突变率(11.2%)和BOCG突变率(3.8%),反之,ER−/PR−、HER-2+的乳腺癌患者有最低的BRCA1/2突变率(1.8%)和BOCG突变率(1.6%)。与非携带者相比,携带BRCA1突变的患者有一个更差的无病生存率(未校正危害比1.60,95%可信区间1.10~2.34,$P=0.014$),疾病相关存活率(未校正危害比1.96,95%可信区间1.03~3.65,$P=0.004$)。而在携带BRCA2突变和非携带者之间,在存活率上没有发现不同。在这一大型肿瘤易感基因研究中,9.2%的乳腺癌患者携带一个种系突变。乳腺癌的4种分子分型中,TNBCBRCA1/2和其他乳腺癌易感基因突变率最高,而ER−/PR−、HER-2+的乳腺癌患者,这些基因的突变率最低[6]。

3.妊娠期乳腺癌的治疗

妊娠期乳腺癌(PABC)是指妊娠期及产后1年内诊断的乳腺癌。国外发病率:占全部妊娠妇女的0.01%~0.03%,占全部乳腺癌的1%~2%。国内多数文献报道,其发病率明显高于国外,占全部乳腺癌的1.5%~8.2%。发病年龄为32~38岁,40岁以下的乳腺癌患者中,大约有10%处于妊娠期。常见临床表现为无痛性肿块或局限性增厚,偶有乳头溢液[7]。妊娠哺乳期乳腺癌延误诊断率高,TNM分期晚,预后较差,哺乳与否、肿瘤大小都是影响患者预后的独立危险因素[8]。加强产前、妊娠哺乳期乳腺检查,早期发现、早期诊断、早期治疗是提高妊娠相关乳腺癌患者生存率的关键,同时有待进一步分析多中心临床数据,证实妊娠预后及治疗方案对胎儿的影响。

　　TAC 方案新辅助化疗效果显著且耐受性好,值得在临床上推荐应用。黄迪等选取2010年1月至2014年12月郑州大学第一附属医院乳腺外科收治的34例妊娠期乳腺癌患者,均以 TAC 方案新辅助化疗3~4个疗程。对比化疗前后瘤体大小、淋巴结转移及病理变化情况,结果为经TAC 方案化疗新辅助后,所有患者病情均得到控制。病理完全缓解者占15%,部分缓解者占79%,临床治疗总有效率为94.0%,腋窝淋巴结阳性率下降。47%的患者临床分期下降,其中新辅助化疗前分期为Ⅱ期者降至Ⅰ期9例,Ⅲ期者降至Ⅰ~Ⅱ期7例[9]。

　　妊娠期乳腺癌患者可行乳腺切除加腋窝淋巴结清扫术;妊娠结束后,可行化疗,妊娠期间不应行放疗及内分泌治疗。钟颖等回顾性分析1986年1月至2007年12月的12例妊娠期乳腺癌患者的临床资料和随访资料。结果:12例妊娠期乳腺癌患者中,有8例患者于术前行B超检查,3例患者行钼靶检查,均有阳性发现。12例患者均行手术治疗,其中10例行乳腺癌改良根治术,2例行乳腺癌根治术;7例在妊娠期间确诊的患者中,仅1例行人流术,另外6例行剖宫产;所有患者乳腺癌术后并妊娠结束后均行化疗,5例化疗后再行放疗,1例在妊娠结束后行内分泌治疗。随访期间(平均随访时间为35.8个月),1例患者出现胸壁结节,2例盆腔多发转移并死亡,余9例均未出现复发和转移[10]。

　　与未怀孕的乳腺癌患者比较,PABL通常分化差,而激素受体的表达情况也不是特别重要。由于乳腺组织的生理变化使得临床查体相对困难,因此,对于妊娠期乳腺癌的诊断,往往都是有所延后的。妊娠期乳腺癌在治疗方面,同未怀孕的乳腺癌患者治疗相同。怀孕前3个月的患者,考虑到分娩后做放疗需要等待很长时间,外科手术应优先选择乳房全切术。对于小的病灶,越临近分娩,越应当选择局部治疗的方式,因为在分娩后通常都需行放射治疗。妊娠期乳腺癌治疗结束后的随访与其他癌症通常都是一样的。如果希望再次怀孕,则应在治疗结束后至少2年才能考虑。再次妊娠对患者的预后并没有什么危害[11]。

(吴朔　孙涛　辽宁省肿瘤医院/中国医科大学附属肿瘤医院)

参考文献

[1]　陆国芬,张辉挺,马德奎,区基文,张清.我国三阴性乳腺癌临床病理特征及预后的Meta分析.中国医药导报,2016,13(35).

[2]　杨海松等.紫杉醇联合表阿霉素新辅助化疗治疗三阴性乳腺癌的临床疗效评价及其对Ki67、p53、P-gp和GST-π的影响.现代生物医学进展,2017,17(22).

[3]　杜丰等.长春瑞滨为基础的联合化疗用于蒽环类和紫杉类药物失败后晚期三阴性乳腺癌的疗效及安全性.

中华肿瘤杂志,2015,(10).

[4] 王晓蕊等.阿帕替尼治疗晚期难治性三阴性乳腺癌的临床疗效观察.中国肿瘤临床,2017,44(15).

[5] 徐倩倩等.三阴性乳腺癌分子分型与个体化靶向治疗现状.中华肿瘤防治杂志,2017,24(11).

[6] From clincancerres.aacrjournals.org on July 19,2017.American Association for Cancer Research.

[7] 李树玲主编.乳腺肿瘤学.北京:科学技术文献出版社,2000:614–616.

[8] 梁艳等.77例妊娠哺乳期乳腺癌的临床特点及预后分析.中华普通外科杂志,2015,30(4).

[9] 黄迪等.新辅助化疗TAC方案治疗妊娠期乳腺癌的效果评价.河南医学研究,2016,25(3).

[10] 钟颖等.妊娠期乳腺癌的诊断和治疗.中国普外基础与临床杂志,2012,19(12).

[11] Patrick DUFOUR,第六届/中–法(国际)乳腺癌高级学术论坛论文集,2016.5.23.

第 **4** 章
特殊类型乳腺癌病例

病例1：乳腺和甲状腺双原发恶性肿瘤伴颈部淋巴结肿大的治疗

★病史简介

患者，女性，53岁，于2005年1月18日行右乳癌根治术，术后病理：浸润性小叶癌，淋巴结0/14，ER(+)、PR(+)、C-erbB-2(+)。术后诊断：pT2N0M0 ⅡA期。术后行NE方案化疗4个周期，因Ⅲ度骨髓抑制改为CEF方案化疗2个周期。同时行胸壁、锁骨上区放疗。此后，口服他莫昔芬3年，因子宫内膜增厚自行停药。2012年1月，发现甲状腺肿大，行PET/CT显示：①右侧前上纵隔血管间隙淋巴结(SUV最大值为20)、右侧锁骨上窝淋巴结(SUV最大值为6.2)、左侧前胸壁胸骨旁淋巴结增大 (SUV最大值为4)，代谢增高，考虑淋巴结转移；②右侧甲状腺低密度灶 (CT值为42HU，SUV最大值为9.2)，代谢增高。恶性病变可能性大。DFS为7年。

....

问题：纵隔和锁骨上的淋巴结肿大是乳腺癌还是甲状腺癌的来源？

乳腺科专家点评：患者有既往9年前乳腺癌病史，甲状腺肿大，因此双侧颈部淋巴结转移可能为乳腺癌来源。乳腺癌常见的转移部位为软组织、淋巴结、骨、肺、肝、脑，不排除为乳腺癌来源，应进一步完善病理检查，区分乳腺癌来源与甲状腺癌来源，对治疗方案选择至关重要。

头颈科专家点评：患者PET/CT提示，甲状腺高代谢，双侧颈部淋巴结转移也可能为甲状腺癌来源。应行甲状腺癌手术治疗，明确病理，结合免疫组化明确颈部淋巴结来源以指导治疗。

后续治疗：患者行TE方案化疗6个周期，纵隔及锁骨上淋巴结明显缩小，疗效评价为PR，无明显不良反应。2012年7月，行双侧卵巢切除术，之后口服来曲唑。2014年1月，复查彩超显示，左乳密集钙化点，行左乳切除术，术后病理提示为良性病变。2014年4月，行右侧甲状腺次全切除术，术后病理：甲状腺乳头状癌。2016年11月23日，复查增强CT显示，纵隔淋巴结较前增大，停用来曲唑(共52个月)，入组临床试验，口服西达本胺/安慰剂 依西美坦4个月。

病情变化：2017年4月6日，行彩超显示，双侧颈部淋巴结肿大。

....

问题：双侧颈部淋巴结肿大是乳腺癌还是甲状腺癌来源？

乳腺科专家点评：患者有既往12年前乳腺癌病史，因此双侧颈部淋巴结转移可能为乳腺癌来源。乳腺癌常见的转移部位为软组织、淋巴结、骨、肺、肝、脑，不排除为乳腺癌来源，应进一步完善病理检查，区分乳腺癌来源与甲状腺癌来源，对治疗方案选择至关重要。

头颈科专家点评：患者有既往5年前甲状腺癌病史，因此双侧颈部淋巴结转移也可能为甲状腺癌来源。甲状腺癌临床常见转移部位有淋巴结、肺、骨、脑等，应行颈部淋巴结穿刺活检，明确病理，结合免疫组化明确来源以指导治疗。

病理科专家点评：患者双侧颈部淋巴结肿大，有既往双原发癌病史，要判断肿大淋巴结的性质(是否为肿瘤性病变、转移性癌及转移癌来源)，可行淋巴结活检，以明确病理诊断，并结合相应免疫组化标志来判定转移来源。

后续治疗：2017年4月10日，行彩超引导下左颈部淋巴结穿刺，病理提示转移性癌细胞。2017年4月22日，于我院全麻下行双颈部淋巴结切除术，术后病理：左颈（锁骨上）淋巴结、右锁骨上淋巴结转移癌，ER约为90%中等强度（+），PR约为10%弱（+），C-erbB-2（1+），Ki67 约为40%（+），免疫组化支持激素依赖性器官来源，结合病史：符合乳腺癌转移来源。

问题：如何进行下一步治疗？

乳腺科专家点评：患者目前为晚期乳腺癌，纵隔淋巴结转移，颈部、锁骨上淋巴结转移。回顾患者既往内分泌治疗反应，辅助内分泌DFS7年，一线内分泌维持治疗PFS 52个月，属于内分泌敏感型。内分泌耐药分为原发内分泌耐药：辅助内分泌治疗时间小于2年复发，或晚期一线内分泌治疗小于6个月出现疾病进展；继发性内分泌耐药：辅助内分泌治疗时间大于2年且停药后1年内复发的患者，或晚期一线内分泌治疗大于等于6个月出现疾病进展。患者一线治疗疾病进展后，入组西达本胺/安慰剂+依西美坦，PFS 4个月，可能存在一定程度的内分泌继发耐药。患者当前肿瘤负荷小，且再活检免疫组化提示仍为内分泌敏感型，可考虑继续内分泌治疗，或换用化疗。如果选择内分泌治疗，建议应用氟维司群联合CDK4/6抑制剂或mTOR抑制剂依维莫司。如果选择化疗，首选单药化疗方案。

后续治疗：患者行GT方案化疗6个周期，纵隔淋巴结略缩小，疗效评价为SD。此后，行单药G方案维持化疗2个周期，疗效评价为SD，患者拒绝继续静脉化疗，转为来曲唑内分泌治疗，至今有4个月，定期复查，病情稳定。

经验教训

对于双原发的恶性肿瘤患者，出现转移灶时，一定要进行再活检以确定组织学来源，并根据病理结果指导后续个体化治疗。

要点总结

1.乳腺癌患者并发第二原发甲状腺癌的特点

1932 年，Warren 和 Gates 提出了多原发癌的诊断标准，其目前仍被临床广泛应用，具体标准包括：①各个肿瘤均有病理学上肯定的恶性证据；②各个肿瘤须发生于不同部位，并有各自独特的病理形态；③应排除其他恶性肿瘤复发和转移的可能。多原发癌以其出现的时间间隔分为同时性多原发癌和异时性多原发癌，前者为间隔在6个月内，后者为间隔超过6个月。

乳腺癌的第二原发恶性肿瘤常见部位为对侧乳腺、甲状腺、子宫内膜、卵巢、结肠、肺、皮肤等。乳腺癌患者并发第二原发甲状腺癌具有以下临床病理特点：患者诊断时，年龄更大、肿瘤平均体积更小、包膜外浸润更少见、后续接受[131]治疗的比例更低，但两者在 TNM 分期、复发、预后上无明显差异。目前，对乳腺癌患者并发第二原发甲状腺癌的治疗主要参考各国相关指南。国内有学者认为,若无明确远处转移以手术治疗为主。其治疗应遵循:对于异时性诊断的原发性乳腺癌与原发性甲状腺癌应按先发病先治疗的原则;而对同时性多状腺癌应按先发病先治疗的原则;而对同时性多原发癌,因甲状腺癌的进展多较为缓慢、生物学行为相对惰性、疗效及预后相对较好,并且一般认为第二原发甲状腺癌并不影响乳腺癌患者预后,故可以先治疗乳腺癌,在乳腺癌治疗间歇期或待病情完全缓解后,再行甲状腺癌的手术治疗。但当患者出现声音嘶哑、饮水呛咳、呼吸困难等情况时,可优先处理甲状腺癌。乳腺癌患者发生第二原发甲状腺癌的手术方式,通常为甲状腺全切除加中央区颈部淋巴结清扫术;对于甲状腺微小乳头状癌并且无淋巴结转移者,可以行甲状腺单侧腺叶加峡部切除术;如有美容要求,也可考虑通过原手术腋窝瘢痕部位行腔镜下乳腺癌术后外放射治疗与乳腺癌术后^{131}I放射治疗先后术,以减少乳腺癌和甲状腺癌术后颈部瘢痕的形成。对于顺序问题,有学者指出,甲状腺癌术后^{131}I放射治疗周期间隔较长,而乳腺癌外放射时间相对固定,并且外放射引起的放射效应一般持续为 2~4 周。因此,建议先行外放射治疗后行^{131}I放射治疗,两者间隔不少于 4 周。有关乳腺癌和甲状腺癌其他方面的后续治疗方案,应根据病理分型及复发风险,按照当前各国的指南要求执行。

2.免疫组化标志应用于来源不明的转移性肿瘤鉴别诊断

对于来源不明的转移性肿瘤,确诊之前,首先应注意3个方面的鉴别诊断:①肿大淋巴结是否为肿瘤性病变;②肿大淋巴结是否为恶性肿瘤,是淋巴源性还是转移性肿瘤;③如果是转移性肿瘤,那么要确定是转移性肉瘤还是转移性癌;如果是转移性癌,要进一步明确转移癌的组织来源。本例患者有既往右乳浸润性小叶癌及右甲状腺乳头状癌病史,要判断转移癌来自于乳腺癌还是甲状腺癌,或是其他上皮源性,首先要根据HE组织形态学改变,同时依据免疫组化标志来进行诊断。乳腺癌特异性标志有:GCDFP-15 Mammaglobin、GATA-3、CK7、P120、E-cal、ER和PR等。甲状腺乳头状癌特异性标志有:TTF-1、TG、CKI9、HBME-1、CD56和TPO。免疫组化对判读不明来源的转移性肿瘤具有重要作用,也可以帮助制订合理的治疗方案。

(张亮　孙涛　辽宁省肿瘤医院/中国医科大学附属肿瘤医院)

参考文献

[1]　万莉.同时性多原发肺癌一例.新医学,2015,46(1):61-63.

[2]　Joseph KR,Edirimanne S,Eslick GD. The association between breast cancer and thyroid cancer:a meta-analysis. Breast Cancer Res Treat,2015,152(1):173-181.

[3]　Park CM,Lee YD,Oh EM,Kim KI,Park HK,Ko KP,Chung YS. The prognosis and treatment of primary thyroid cancer occurred in breast cancer patients:comparison with ordinary thy-roid cancer. Ann Surg Treat Res,2014,86(4):169-176.

[4]　钟源,江学庆,李海,张晓毅.2例乳腺及甲状腺多原发癌.中华内分泌外科杂志,2012,6(1):36-37.

[5]　李洋,潘运龙.乳腺癌再发甲状腺癌(附 1 例报告).临床医学,2014,34(3):111-112.

病例2：多发转移的双原发恶性肿瘤的治疗

★病史简介

患者，女性，54岁，2010年10月，行卵巢肿物切除术，术后病理：双侧卵巢浆液性囊腺癌，术后行TC方案化疗6次。2011年10月，行左乳改良根治术，术后病理：左乳浸润性导管癌，Ⅱ级，局部伴浸润性小叶癌改变，肿物大小为2cm×2cm×1.5cm，淋巴结0/8、ER(++)、PR部分细胞(+)、C-erbB-2(弱1+)、Ki67 20%(+)。术后诊断：pT1N0M0 ⅠA期。术后未行化疗，口服来曲唑3个月后，自行停药。2016年10月13日，复查肺CT提示，左肺上叶结节，纵隔内淋巴结肿大，心包积液，双侧胸膜增厚。彩超显示双侧锁骨上淋巴结肿大。

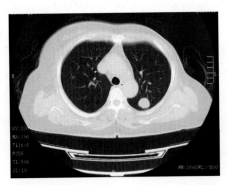 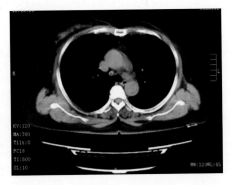

图 4-2-1

问题：肺部肿块、纵隔肿大淋巴结、双锁骨上肿大淋巴结是乳腺癌还是卵巢癌来源？如何进行下一步治疗？

乳腺内科专家点评：患者有既往5年前乳腺癌病史，且未依从医嘱行术后化疗及内分泌治疗，因此乳腺癌肺转移、纵隔转移、双锁骨上淋巴结转移可能性大。乳腺癌常见的转移部位为软组织、淋巴结、骨、肺、肝、脑，不排除为乳腺癌来源，应进一步完善病理检查，区分乳腺癌来源与卵巢癌来源。这些都对治疗方案选择至关重要。

影像学专家点评：患者肺CT提示，左肺上叶肿物、纵隔内多发肿大淋巴结，且对比旧片，左肺上叶肿物较前增大，纵隔内淋巴结较前增多增大，心包积液，双侧胸膜增厚，考虑转移可能性大。彩超显示双侧锁骨上淋巴结肿大，内见血流信号，转移可能性大。原发肺癌形状不规则的多见，边缘可见毛刺或分叶，通常单发。而肺转移癌多为圆形或类圆形，边缘光整，密度均匀，以两中下肺多见，大部分为双肺多发性、广泛性的，少数为孤立性。少数瘤结节伴发出血时，病灶边缘模糊，内分泌腺、消化道及骨的恶性肿瘤肺转移灶易出现钙化。淋巴性转移常见于乳腺癌、胃癌、胰腺癌、肺癌等，多表现为癌性淋巴管炎。

妇科专家点评：患者6年前有卵巢癌病史，卵巢癌是一种发生于卵巢中的恶性肿瘤会产生具有较强侵入能力或扩散到身体其他部位的癌细胞，并且在转移的过程中，部分患者并无特别明显的症状。可以直接浸润到盆腔其他器官,也可以种植到腹腔中,或者经淋巴转移至腹股沟淋巴结和腹主动脉旁淋巴结,也可转移至肝、肾、脑、肺。因此不排除为卵巢癌来源,应明确转移来源,指导制订治疗方案。

头颈科专家点评:患者彩超提示甲状腺结节,乳腺癌患者的第二原发甲状腺癌的发病率为1.9%,明显高于普通人群甲状腺癌发病率 0.6%,因此不排除原发甲状腺恶性肿瘤。伴颈部淋巴结转移,符合手术指征,可行手术治疗,以明确诊断及淋巴结转移来源以指导治疗。

病理学专家点评:在乳腺癌多原发癌患者中,甲状腺癌、妇科肿瘤是最常见的第二原发肿瘤,肿瘤负荷大及ER受体阳性患者易发生乳腺癌多原发癌。对于双原发癌患者,考虑淋巴结转移,可行活检,明确病理,根据免疫组化结果判定转移来源。

后续治疗:2017年5月15日,行右甲状腺癌根治,左甲状腺次全切除术,颈部淋巴结切除,术后病理:左甲状腺,结节性甲状腺肿,局灶滤泡上皮乳头状增生。右甲状腺,结节性甲状腺肿。左六区、左锁骨上及右锁骨上淋巴结:见转移性腺癌12/12,结合病史及免疫组化,考虑乳腺来源。ER(约90% +)、PR(局灶约50% 中等强度+)、C-erbB-2(1+)、Ki67(约40% +)。

....

问题:如何进行下一步治疗?

乳腺科专家点评:患者病理结果提示,结合病史及免疫组化,考虑乳腺来源。根据免疫组合结果属于Luminal B患者,既往针对乳腺癌未行辅助化疗,考虑患者肺部、纵隔淋巴结、双侧锁骨上淋巴结转移,肿瘤负荷较大,一线可给予含蒽环和(或)紫杉类在内的全身化疗,可选TE方案。考虑患者既往未规律口服内分泌治疗,且ER、PR阳性表达率高,6个周期的TE方案化疗结束后,若SD,可转为内分泌治疗。

....

经验教训

双原发恶性肿瘤的多发转移,需结合不同癌种的生物学行为和影像学表现,重点在于组织再活检,判断原发或继发转移的来源。

要点总结

1.乳腺癌常见转移部位

乳腺癌是女性最常见的恶性肿瘤之一,目前已成为女性恶性肿瘤主要死亡原因。早期诊断和积极治疗是降低乳腺癌死亡率的关键,尽管乳腺癌的治疗水平在不断地提高,但仍有 25%~40%的患者最终发展成晚期乳腺癌。分子分型是影响乳腺癌患者预后的重要因素之一,三阴性和HER-2扩增性乳腺癌患者的复发转移率显著高于Luminal型患者。乳腺癌常见的转移部位为软组织、淋巴结、骨、肺、肝、脑。骨是乳腺癌术后最常见的转移部位,也是首发部位之一[3,6]。内脏转移是影响预后重要因素之一[4,5],HER-2扩增性乳腺癌比其他类型乳腺癌更易发生内脏转移。脑转移患者的总体预后较差,中位生存期仅为 7~8 个月。不同亚型的乳腺癌患者,发生脑转移后,预后各有不同,其中属于TNBC的预后最差。

2.卵巢癌常见转移部位

卵巢癌是女性生殖器官最常见的肿瘤之一,是一种发生于卵巢中的恶性肿瘤。其会产生具有较强侵入能力或扩散到身体其他部位的癌细胞,而且在转移的过程中,有部分患者并无特别明显的症状。卵巢癌的临床症状一般表现为腹胀、盆腔疼痛、食欲不振和月经不调等[10-11]。其可以直接浸润到盆腔其他器官,也可以种植到腹腔中,或者经淋巴转移至腹股沟淋巴结和腹主动脉旁淋巴结[12]。卵巢癌在任何年龄段的女性中均可发病,好发于更年期或绝经期的女性。卵巢癌的转移多为腹部,并在腹腔中大量种植。其生长多位于正常器官的表面,尤其是大网膜和腹膜[13]。卵巢癌也可以通过淋巴系统转移到腹盆腔外,最常受累的部位是腹主动脉旁、髂内、髂外淋巴结等。患者所表现的这些症状多是由于肿瘤压迫邻近组织器官或癌细胞转移所引起的[14]。在该疾病的初期,以及癌细胞转移的开始时,患者一般并无明症状,而当出现上述症状就诊时,多为Ⅲ或Ⅳ期,预后不佳。

(张亮 孙涛 辽宁省肿瘤医院/中国医科大学附属肿瘤医院)

参考文献

[1] Guarneri V,Conte P. Metastatic breast cancer:therapeutic options ac-cording to molecular subtypes and prior adjuvant therapy[J]. Oncolo-gist,2009,14:645 – 656.

[2] Shim H J,Kim S H,Kang B J,et al. Breast cancer recurrence accord-ing to molecula rsubtypes of invasive breast cancer[J].

[3] Kennecke H,Yerushalmi R,Woods R,et al. Metastatic behavior of breast cancer subtypes [J]. J Clin Oncol,2010,28(20):3271 –3277.

[4] Morrison D H,Rahardja D,King E,et al. Tumour biomarker expression relative to age and molecular subtypes of invasive breast cancer[J].Br JCancer,2012,107(2):382 – 387.

[5] 王芳. 205例初治转移性乳腺癌的临床病理特点和生存分析[J].中国肿瘤临床,2014,(17):1103 – 1107.

[6] 江泽飞、陈佳艺,牛晓辉,等. 乳腺癌骨转移和骨相关疾病临床诊疗专家共识(2014版)[J].中华医学杂志,2015,95(4):241–247.

[7] Anders C K,Deal A M,Miller C R,et al. The prognostic contribution of clinical breast cancer subtype,age,and race among patients with breast cancer brain metastases[J]. Cancer,2011,117(8):1602 –1611.

[8] 祝英杰,邓智勇,卢玉波,等. 18F–FDG PET /CT 显像联合血清 CA125 检测诊断卵巢癌术后复发、转移的价值 [J]. 山东医药,2011,51(47):52–53.

[9] 葛海云,蒋创. 18F–FDG PET/CT 在卵巢癌术后复发、转移监测中的应用[J].南京医科大学学报,2010,30(8):1203–1205.

[10] 谢红军,宋文忠,高海燕,等. 18F –脱氧葡萄糖 PET /CT 显像在卵巢癌术后复发诊断及治疗中的价值 [J].中国医学影像学杂志,2012,20(3):225–228.

[11]　丁滨 . 卵巢癌治疗研究进展 [J]. 人民军医,2011,53(3):237-239.

[12]　田红,于鹏,吴小茗,等.卵巢癌的治疗药物研究进展 [J].现代药物与临床,2015,1(1):103-107.

[13]　张晓欲,宋志慧,李桂荣 . 肿瘤标志物在卵巢癌早期诊断中的研究进展 [J]. 中国妇幼保健,2012,27(25):4002-4004.

[14]　李宜川,芦琨,赵炎 . 联合检测血清 CA125、CA199、CA153和 CA724 对卵巢癌的诊断价值 [J]. 中国妇幼保健,2012,27(2):271-273.

病例3：双原发乳腺癌和肺癌的治疗

★病史简介

患者,女性,40岁,2005年9月,行右乳肿块区段切除术,病理为:浸润性小叶癌,ER(±)、PR(+)、C-erbB-2(-)。术后行NE化疗1个周期,于2005年10月行右乳癌保乳术,术后病理提示:右乳小叶导管内上皮异型增生癌变,淋巴结0/5,ER(++)、PR(++)、C-erbB-2(+)。术后行NE化疗5个周期且其间行局部放疗。化疗后,行戈舍瑞林治疗2年,停药后,恢复月经。2009年11月,因右乳腺肿物复发行右乳单切术,术后病理提示:浸润性导管癌Ⅱ级,ER(++)、PR(+)、C-erbB-2(-)、Ki67(10% +)。术后行TP方案化疗6个周期。化疗后,行戈舍瑞林+阿那曲唑治疗。2013年6月,复查胸CT显示:见左肺下叶肿物,伴左肺上叶和右肺气管旁小结节(图4-3-1,图4-3-2),进行PET-CT提示:左肺下叶原发肺癌可能性大,左肺上叶及右肺门结节考虑转移可能大。

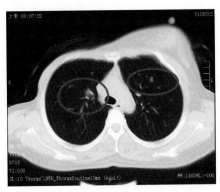 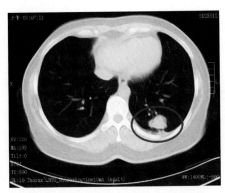

图4-3-1 图4-3-2

问题:患者肺内病灶的来源是什么?

☐ 原发肺癌 ☐ 乳腺癌肺转移?

影像科专家点评:影像学中,原发性肺癌,如中央型肺癌,常显示肺叶或一侧全肺不张,靠近肺门区边缘不整齐或分叶状肿块和纵隔淋巴结肿大影像。癌肿病灶中心部分坏死形成空洞者,则显示肿块内有偏心性透亮区,空洞壁厚,内壁凹凸不平,较少呈现液平面。周围型肺癌最常见的X线表现为肺野边缘部位孤立性圆形成椭圆形块影,直径从1~2cm至5~6cm或更大。块影直径小于3cm的周围型肺癌俗称小肺癌,其早期主要表现为肺内孤立的结节状或球形结节。轮廓不规则,常呈现小的分叶或切迹,边缘模糊、毛糙,常发出细短的毛刺。而乳腺癌肺转移表现多为肺多发结节,约占75%以上;少数单发。多发者,结节多位于两肺外三分之一的胸膜下区或叶间裂附近,且多位于肺的基底部,肺中、下叶的结节数目明显多于上叶。结节的大小可从粟粒样至5cm或更大,多发结节的大小多不等。结节的形态多呈规整圆形,密度均匀,边缘光滑、锐利。但是,偶尔可有例外,结节边缘可模糊;或结节周围呈毛玻璃样致密(所谓CT晕征);或结节边缘出现毛刺而酷似原发性肺癌;或结节呈明显分叶状。患者肺内多发结节,不排除第二原发癌症可能,建议活检。对于肺部原发和转移灶的鉴别,在临床上很重要,某些肿瘤可具有比较特殊的肺转移表现:甲状腺癌的转移结节可呈现似雪花状,并且生长缓慢;肾癌或滋养细胞肿瘤的肺转移可自发性消失或原发瘤经治疗后转移瘤亦消失。孤立结节:少数肺转移瘤可表现为一孤立结节。如无恶性肿瘤史时,孤立结节肺转移瘤的可能性为0.4%~9%;若有胸外恶性肿瘤史,则CT检出的孤立结节中46%为转移瘤。某些原发瘤易造成孤立结节肺转移,包括乳腺癌。CT上多表现为规整球形,边缘光滑、锐利,或轻度分叶状,主要位于下叶,无卫星病灶。肺癌原发一般多有以下几个特征:①分叶征,病灶边缘凹凸不平呈分叶状。这是由于癌细胞分化程度不一致,各部位生长速度不同。在支气管、血管进出病灶处往往呈现凹陷,70%~80%具有分叶征的肺部结节是恶性病变。②毛刺征:病灶边缘不同程度可见细短毛刺,棘状突起或锯齿状改变,常见于病灶和正常肺组织相交面。此为肺癌的常见征象,发生率为80%~85%。肺癌的毛刺为短毛刺。③胸膜凹陷征:位于肺周围的病灶与脏层胸膜之间的条形影像改变,导致胸膜凹向病灶方向。常见于肺腺癌,原因是肿瘤的纤维化收缩所致。

胸外科专家点评:根据影像学表现左肺下叶病灶毛刺状,伴胸膜牵拉,形态学倾向于肺原发肿瘤。但因该患者肺内多发结节,并且有乳腺癌病史,不能排除乳腺癌肺转移的可能,目前虽无根治手术指征,建议行穿刺活检,明确病理来源。

后续治疗:2013年6月,行左肺下叶肿物穿刺,取病理提示:肺中分化腺癌。EGFR检测显示,19外显子缺失突变。于2013年9月开始口服特罗凯。2014年4月,复查见左肺下叶病灶缩小(图4-3-4),但右肺门及左肺上叶结节增大(图4-3-3)。为了明确双肺上叶结节病理来源,行右肺上叶病灶活检,病理回报:乳腺浸润性导管癌转移,ER(+++)、PR(-)、HER-2(2+)、Ki67(约5% +)、FISH检测HER-2无扩增。

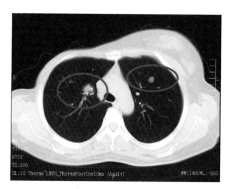 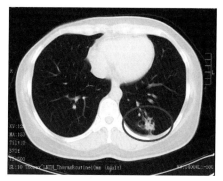

图4-3-3　　　　　　　　　　　　　　　图4-3-4

问题:如何进行下一步治疗?

□靶向治疗　　□化疗　　□内分泌治疗

肿瘤内科专家点评:患者在明确左肺下叶结节为原发肺癌伴EGFR19外显子缺失后,给予EGFR TKI治疗,其中左肺下叶病灶明显缩小,而双肺上叶结节均增大,治疗反应不一致。经活检明确右肺上叶结节为乳腺癌肺转移,根据治疗反应推断,左肺上叶结节也是乳腺癌肺转移。

目前,全身治疗要兼顾肺癌和乳腺癌两种疾病,由于左肺下叶结节对EGFR TKI治疗有效,保留TKI治疗。根据患者既往内分泌治疗(戈舍瑞林+阿那曲唑)反应,DFS为40个月,属于内分泌继发耐药。目前,患者穿刺活检乳腺癌肺转移,且ER强阳性,属于Luminal A型,相对预后较好。目前,肿瘤负荷不大,无明显症状。针对双肺上叶乳腺癌转移的病灶,应首选内分泌治疗。

后续治疗:2014年5月至2014年6月,行GT(吉西他滨+紫杉醇)方案化疗2个周期,并继续厄洛替尼治疗。

病情变化:2014 年6月,复查CT提示,肺内新发转移灶(图4-3-5),病情进展。

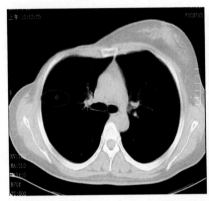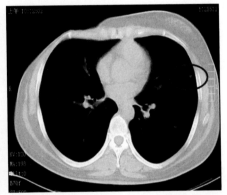

图4-3-5

问题:如何明确肺内再次出现的新病灶来源什么?

☐ 乳腺癌肺转移　　☐ 肺癌转移

介入科专家点评:患者左肺下叶原发肺腺癌未进展,提示从TKI中持续获益,应继续TKI治疗。肺内新发病灶相对较小,穿刺成功率低,可以考虑再次行穿刺活检明确新发病灶病理来源。

肿瘤内科专家点评:患者拒绝再次活检,考虑患者为肺癌、乳腺癌双重癌,左肺腺癌经EGFR检测示19外显子突变,经TKI治疗后左肺下叶原发灶疗效PR。经GT化疗方案2个周期,疾病进展,肺内出现新病灶。目前,无法判断肺新发病灶来源,治疗上仍需要兼顾肺癌和乳腺癌的两种肿瘤特征。如果新发病灶为乳腺癌转移来源,由于患者属于Luminal A型且肿瘤负荷较小,从化疗获益不大,仍可考虑内分泌治疗。由于既往为AI继发耐药,对当前化疗不敏感。AI耐药机制包括ESR1突变和ER缺失等、PI3K/mTOR等下游通路活化、HER2等旁路活化、细胞周期通路活化等。如果新发病灶为肺癌转移,则考虑EGFR-TKI获得性耐药,EGFR TKI耐药包括EGFR耐药突变、PI3K/mTOR等下游通路活化、MET等旁路激活和表型转换。PI3K/mTOR 通路的高度激活是EGFR TKI和AI耐药的共同耐药机制,因此兼顾乳腺癌和肺癌两者可能的耐药问题,考虑应用mTOR抑制剂依维莫司联合内分泌治疗,同步TKI靶向治疗。考虑患者采取TKI和mTOR抑制剂在皮疹和黏膜反应等不良反应方面有叠加可能,因此,依维莫司采取5mg/d的剂量。

后续治疗:2014年6月,行卵巢手术去势治疗。2014年7月至2017年1月,行氟维司群联合依维莫司(5mg)治疗,同步继续厄洛替尼治疗。

病情变化:2017年1月,复查胸CT发现,右肺上叶支气管旁结节较前增大,以及疗效增大的

SD。2017年2月,将依维莫司增量至10mg,继续氟维司群治疗。2017年3月,复查右肺气管旁结节较前增大(图4-3-6),疗效为PD。

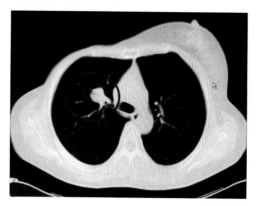

图4-3-6

问题:如何进行下一步如何治疗?

□靶向治疗　　□化疗　　□内分泌治疗

肿瘤内科专家点评:此处持续增大的病灶是既往穿刺确认乳腺癌来源的病灶。目前,患者内分泌治疗选用氟维司群联合依维莫司继发耐药,但获益时间较长(PFS=30个月)。此时,肿瘤负荷仍不大,无明显症状,下一步治疗仍可考虑以内分泌治疗为主。目前,指南推荐晚期乳腺癌内分泌治疗失败可考虑CDK 4/6抑制剂联合氟维司群,可显著改善AI治疗失败患者的预后。但尚无mTOR抑制剂治疗失败后使用CDK4/6抑制剂数据。建议,患者可联合CDK4/6抑制剂靶向治疗。

后续治疗:2017年3月,给予CDK4/6抑制剂帕博昔布靶向治疗、氟维司群内分泌治疗和厄洛替尼靶向治疗8个月,定期复查,疗效为SD。

经验教训

对于多重原发的晚期患者,明确转移灶来源,对于治疗策略的制订是至关重要。同时性多重原发的晚期患者,在治疗上要兼顾不同原发肿瘤的生物学特征和耐药机制,药物要精而少,既要保证疗效,又要避免药物不良反应的叠加。

要点总结

乳腺癌合并肺癌

乳腺癌和肺癌是女性最常见的两种恶性肿瘤,理论上两者合并发生应该不会少见[2制订4],而临床上诊断却很少见。肺脏是乳腺癌常见的转移部位,有乳腺癌病史的肺部实性结节,原发性肺癌可能比转移更多见,乳腺癌合并肺癌并非罕见[1,5]。有资料证实,乳腺癌患者肺癌发病率为正常人群的2倍以上。有文献报道,大约3%的乳腺癌患者通过胸部X线片可以发现肺部实性结节,其中1/3为乳腺转移,而其余2/3为其他肿瘤,主要为原发性肺癌。4%~9%的乳腺癌患者预期患肺癌,国内乳腺癌合并肺癌的专门文献报道很少,其诊断和治疗还存在很多值得探讨的问题。关于乳腺癌合并肺癌的发生率,未查见国内的报道,国外文献多数是基于肿瘤登记处数字记录而没有进行病理证实。许多国外研究表明,乳腺癌生存者将来发生原发性肺癌的危险增高,发病率各家报道的差别较大,为0.1%~47.2%[1-5]。Herbst等回顾性分析129例有乳腺癌病史的肺部结节病理标本,60例为原发性肺癌,占46.5%,而乳腺转移癌为38例(占30%),原发性肺腺癌多于转移癌;并且37例多发肺部结节经病理检查,确诊15例为原发性肺癌,13例为乳腺转移癌。中国医学科学院肿瘤医院43年间诊断乳腺癌合并多原发恶性肿瘤为519例,占同期手术治疗乳腺癌患者的9.5%(519/5440),累及肺者占乳腺癌合并多原发恶性肿瘤的6.6%(34/519);其中乳腺癌伴发其他脏器癌瘤为175例,以肺部最多为47例,占26.8%;而乳腺癌作为第二原发癌的138例中,第一原发癌发生于肺部为10例,占7.2%,乳腺癌合并肺癌总发生率为1%(57/5440)。乳腺癌是女性最常见的恶性肿瘤,而肺是乳腺癌常见的转移部位,也是乳腺癌患者常见的第二原发癌受累部位。有文献报道,乳腺癌中的23%~76% 于临床、尸检时发现肺转移[2,7];而乳腺切除术后发现的肺部实性结节,40%以上诊断为肺原发癌,提示这些肺部结节可能并非是通常认为的肺部转移。当乳腺癌患者发现肺部占位,临床医师往往首先想到是肺转移,而忽略肺原发癌,没有及时进行必要的病理检查而延误诊断。有文献报道,乳腺癌患者出现肺部结节,有44%臆断为转移病灶而不进行病理检查。患者是同侧异时乳腺癌双原发以及并发原发肺癌的复杂病例,经过组织活检发现肺病灶存在原发肺癌EGFR19 del和乳腺癌肺转移,考虑选择兼顾肺癌和乳腺癌的化疗GT方案,但2个周期快速进展。考虑依维莫司作为mTOR抑制剂可用于乳腺癌既往芳香化酶抑制剂治疗失败的患者,具有克服部分内分泌耐药的作用机制,另一方面mTOR也是EGFR的下游信号因子,依维莫司可克服部分肺癌的耐药。在维持特罗凯靶向治疗的同时,采用依维莫司联合氟维司群的治疗,得到30个月PFS。再次进展后是确诊为乳腺癌肺转移的结节进展,因此考虑以抗乳腺癌治疗为主,CDK4/6抑制剂可克服内分泌耐药和靶向耐药,将依维莫司更改为CDK4/6抑制剂帕博昔布,目前仍获益。本病例是兼顾肺癌和乳腺癌的靶向药物选择,并得到长期获益的典型病例。

(贾羽丰 孙涛 辽宁省肿瘤医院/中国医科大学附属肿瘤医院)

参考文献

[1] Herbst J,Jenders R,McKenna R.Evidence-based criteria to help distinguish metastatic breast cancer from primary lung adenocarcinoma onthoracicfrozen section[J].Am J Clin Pathol,2009,131(1):l22.128.

[2] 王成锋,赵平,白晓枫,等.乳腺癌合并多原发恶性肿瘤的l临床特点[J].中华医学杂志,2002,82(18):1229—1231.

[3] Mellemkjaer L,Friis S,Olsen JH,et a1.Risk of second cancer among women with breast cancer[J].Int J Cancer,2006,118(9):2285-2292.

[4] Yang M,Nonaka D.A study of immunohistoc hemical differential expression in pulmonary and mammary

carcinomas[J].Mod Pathol,2010,23(5):654-661.

[5]　Tennisa M,Singhc B,erpeb A,et a1.Pathological confirmation of primary lung cancer following breast cancer[J]. Lung Cancer,2010,69(1):40-45.

[6]　Kirova YM,De Rycke Y,Gambotti L,et a1.Second malignancies after breast cancer:the impact of different treatment modalities[J].Br J Cancer.2008.98(5):870—874.

[7]　Vollmer RT.Primary lung cancer vs metastatic breast cancer:a prob-abilistic approach [J].Am J Clin Pathol, 2009,132(3):391-395.

[8]　Nicholaon R I,Staka C,Boyns F,et a1.Growth factor driven mechanisms associated with resistance to estrogen deprivation in breast cancer:new opportunities for therapy[J].Endocr Relat Cancer,2004,11(4):623—641.

[9]　Osborne C K,Schiff R Growth factor receptor cross talk with estrogen receptor as a mechanism for tamoxifen resistance in breast cancer [J].Breast,2003,12(6):362-367.

[10]　Shou J,Massarweh S.Osborne C K,et al Mechanisms of tamaxifen resistance increased estrugex receptor-HER2/neu eross-tallc in ER/HER2 positive breast cancerEJ].Natl Cancer lnst,2004,96(12)1:926—935.

[11]　Myers E,Hill A D,Kelly（;,et at Associations Hnd interac-tions between Ets l and Ets-2 and coregulatory proteins,SR(j1,AIBl.and NCoR in breast cancer[J].Clin Cancer Res,2005,11(6):2111-2122.

[12]　Atanaskova N,Keshammml V G,Krueger J S,et ai.MAP kitta $e/′estDDgen receptor cross-talk enhances estrogen-mediated signaling and tumor growth hut does not confer tamoxifen resist aDceEJ].Oncogene,2002,21 (25):4000—4008.

[13]　Hutcheson I R,Knowlden J M,Madden T A,et al Oestrogen receptor med/ated modulation of the EGFR/ MAPK pathway in tamoxifen resistant MCF-7 cells[J]Breast Cancer Res Treat,2003.81(1):81-93.

[14]　Jordan N J,Gee j M,Barrow D,et a1.Increased constitutive aclivity of PKB/Akt in tamoxifen resistant breast cancer MCF 7 cells[J].Breast Cancer Res Treat.2004,87(2)1107—1180.

[15]　Santen R J,Song R x,Zhang z,ct a1.Adaptive hypersensitivity to estrogen:mcchanism for sequential responses to hormonal therapy in breast cancer[J]Clin Cancer Res,2004,10(1 Pt 2):337S 45S.

[16]　Johnston S R Combinations of endocrine and biological agents:present Ntatus of therapeutic and presurgical 1nve8tlgat?s[J]Clin Cancer Res,2005,11(2 Pt 2)889S—899S.

[17]　Hoffmann J,Sommer A,Steroidhormone receptors for the therapy of breast and prostate cancaer-recent advances, mechanisms of resistance,and New approaches[J].J Steroid Biochem Mol Biol,2005,93(2~5):191-200.

[18]　Schleger C,Heck R,Steinberg P. The role of wild-type and mutated N-ras in the malignant transformation of liver cells. Mol Carcinog,2000,28(1):31-41.

[19]　Eberhard DA,Johnson BE,Amler LC,et al. Mutations in the epidermal growth factor receptor and in KRAS are predictive and prognostic indicators in patients with non-small-cell lung cancer treated with chemotherapy alone and in combination with erlotinib. J Clin Oncol,2005,23(25):5900-5909.

[20]　Pao W,Wang TY,Riely GJ,et al. KRAS mutations and primary resistance of lung adenocarcinomas to gefitinib or erlotinib. PLoS Med,2005,2(1):e17.

[21]　Pratilas CA,Hanrahan AJ,Halilovic E,et al. Genetic predictors of MEK dependence in non-small cell lung cancer. Cancer Res,2008,68(22):9375-9383.

[22]　Raponi M,Winkler H,Dracopoli NC. KRAS mutations predict response to EGFR inhibitors. Curr Opin Pharmacol,2008,8(4):413-418.

[23]　Zhu CQ,Santos GD,Ding K,et al. Role of KR AS and EGFR as biomarkers of response to erlotinib in National

Cancer Institute of Canada Clinical Trials Group study BR.21. J Clin Oncol,2008,26(26):4268-4275.

[24] Bell DW,Gore I,Okimoto RA,et al. Inherited susceptibility to lung cancer may be associated with the T790M drug resistance mutation in EGFR. Nat Genet,2005,37(12):1315-1316.

[25] Tam IYS,Leung ELH,Tin VPC,et al. Double EGFR mutants containing rare EGFR mutant types show reduced in vitro response to gefitinib compared with common activating missense mutations. Mol Cancer Ther,2009,8 (8):2142-2151.

[26] Yamasaki F,Johansen MJ,Zhang DW,et al. Acquired resistance to erlotinib in A-431 epidermoid cancer cells requires down-regulation of MMAC1/PTEN and up-regulation of phosphorylated Akt. Cancer Res,2007,67 (12):5779-5788.

[27] Kawano O,Sasaki H,Endo K,et al. PIK3CA mutation status in Japanese lung cancer patients. Lung Cancer, 2006,54(2):209-215.

[28] Engelman JA,Mukohara T,Zejnullahu K,et al. Allelic dilution obscures detection of a biologically significant resistance mutation in EGFRamplified lung cancer. J Clin Invest,2006,116(10):2695-2706.

[29] Sharma SV,Lee DY,Li BH,et al. A Chromatin-Mediated Reversible Drug-Tolerant State in Cancer Cell Subpopulations. Cell,2010,141(1):69-80.

[30] Kono SA,Marshall ME,Ware KE,et al. The fibroblast growth factor receptor signaling pathway as a mediator of intrinsic resistance to EGFRspecific tyrosine kinase inhibitors in non-small cell lung cancer. Drug Resist Updat,2009,12(4-5):95-102.

[31] Bivona TG,Hieronymus H,Parker J,et al. FAS and NF-kappa B signaling modulate dependence of lung cancers on mutant EGFR. Nature,2011,471(7339):523-526.

[32] Rodig SJ,Mino-Kenudson M,Dacic S,et al. Unique clinicopathologic features characterize ALK-rearranged lung adenocarcinoma in the Western population. Clin Cancer Res,2009,15(16):5216-5223.

[33] Shaw AT,Yeap BY,Mino-Kenudson M,et al. Clinical features and outcome of patients with non-small-cell lung cancer who harbor EML4-ALK. J Clin Oncol,2009,27(26):4247-4253.

[34] Poulikakos PI,Zhang C,Bollag G,et al. RAF inhibitors transactivate RAF dimers and ERK signalling in cells with wild-type BRAF. Nature,2010,464(7287):427-430.

[35] Marchetti A,Felicioni L,Malatesta S,et al. Clinical features and outcome of patients with non-small-cell lung cancer harboring BRAF mutations. JClinical Oncol,2011,29(26):3574-3579.

[36] Shigematsu H,Takahashi T,Nomura M,et al. Somatic mutations of the HER2 kinase domain in lung adenocarcinomas. Cancer Res,2005,65(5):1642-1646.

[37] Wang SE,Narasanna A,Perez-Torres M,et al. HER2 kinase domain mutation results in constitutive phosphorylation and activation of HER2 and EGFR and resistance to EGFR tyrosine kinase inhibitors. Cancer Cell,2006,10(1):25-38.

[38] Han SW,Kim TY,Jeon YK,et al. Optimization of patient selection for gefitinib in non-small cell lung cancer by combined analysis of epidermal growth factor receptor mutation,K-ras mutation,and Akt phosphorylation. Clin Cancer Res,2006,12(8):2538-2544.

[39] Yano S,Wang W,Li Q,et al. Hepatocyte growth factor induces gefitinib resistance of lung adenocarcinoma with epidermal growth factor receptor-activating mutations. Cancer Res,2008,68(22):9479-9487.

[40] Engelman JA,Janne PA. Mechanisms of acquired resistance to epidermal growth factor receptor tyrosine kinase inhibitors in non-small cell lung cancer. Clin Cancer Res,2008,14(10):2895-2899.

[41] Turke AB,Zejnullahu K,Wu YL,et al. Preexistence and clonal selection of MET amplification in EGFR mutant NSCLC. Cancer Cell,2010,17(1):77–88.

[42] Marek L,Ware KE,Fritzsche A,et al. Fibroblast growth factor (FGF)and FGF receptor-mediated autocrine signaling in non-small-cell lung cancercells. Mol Pharmacol,2009,75(1):196–207.

[43] Kuhn H,Kopff C,Konrad J,et al. Inf luence of basic fibroblast growth factor on the proliferation of non-small cell lung cancer cell lines. Lung Cancer,2004,44(2):167–174.

[44] Thomson S,Pet t i F,Sujk a-Kwok I,e t al . Kina se switching in mesenchymal-like non-small cell lung cancer lines contributes to EGFR inhibitor resistance through pathway redundancy. Clin Exp Metastasis,2008,25(8):843–854.

[45] Coldren CD,Helfrich BA,Witta SE,et al. Baseline gene expression predicts sensitivity to gefitinib in non-small cell lung cancer cell lines.Mol Cancer Res,2006,4(8):521–528.

[46] Yauch RL,Januario T,Eberhard DA,et al. Epithelial versus mesenchymal phenotype determines in vitro sensitivity and predicts clinical activity of erlotinib in lung cancer patients. Clin Cancer Res,2005,11(24 Pt1):8686–8698.

[47] Suda K,Tomizawa K,Fujii M,et al. Epithelial to mesenchymal transition in an epidermal growth factor receptor-mutant lung cancer cell line with acquired resistance to erlotinib. J Thorac Oncol,2011,6(7):1152–1161.

[48] Chung JH,Rho JK,Xu X,et al. Clinical and molecular evidences of epithelial to mesenchymal transition in acquired resistance to EGFRTKIs.Lung Cancer,2011,73(2):176–182.

[49] Sequist LV,Waltman BA,Dias-Santagata D,et al. Genotypic and histological evolution of lung cancers acquiring resistance to EGFR inhibitors. Sci Transl Med,2011,3(75):75ra26.

[50] Balak MN,Gong YX,Riely GJ,et al. Novel D761Y and common secondary T790M mutations in epidermal growth factor receptormutant lung adenocarcinomas with acquired resistance to kinase inhibitors. Clin Cancer Res,2006,12(21):6494–6501.

[51] Suda K,Onozato R,Yatabe Y,et al. EGFR T790M mutation:a double role in lung cancer cell survival? J Thorac Oncol,2009,4(1):1–4.

[52] Bean J,Riely GJ,Balak M,et al. Acquired resistance to epidermal growth factor receptor kinase inhibitors associated with a novel T854A mutation in a patient with EGFR-mutant lung adenocarcinoma. Clin Cancer Res,2008,14(22):7519–7525.

[53] Costa DB,Schumer ST,Tenen DG,et al. Differential responses to erlotinib in epidermal growth factor receptor (EGFR)-mutated lung cancers with acquired resistance to gefitinib carrying the L747S or T790M secondary mutations. J Clinical Oncol,2008,26(7):1182–1184;author reply 1184–1186.

[54] Engelman JA,Zejnullahu K,Mitsudomi T,et al. MET amplification leads to gefitinib resistance in lung cancer by activating ERBB3 signaling.Science,2007,316(5827):1039–1043.

[55] Guix M,Faber AC,Wang SE,et al. Acquired resistance to EGFR tyrosine kinase inhibitors in cancer cells is mediated by loss of IGF-binding proteins. J Clin Invest,2008,118(7):2609–2619.

[56] Tabara K,Kanda R,Sonoda K,et al. Loss of activating EGFR mutant gene contributes to acquired resistance to EGFR tyrosine kinase inhibitors in lung cancer cells. PLoS One,2012,7(7):e41017.

[57] Bianco R,Garofalo S,Rosa R,et al. Inhibition of mTOR pathway by everolimus cooperates with EGFR inhibitors in human tumours sensitive and resistant to anti-EGFR drugs. Br J Cancer,2008,98(5):923–930.

[58] Hopper-Borge EA NR,Rastushny V. Mechanism of tumor resistance to EGFR–targeted therapies. Expert Opin Ther Targets,2009,13(3):339–362.

病例4：原发灶不明的多发转移恶性肿瘤的综合诊治

★病史简介

病历：患者，女性，61岁，已绝经，BSA为1.70m²。

2015年8月，患者于无意间发现右腋下肿物，直径约为2cm，伴间断疼痛，逐渐增大，就诊外院，发现胸腔积液，行右腋下肿物切检术，胸腔置管引流。

2015年9月，就诊于我院，查体：右乳肿胀，皮肤增厚，色素沉着，未及明确肿物；左乳发育正常，未触及明显肿物；右腋下可触及多个肿大淋巴结。

超声：2015年9月，乳腺超声：①右乳晕区皮肤增厚，皮下组织间隙水肿，外上腺体结构较对侧紊乱，回声减低，局部可见丰富血流信号。右乳水肿及外上腺体结构紊乱，可疑乳腺癌(BI-RADS：4C)。②右侧胸腔积液。

PET-CT：2015年9月，PET-CT：①双侧颈部、右肺门及纵隔内、右侧腋窝多发高代谢淋巴结、全身骨骼系统多发高代谢灶、双肺多发结节伴部分病灶代谢轻度增高、双侧胸膜多发小结节伴部分病灶代谢轻度增高，以上病灶均考虑多发转移瘤。②右肺下叶背段近肺门区高代谢结节，符合肺癌影像学表现，建议支气管镜及肿瘤标志物检查。③右肺下叶内基底段条索状软组织密度影伴大小轻度增高，考虑炎性病变，建议支气管镜检查以除外肿瘤性病变。④右侧肋膈角及心隔角区、腹膜后及双侧膈肌脚后方多发淋巴结，代谢轻度增高，不除外淋巴结转移。⑤右侧乳腺增生伴钙化、右侧乳腺周围皮肤增厚及皮下脂肪密度高，代谢轻度增高，首先考虑水肿所致，建议穿刺活检以除外肿瘤性病变。

MRI：2015年9月，双乳强化MRI显示：双乳纤维腺体组织呈不均匀分布，动态增强后，纤维腺体背景呈轻度强化。①双乳对比，右乳较左乳明显增大；右乳腺内可见多发异常强化，其中以外上方较明显，时间-信号强度曲线早期呈渐进性强化、中晚期呈流出型(早期强化率约为240%)，考虑乳腺癌。②右腋下相当于术区局部表现，考虑术后改变，其余右腋下多发淋巴结转移。③左腋下多发淋巴结肿大。

2015年9月，颈、胸及腰椎MRI显示：颈胸腰骶椎及所示右侧髂骨多发异常信号，考虑骨转移。

病理：右侧腋下淋巴结穿刺病理：淋巴结转移性低分化腺癌，结合免疫组化TTF-1(+)、NapsinA(+)，首先考虑肺来源；因免疫组化MG部分(+)，不能完全排除乳腺来源，结合临床，并建议做EGFR、ALK检测。免疫组化：ER(-)、PR(-)、Her-2(3+)、MG(部分+)、TTF-1(+)、NapsinA(+)、CK7(+)、SP-A(-)、CA153(+)、GATA-3(-)、GCDRP-15(-)。

2015年9月，行右乳肿物穿刺显示：右乳腺粗针穿刺标本，考虑为浸润性癌，因组织太少，建议冰冻或再次送检。

2015年9月，胸腔积液病理示：胸腔积液涂片，变性间皮及淋巴细胞背景找见少量异型细胞，结合免疫组化不除外腺癌。免疫组化：CK7(个别细胞+)、P63(-)、TTF-1(-)、NapsinA(部分+)、P40(-)、Ki67(30%+)、Calretinin(-)、CEA(部分+)、CA125(部分+)、CA153(-)。

2015年9月，行气管镜提示：右下叶口刷片，找见少量异型增生细胞，不除外腺癌。行咬检提示:右下叶口咬检,腺癌,免疫组化:NapsinA(+)、TTF1(+)、P40(−)。肺及乳腺原发肿瘤均不除外。

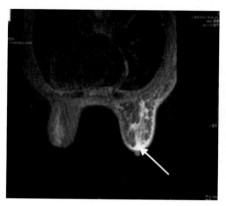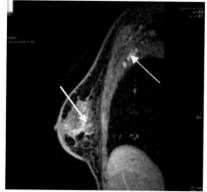

2015 年 9 月　　　　　　　　　　　　2015 年 9 月

图4-4-1

　　问题:如何进行下一步治疗?

　　影像专家点评:超声是乳腺检查最常用的方法之一。患者超声表现为右乳晕区皮肤增厚,皮下组织间隙水肿,外上腺体结构较对侧紊乱,回声减低,局部可见丰富血流信号,BI-RADS分级为4C级,恶性可能非常大,应加做强化MRI。强化MRI是用于乳腺诊断的必须项,敏感度达90%~100%。患者MRI显示,右乳腺内可见多发异常强化,时间−信号强度曲线早期呈渐进性强化、中晚期呈流出型(早期强化率约为240%),双侧腋下均有多发肿大的淋巴结,支持乳腺癌的诊断。建议,行乳腺穿刺活检,以便明确诊断。

　　病理专家点评:免疫组化对鉴别肺原发肿瘤和肺转移癌有价值,TTF-1 和Napsin A 是目前诊断肺腺癌最佳的抗体组合之一。80%的肺腺癌表达TTF-1,70%~90% 的肺腺癌表达Napsin A。几乎100% 的肺腺癌均表达CK7,其敏感度高但特异性低。因此,在肺腺癌鉴别诊断时,CK7需与其他特异度较高的抗体(TTF-1、Napsin A)联合应用。乳腺癌ER常为阳性,而肺癌常为阴性。从患者支气管镜咬检及胸腔积液病理结果来看,首先考虑肺原发腺癌,不排除乳腺来源。右侧腋下淋巴结穿刺病理(我院会诊):淋巴结转移性低分化腺癌,免疫组化TTF-1(+)、NapsinA(+)、CK7(+),首先考虑肺来源;但因免疫组化MG部分(+),不能完全排除乳腺来源。建议,再次行乳腺穿刺活检,明确是肺癌乳腺转移还是乳腺的原发肿瘤。

　　乳腺内科专家点评:患者初诊Ⅳ期恶性肿瘤,原发灶不明(肺癌及乳腺癌均不能除外),多发淋巴结、骨转移,胸腔积液。临床上,同时性双原发癌和转移至乳腺的肿瘤相对罕见,故临床诊断首先考虑乳腺癌肺转移;但是根据此患者的病理及免疫组化情况,诊断首先考虑肺癌,但乳腺癌不能除外。对于晚期转移性非小细胞癌(NSCLC)患者,化疗能够延长生存期,改善症状和生活质量。经过长期多项二联方案的比较研究,显示以顺铂或卡铂为基础的紫杉醇、多西紫杉醇、吉西他滨或长春瑞滨等二联方案都是很好的NSCLC的一线方案,多数试验证明,紫杉醇和卡铂方案有较好的耐受性和生活质量。对于晚期乳腺癌患者,一线治疗首选以蒽环类或紫杉类为主的联合化疗。一项临床研究显示,TP方案在晚期一线治疗中ORR达53%~62%,优于单药,且患者耐受性好。鉴于患者临床诊断的不确定性,推荐选择对肺癌、乳腺癌均有良好治疗效果的紫杉类与铂类联合方案化疗。

一线解救治疗：2015年10月至2015年11月，行TP方案化疗2个周期，并给予帕米磷酸二钠保骨治疗。

病情变化

影像：2015年12月，复查胸部CT(图4-4-2)结果：与2015年11月的CT比较，两肺部分结节略减小，右胸腔积液减少，右腋下淋巴结部分略缩小，其他无著变。

整体疗效评价为SD，查体发现患者右乳较前比较肿胀明显，右乳病灶较前增大。建议，患者再次行乳腺穿刺活检。

病理：2015年12月，右乳穿刺病理提示：右乳腺粗针穿刺标本，浸润性癌，建议行药敏检测。免疫组化提示：ER(<1%)、PR(<1%)、HER-2(2+)、Ki67(40%)、p53(20%)、CK5/6(<1%)、EGFR(80%)、FISH(+)。

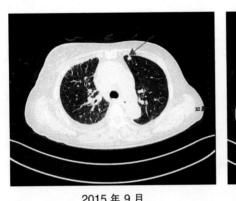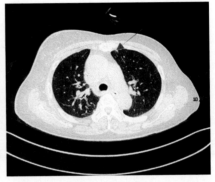

2015 年 9 月　　　　　　　　　　　2015 年 12 月

图4-4-2

问题：如何进行下一步如何治疗？

病理科专家点评：第二次乳腺穿刺免疫组化乳腺癌免疫组化指标ER、PR均为阴性，应加做TTF-1、NapsinA、CK7、MG等免疫组化指标，明确是原发性乳腺癌还是乳腺转移癌。

乳腺内科专家点评：患者行2个周期的TP方案有效，两肺部分结节减小，右胸腔积液减少，右腋下淋巴结部分缩小。乳腺穿刺病理及腋下切检病理免疫组化结果为HER-2过表达。HERMINE研究发现，对于HER-2阳性的晚期乳腺癌患者，越早使用曲妥珠单抗临床获益越大，靶向药特点是高效、低毒、患者耐受性好，与多种化疗药有协同增效作用。但是曲妥珠单抗用于HER-2突变或扩增的肺癌患者的临床试验目前并没有获得阳性结果。顺铂的作用已经被大量的临床试验明确树立，但由于它具有恶心、呕吐等胃肠道反应、肾毒性、听神经损伤、全身疲倦乏力等副作用，严重影响患者的生活质量。卡铂的有效率虽比顺铂低，但迄今为止大部分资料表明，卡铂和顺铂方案对晚期NSCLC具有相似的作用，卡铂患者耐受性好。目前，患者胸腔积液状况控制良好，建议更换为卡铂静脉给药。

一线解救治疗：患者乳腺穿刺组织过少，未能加做免疫组化。均衡考虑患者病情，2015年12月至2016年1月给予TP方案联合曲妥珠单抗化疗2个周期，具体为：曲妥珠单抗+紫杉醇酯质体

150mg,每天1次,8天+卡铂500mg,每天1次。出现Ⅲ度骨髓抑制,患者不耐受,此后更换为紫杉醇酯质体联合顺铂化疗2个周期,具体:曲妥珠单抗+紫杉醇酯质体270mg,每天1次+顺铂40mg,每天1次,然后,顺铂30mg,2~3天。化疗期间一直给予帕米膦酸二钠保骨治疗。

病情变化

影像:2016年1月,复查胸部CT(图4-4-3),两肺部分结节略减小,右胸腔积液减少;乳房皮肤水肿较前减轻,肿块较前缩小。

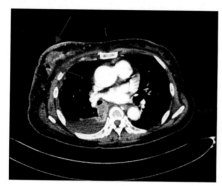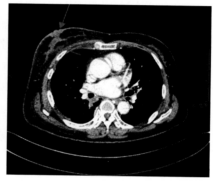

2015年12月   2016年1月

图4-4-3

6个周期化疗完成后,整体疗效评价为PR。与患者沟通下一步治疗,患者因不能耐受化疗不良反应,拒绝继续进行化疗。建议患者行基因检测,患者于2016年3月,行支气管镜活检,基因检测回报EGFR基因19号外显子缺失突变。

......

问题:如何进行下一步如何治疗?

肺内科专家点评:近年来,发现了一系列与肿瘤发生发展相关的驱动基因突变,并以这些基因突变的蛋白产物作为治疗靶点,进行针对性的个体化靶向治疗,并且效果良好。中国人肺腺癌患者中EGFR突变率达50%以上,对于晚期NSCLC患者,应常规进行EGFR基因与ALK基因检测,为制订方案提供依据。研究表明,东亚地区患者可以从EGFR突变基因的靶向治疗中获益,EGFR-TKI可以作为EGFR敏感突变的晚期肺癌患者的一线治疗。临床前研究证实,埃克替尼是一种高效特异性的表皮生长因子受体酪氨酸激酶抑制剂(EGFR-TKI)。在对85种激酶的筛查中,埃克替尼可强有力地选择性抑制EGFR及其3个突变体。2010年,CSCO年会上的汇报表明,埃克替尼的疗效、毒性与吉非替尼相似,且毒性方面可能更优。建议患者下一步行埃克替尼靶向治疗。

乳腺内科专家点评:因患者乳腺是否为原发癌不确定,而且免疫组化HER-2过表达,建议继续使用曲妥珠单抗靶向治疗。在患者经济允许的情况下,也可行双靶联合治疗。

维持治疗:2016年3月至2018年1月,给予患者埃克替尼联合曲妥珠单抗双靶向治疗,期间给予帕米膦酸二钠保骨治疗。

病情变化:2018年2月,患者自觉右乳皮肤变硬,肿物增大、肿胀。患者病情进展,与患者及家属沟通治疗方案,患者仍因惧怕化疗副反应而拒绝化疗治疗。建议患者再次行基因检测。2018年

2月，再次行右乳穿刺，基因检测报告显示，EGFRc.2573T>Gp.L858R15.18%；EGFRc.2369C>Tp.T790M2.93%；EGFRc.185T>Gp.L62R15.46%突变。

肺内科专家点评：对于EGFR突变患者，一代靶向药耐药通常是因为癌细胞发生了变化，而且不同患者发生的变化不同。51%~63%是因为EGFR基因又产生了T790M突变。临床研究证实，奥希替尼对携带EGFR T790M突变的NSCLC患者具有良好的疗效和耐受性。奥希替尼（Osimertinib，AZD9291）为第三代EGFR抑制剂，FDA批准用于特定类型的晚期非小细胞肺癌（NSCLC）的治疗。《非小细胞肺癌NCCN 指南（2018）》明确指出，奥希替尼作为一级治疗方案被推荐用于经过EGFR-TKI（厄洛替尼、吉非替尼、阿法替尼）治疗后疾病进展的携带EGFR基因T790M突变患者的二线或随后的治疗。该患者同时检出EGFR基因p.L858R和p.T790M突变，提示患者可能对奥希替尼用药敏感。

乳腺内科专家点评：精准医学时代，恶性肿瘤治疗的"武器"越来越多，治疗方法选择也更加多样化。精准医学本质上是通过基因组、蛋白质组学等技术，对特定疾病类型进行生物标志物的分析与鉴定、验证与应用，从而精确寻找到疾病的原因和治疗靶点，制订标准有效的治疗方案。患者第二次基因检测发现EGFR基因p.L858R和p.T790M突变，且不愿接受化疗，可以突变的EGFR基因为靶点，继续行靶向治疗。因患者曲妥珠单抗使用时间较长，约为2年，综合考虑毒性与获益，建议患者可停用。

解救二线治疗：2018年2月更换为奥希替尼靶向治疗。2018年3月随访，患者自述乳腺皮肤水肿变硬较前明显缓解，目前仍在随访中。

（朱玉英　佟仲生　天津市肿瘤医院）

病例5：对侧乳腺癌伴浸润性微乳头状癌的治疗

★ 病史简介

病历：患者，女性，47岁，BSA为1.52m²。

外科：2014年4月，行"右乳癌改良根治术+右锁上淋巴结活检术"。

病理：外院病理：肿物为6cm×3.5cm，右乳腺浸润性癌Ⅱ～Ⅲ级（非特殊型），部分导管内癌，脉管内可见癌栓。乳头、基底切缘未见癌累及，同侧腋窝检及淋巴结14/14见癌转移。免疫组化：ER（−）、PR（−）、CerbB-2（3+）、FISH检测（阳性）、Ki67（40%）、E-cad（+）、CK7（+）、CK5（部分+）、Syn（-）、Vim（−）。颈右：淋巴结3/6枚见癌转移，周围脉管内可见癌栓。分期：pT3N3M0 ⅢC期。

辅助治疗

内科：2014年5月至2014年9月，行TEC方案（TXT 120mg+EPI 120mg+CTX 0.8g），术后行辅助化疗6个周期（患者拒绝赫赛汀治疗）。

放疗：2014年9月，行右胸壁及右锁上下野放疗。

病情变化

影像：2015年10月，出现右胸壁皮肤发红伴结节，胸部CT显示：右肺病灶，肺肿瘤可能。DFS：18月。

解救治疗

外科：2015年11月，行"胸腔镜下右中肺叶切除术"。

病理：外院：（右中）肺低分化癌，结合免疫组化及原病史，符合乳腺癌转移，大小为2cm×1.5cm×1.5cm，送检（第7组、隆突下）淋巴结4/6枚见癌转移；淋巴结1枚（第4组）、淋巴结2枚未见癌转移（第11组）。免疫组化：ER（−）、PR（−）、CerbB-2（3+）、Ki67（40%）、TTF-1（−）、P40（−）。

内科

2015年12月至2016年4月，外院行GP方案联合赫赛汀[GEM 1.5g（每天1次，共8天）+卡铂440mg（每天1次）+赫赛汀330mg]治疗6个周期，疗效评价为SD。

2016年5月至2016年6月，外院行卡培他滨联合赫赛汀[卡培他滨1.5g（每2天1次，1~14天，口服）+赫赛汀330mg]化疗3个周期，出现皮疹、水疱、手足综合征，停用卡培他滨，疗效评价为SD。

2016年7月至2016年12月，外院行替吉奥联合赫赛汀[替吉奥50mg（每2天1次，1~14天）+赫赛汀330mg]治疗6个周期，疗效评价为SD。

病情变化

影像：2017年3月B超显示：右侧胸腔积液、心包积液。

病理：右乳腺浸润性导管癌Ⅱ～Ⅲ级（非特殊型），伴浸润性微乳头状癌（约占10%），淋巴管癌栓（+++），淋巴结（+）伴软组织（+），转移成分以微乳头状癌为主。右颈部淋巴结内转移性低分化腺癌，淋巴管癌栓（+）。免疫组化：ER（<1%）、PR（<1%）、CerbB-2（3+）、Ki67（40%）。

　　右肺转移性低分化腺癌,符合来自乳腺,区域淋巴结(+)。免疫组化:ER(<1%)、PR(<1%)、CerbB-2(3+)、Ki67(40%)、TTF-1(<1%)。

　　2017年3月的CT显示:①"右乳癌术后",右前胸壁皮肤结节样增厚,考虑转移;②双肺散在浸润索条及粟粒结节样影,考虑感染性病变;③心包大量积液,双肺受压,双侧胸腔积液;④纵隔内及右肺门多发小淋巴结,不除外转移。

　　2017年3月ECT显示:左侧肱骨病变。CR:左侧肱骨上段髓腔内局限密度减低区,考虑骨转移。

　　涂片检查:涂生上发现肿瘤细胞(胸腔积液基细胞学涂片),考虑腺癌。找到肿瘤细胞(胸腔积液涂片),也考虑腺癌。

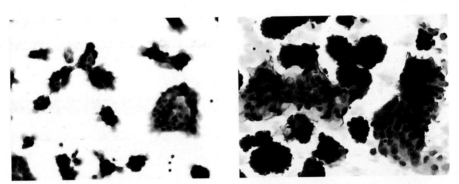

图4-5-1　2017年3月,涂片上发现肿瘤细胞(胸腔积液涂片),考虑腺癌。(见彩图)

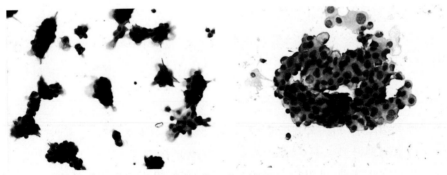

图4-5-2　2017年3月,找到肿瘤细胞(心包积液涂片),也考虑腺癌。(见彩图)

解救治疗

　　内科:2017年3月至2017年4月,行NPH方案[DDP 90mg(每天1次,胸腔注射)+NVB 40mg(每天1次,8天)+赫赛汀330mg]治疗2个周期,同时使用帕米膦酸抗骨转移治疗。2个周期后,复查:考虑病情好转(心包积液、胸腔积液减少)。

　　2017年4月至2017年7月,行NPH方案[DDP 90mg(每天1次)+NVB 40mg(每天1次,8天)+赫赛汀330mg]治疗4个周期,心包积液、胸腔积液消失。

2017年8月至2018年2月给予NH方案[NVB 40mg(每天1次,8天)+赫赛汀330mg],维持治疗10个周期。

病情变化:2018年3月B超显示,左乳多发低回声区,部分区域伴钙化,考虑乳腺癌;病理:2018年3月,行左乳肿物穿刺活检,病理:浸润癌(左乳腺粗针穿刺标本)。免疫组化:ER(<1%)、PR(<1%)、CerbB-2(3+)、Ki67(20%)、P53(60%)、CK5/6(<1%)、EGFR(80%)、AR(20%)。

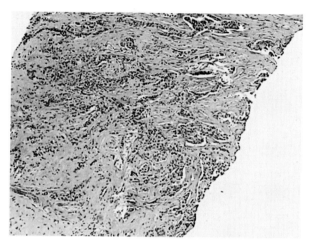

图4-5-3　2018年3月,左乳腺粗针穿刺:浸润性癌。(见彩图)

问题:如何进行下一步治疗(诊断:右乳癌术后,初始病理分期:pT3N3M0 ⅢC期 病理类型,浸润性导管癌,分子分型:Her2过表达型,右胸壁、右肺、左肱骨、左乳转移,心包积液、胸腔积液)?

乳腺外科专家点评:患者在多线治疗后出现对侧乳腺转移,对于晚期乳腺癌,手术不作为首选,只有当全身药物治疗取得较好的疗效时,才可考虑姑息性的局部治疗。建议患者继续接受内科治疗。若化疗疗效较好,在合适时机可行局部手术减轻肿瘤负荷。

乳腺病理专家点评:患者病理诊断为浸润性导管癌,伴浸润性微乳头状癌(约占10%)。浸润性微乳头状癌(IMPC)是乳腺浸润性癌的一种形态学范畴的新类型。2003年,WHO将该病正式编入乳腺肿瘤组织学分类。IMPC的组织学定义是:肿瘤细胞排列成小的细胞簇位于类似脉管的间质裂隙中的微乳头状癌。IMPC是一种排列方式独特、淋巴管侵袭力强、淋巴结转移率高的特殊类型乳腺癌,病理诊断时,要单独列出(尤其是伴发的病例),应引起临床医师的重视。相关研究发现,肿瘤的组织学分级、间质中淋巴细胞的浸润程度,以及淋巴管的密度是影响IMPC淋巴结转移的关键因素,而淋巴结转移率及淋巴结转移个数,不受肿瘤中IMPC成分多少的影响。多数学者认为,IMPC具有高度的淋巴管侵袭性、预后差,多数病例在发现肿瘤时,已经有局部淋巴结转移,甚至可出现远处转移。

乳腺内科专家点评:患者为晚期乳腺癌,多发转移,多线、多周期治疗后,目前以延长生存期,提高生活质量为主。患者分子分型为Her2过表达型,术后辅助未行抗Her2靶向治疗。转移后,行化疗联合赫赛汀靶向治疗。患者目前赫赛汀抗 Her2 靶向治疗中出现两次病情进展,不除外赫赛汀耐药。结合 NCCN 指南推荐,后续治疗可考虑曲妥珠单抗联合拉帕替尼的双靶治疗,尤其对经多线治疗后的患者仍可有效。另外,可建议患者行曲妥珠单抗+拉帕替尼+紫杉醇周方案,以及积极参加临床试验(T-DM1 或者其他靶向药物,如吡咯替尼联合化疗药的方案也可考虑)。

(任玉琳　佟仲生　天津市肿瘤医院)

病例6：同时性对侧腋下淋巴结转移的乳腺癌的治疗

★病史简介

患者，女性，63岁，因发现左乳肿物1个月，于2017年1月就诊于辽宁省肿瘤医院。乳腺专科查体：左乳皮肤红肿，呈橘皮样改变，左乳外下象限可及触1枚3cm×3cm的实性肿物，边界不清，活动度差。左腋下可触及多枚融合固定淋巴结。右乳及右腋下、双侧颈部及锁骨上淋巴结未及肿大。既往：2型糖尿病5年。口服拜糖平，血糖可控制。55岁绝经。临床诊断为cT4N2M0 ⅢB期。

彩超影像检查（2017年1月12日）：左乳外下象限腺体层见19.2mm×17.6mm×14.0mm低回声区。左乳癌可能性大，左腋下淋巴结肿大。

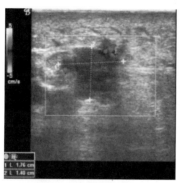
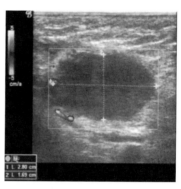

左乳　　　　　　　　　　　　　　左腋下淋巴结

图4-6-1 （见彩图）

乳腺MRI增强：2017年1月12日，左乳多发肿物，皮肤增厚，乳腺癌可能性大。

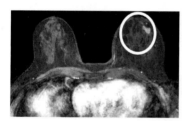
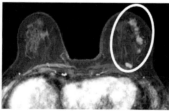
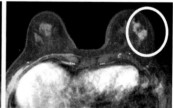

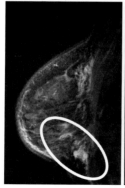
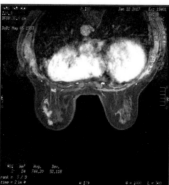
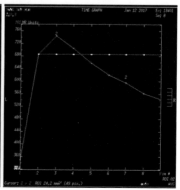

图4-6-2 （见彩图）

头CT平扫：2017年1月20日，左侧额叶点状稍高密度影，枕骨局部低密度影，蛛网膜颗粒压迹。

骨ECT：2017年1月22日，第3腰椎见异常放射性核素分布浓聚，余无异常。

腰椎CT平扫：2017年2月9日，第1、2腰椎椎体高密度结节，腰椎多椎体退行性变。

肺CT：2017年1月11日，肺内未见明显异常。

左乳肿物穿刺取病理：符合浸润性乳腺癌，考虑浸润性导管癌，组织学分级3级。ER(约90%+，强)、PR(约3%+，弱-中等)、C-erbB-2(2+)、Ki67(约80%+)；FISH检测：HER-2基因扩增。

....

问题：如何进行下一步治疗？

☐ 手术治疗　☐ 新辅助治疗

乳腺外科专家点评：通过查体及影像检查可见患者左乳皮肤轻度红肿，橘皮样表现，目前有炎性乳腺癌的特征，建议行新辅助化疗，化疗后，评价疗效再确定是否手术治疗。如果目前进行手术治疗，术后切口愈合困难，且短期内局部复发风险高。

乳腺内科专家点评：患者临床分期为cT4N2M0 ⅢB期，ER(约90%+，强)、PR(约3%+，弱-中等)、C-erbB-2(2+，FISH基因扩增)、Ki67(约80%+)。患者属于HER-2阳性，无手术指征。应行新辅助治疗，包括抗HER-2治疗。可选EC-TH或TCH方案。

新辅助治疗：2017年1月至2017年2月，给予患者TEC方案新辅助化疗2个周期(患者拒绝赫赛汀治疗)；副反应：Ⅱ°粒细胞减少，Ⅱ°恶心及呕吐。

病情变化：复查乳腺增强MRI (2017年3月7日)，于前比较，左乳外下象限部分强化结节略有缩小，左腋窝淋巴结未见明显变化。右腋窝淋巴结较前增大。肺CT：右腋下淋巴结增大。2017年3月10日，行右腋下淋巴结活检术。病理回报：淋巴结转移腺癌，结合免疫组化符合乳腺来源。ER(约70%+，中等强度)、PR(约1%+，弱-中等)、C-erbB-2(2+)、Ki67(约60%+)。

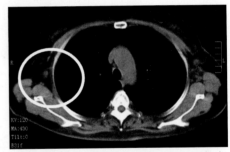

图4-6-3　肺CT(2017年3月2日)。

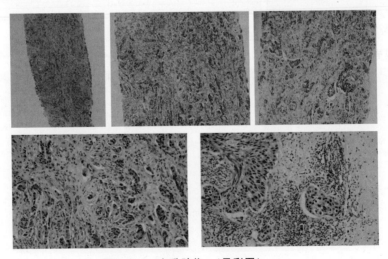

图4-6-4　左乳肿物。(见彩图)

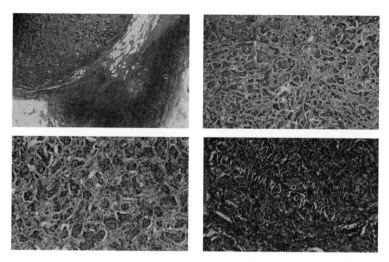

图4-6-4　右腋下淋巴结。(续)(见彩图)

问题：

①如何右腋下淋巴结是什么转移？

☐ 对侧腋窝淋巴结转移　☐ 对侧隐匿性乳腺癌伴腋下淋巴结转移

②患者右腋下淋巴结转移癌的转移途径？③进一步治疗方案如何选择？

☐ 全身化疗　☐ 放疗　☐ 手术治疗

病理科专家点评：根据病理组织学形态学改变及临床病史，考虑为左侧乳腺癌转移至对侧淋巴结。从组织学形态分析，组织结构及细胞形态相似，均为浸润性导管癌，中高级别，激素受体、HER-2、Ki67表达基本一致。患者有橘皮样外观，肿物较大，腋窝淋巴结肿大融合。骨、肺有异常核素聚集。从解剖学淋巴液回流通路的改变分析：①癌组织广泛浸润乳腺组织，阻塞皮肤淋巴管与乳腺组织内淋巴管间的通路可引起皮肤淋巴液逆流，导致癌细胞随逆流淋巴液经真皮淋巴管转移至对侧腋淋巴结或对侧乳腺。②癌细胞可经胸壁深筋膜播散至对侧腋淋巴结。③内乳淋巴管在第一肋间平面与对侧有吻合交通，癌细胞可转移到对侧乳腺或腋淋巴结。④血行远处转移。但是右乳没有做全面病理检查，不能完全排除右乳隐匿性乳腺癌伴同侧腋窝淋巴结转移。

影像科专家的意见：乳腺癌淋巴结转移，首先常到达最近的一组淋巴结，左侧乳腺外下象限肿块，第一站到左侧腋下淋巴结，本组多发左腋下转移。本病例左侧乳后间隙淋巴结转移，左侧乳腺皮肤淋巴水肿明显，说明淋巴管顺流引流方向已经有阻塞。在淋巴顺流方向受阻情况下，会发生逆淋巴回流方向的转移，转移到对侧腋下淋巴结。

乳腺外科专家点评：首先要明确隐匿性乳腺癌的概念，一般特指以腋下淋巴结转移癌为首发表现，而在现有的临床检查手段中未能发现其原发灶，可以考虑诊断为隐匿性乳腺癌。本例患者有明确的左侧乳腺癌病史，且为局部晚期，乳房相关检查未见明显右侧乳房异常，从一元化的角度来看，诊断为左侧乳腺癌、右侧腋下淋巴结转移较为合理。从乳腺癌各种临床分期看，出现对侧腋窝淋巴结转移的患者按M1处理。Ⅳ期乳腺癌在目前的医疗条件下是不能根治的，从延长生存期和改善生存质量的目的来说，全身系统治疗是主体。外科干预的目的通常是局部控制和改善QOL,对生存时间延长没有意义,这已被大家熟知的印度和土耳其的前瞻性研究所证实的。因此,该患者无手术指征,并不推荐手术切除。

乳腺内科专家点评:患者为HER-2阳性乳腺癌,既往未接受抗HER-2治疗,目前疾病进展,建议化疗联合赫赛汀治疗。晚期一线HER-2阳性乳腺癌,应该首选蒽环或紫杉类药物,但优选与既往不同作用机制的药物。患者既往应用过表柔比星和多西他赛,可以选择长春瑞滨和(或)卡培他滨等联合曲妥珠单抗治疗方案。

后续治疗:2017年3月至2017年5月,给予患者长春瑞滨+赫赛汀化疗4个周期,疗效评价为PR。患者出现Ⅲ°粒细胞减少,并且左乳皮肤肿胀未见好转。因为患者坚决拒绝化疗,2017年6月至2017年11月给予患者阿那曲唑+赫赛汀治疗。最佳疗效评价为SD。

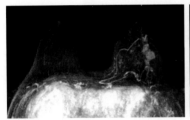 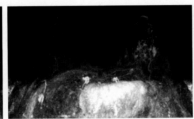 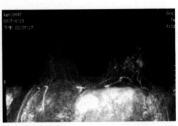

| 2017 年 3 月 7 日减影图像 | 2017 年 4 月 28 日减影图像 | 2017 年 6 月 13 日减影图像 |

图4-6-5

病情变化:2017年11月,复查病情进展,入组临床试验(卡培他滨+赛拉替尼/拉帕替尼)。最佳疗效为SD。2018年3月,新发颈部淋巴结肿大。淋巴结病灶穿刺病理显示:ER(70%+)、PR(3%+)、HER-2(2+~3+)、Ki67(70%+)。同时转移病灶送检多基因检测,结果显示:ERBB2基因扩增4.1倍,ERBB2突变 E975K,TP53突变 R273C,ESR1 基因扩增 6.9倍,WRN 截短突变 Y640X。

问题:如何进行下一步治疗?

乳腺内科专家点评:患者目前肿瘤负荷不大,但三次病理均显示为ER阳性HER-2阳性。既往抗HER-2靶向联合化疗和内分泌多线治疗失败,经多基因检测显示存在ERBB2基因扩增4.1倍,ERBB2突变 E975K,ESR1 基因扩增 6.9倍,后两者可能是抗HER-2治疗失败的耐药机制。来那替尼是抗HER-2/EGFR不可逆结合的TKI,在HER-2突变的患者中有获益趋势。因此,建议患者进行来那替尼联合单药化疗或内分泌治疗。

后续治疗:2018年4月,给予患者来那替尼+吉西他滨化疗,查体见好转,影像学待评效。

经验教训

乳腺癌对侧腋下淋巴结转移需鉴别来源于原发病灶对侧转移还是对侧隐匿性乳腺癌伴腋下转移,以指导后续治疗。同时性对侧腋下淋巴结转移以前者居多。

要点总结

1.同时性对侧腋下淋巴结转移的乳腺癌的治疗

　　按照目前美国癌症联合委员会(AJCC)的定义,乳腺区域淋巴结包括同侧腋下、锁骨下、锁骨上及内乳淋巴结。乳腺区域淋巴结并不包括对侧腋窝淋巴结 (CAM),CAM为远处转移 (Ⅳ期)。临床上,CAM发生率为0.81%~1.9%。CAM的发生机制为淋巴引流通路的改变,乳腺癌细胞可以通过乳腺深筋膜下淋巴网或皮肤淋巴管引流至对侧腋窝淋巴结, 其诱因可能为乳腺癌侵犯皮肤、淋巴管癌栓堵塞、手术、放射治疗的损伤及生理性淋巴通路异常。有研究者认为,CAM可能仅是局部区域疾病,但也有学者认为,CAM与原发性乳腺癌高侵袭性相关,预后差,是远处转移的先兆。对于CAM的治疗,由于CAM目前诊断为远处转移(Ⅳ期),对一部分患者而言,CAM可能是肝、肺等远处转移的先兆,因此绝大部分患者接受了化疗。新辅助化疗可以用于观察疗效,降低手术切除难度。对于疾病进展较慢、激素受体阳性的患者,可考虑用内分泌治疗控制。HER-2/neu基因扩增的患者,应接受曲妥珠单克隆抗体分子靶向治疗。此外,腋窝淋巴结清扫对某些患者是有效的区域控制或缓解方式,并且可改善患者的无疾病进展生存,术后局部区域的放射治疗也可减少区域复发。CAM常提示预后不良,在确诊CAM后2~5年内,大部分患者出现疾病进展,仅有10%~30%的患者疾病无进展。目前,尚无统一的乳腺癌CAM治疗标准指导医师的临床实践,所以更强调根据患者的临床病理资料对其进行个体化治疗。现有研究对患者的观察指标存在差异,随访时间较短,治疗方案也无具体描述,因此循证医学证据级别较低,期待未来的研究可以让每位患者都得到精准的治疗。

2.Ⅳ期乳腺癌的手术治疗

　　5%~10%的乳腺癌患者初诊时即为转移性乳腺癌,其5年生存率约为20%。对于这部分患者比较公认的观点是晚期转移性乳腺癌是不可治愈疾病, 治疗的目的在于缓解和控制疾病症状、提高生活质量,但对于这部分乳腺癌患者的局部处理目前观点不一。MF07-01研究结果证实, Ⅳ期乳腺癌患者先接受局部手术再联合全身治疗对比仅接受全身治疗,DFS有明显统计学意义。亚组分析还发现激素受体阳性、HER-2阴性或无扩增、小于55岁及单发骨转移患者手术+全身治疗组的OS显著优于全身治疗组。而ABCSG 28 / POSYTIVE研究结果证实,初诊Ⅳ期乳腺癌患者的手术序贯系统治疗较单纯系统治疗的生存差, 中位 OS 分别为34.6个月和54.8个月(HR=0.691,P=0.267)。对于截然不同临床结果的解读并不能让我们达成共识,因为每个初治临床Ⅳ期乳腺癌患者都是不一样的。此外,部分临床Ⅳ期乳腺癌患者无论是生存时间还是生存质量都比较差,其中 T4b 以上病例的问题尤其突出,疼痛、反复感染伴恶臭、体质虚弱等严重影响到患者的生存质量。对于这类患者的手术切除范围和指征目前并无共识和指南可循,以往由于T4b期以上的患者局部病灶往往伴发有溃烂和出血,对其病灶进行根治性切除通常被称为"马桶式"的乳房切除。《中国晚期乳腺癌临床诊疗专家共识(2016)》中指出,对于初治Ⅳ期乳腺癌患者全身治疗应作为主要治疗手段,在全身治疗的基础上,对于急需缓解症状的可切除原发病灶,切除原发灶是否能够获益尚有争论,部分患者可以考虑姑息性手术。目前,证据均来自回顾性研究,存在选择性偏倚,最终结果有待前瞻性临床试验进一步证实。

(鄂颖 孙涛　辽宁省肿瘤医院/中国医科大学附属肿瘤医院)

参考文献

[1] Edge SB,Byrd DR,Compton CC,et al.AJCC cancer staging manual[M].New York:Springer,2010:32

[2] Kinoshita S,Hirano A,Kobayashi S,et al.Metachmnous secondary primary occult breast cancer initially presenting with metastases to the contralateral axillary lymph nodes:report of a case [J].Breast Cancer,2010,17(1):71-74.

[3] Haagensen CD,Feind KR,Herter FP,et al.The lymphatics in cancer [M].Philadelphia:WB Saunders Company,1972:583.

[4] Kiluk JV,Prowler V,Lee MC,et al.Contralateral axillary nodal involvement from invasive breast cancer[J].Breast,2014,23(3):291-294.

[5] Wang W,Yuan P,Wang J,et al.Management of contralateral axillary lymph node metastasis from breast cancer:a clinical dilemma[J].Tumofi,2014,100(6):600-604.

[6] Huston TL,Pressman PI,Moore A,et al.The presentation of contralateral axillary lymph node metastases from breast carcinoma:a clinical management dilemma[J].Breast J,2007,13(2):158-164.

[7] Soran A,Ozbas S,Kelsey S F,et al. Randomized trial comparing locoregional resection of primary tumor with no surgery in stage Ⅳ breast cancer at the presentation (Protocol MF07-01):a study of Turkish Federation of the National Societies for Breast Diseases.[J]. Breast Journal,2010,15(4):399-403.

[8] ASCO 2017. ABCSG 28 / POSYTIVE. Australia.

[9] 徐兵河,江泽飞,胡夕春. 中国晚期乳腺癌临床诊疗专家共识2016[J]. 中华医学杂志,2016,96(22):1719-1727.

病例7：晚期乳腺癌视神经周围转移的治疗

★ 病史简介

患者，女性，57岁。2012年6月12日行左乳癌改良根治术，术中见肿物大约为2cm，术后病理示：浸润性导管癌Ⅱ级。免疫组化：ER(40%+)、PR(30%+)、HER-2(+)、Ki67(20%+)、淋巴结转移13/21。月经状态(2012年)：未绝经。术后诊断为pT1N3M0 Ⅲc期。

既往：27岁结婚，孕2流1产1，父亲于80岁因"肺癌"病逝。2005年诊断为"Ⅱ型糖尿病"，应用胰岛素降糖治疗，血糖控制尚可。

......

问题：患者的术后辅助治疗方案如何制订？

乳腺内科专家点评：评估患者术后复发风险，因其淋巴结转移数目为13枚，为高危患者。根据当时治疗标准，辅助化疗可选择EC序贯T方案。关于早期绝经前激素受体阳性乳腺癌辅助内分泌治疗的选择，SOFT研究8年随访结果提示，TAM、TAM+OFS以及E+OFS组患者的8年DFS率分别为78.9%、83.2%和85.9%。整体人群使用OFS均可获益，尤其是具有高危因素(如淋巴结阳性)和(或)年轻的患者获益更明显。本例为淋巴结阳性的高危患者，术后辅助内分泌治疗选择OFS联合AI获益可能最大。

放疗科专家点评：患者术后病理提示，淋巴结转移13/21，淋巴结转移数目多，应进行足剂量的术后辅助放疗。关于是否进行内乳淋巴结放疗，是一个颇有争议的话题。研究表明，腋窝淋巴结阴性的乳腺癌患者术后病理证实，内乳淋巴结转移率为4%~9%，腋窝淋巴结阳性患者中内乳淋巴结转移率高达16%~65%。因此，内乳淋巴结可能成为乳腺癌复发转移的途径，内乳淋巴结放疗可能增加放射性肺炎、心脏疾病、第二肿瘤等的发生风险，尤其左侧内乳区放疗，可能增加心脏毒性而抵消内乳淋巴结区放疗所带来的生存获益。《NCCN乳腺癌临床实践指南(2016)》变更了对内乳区放疗的推荐级别，即保乳术后≥4个腋窝淋巴结阳性者，内乳区放疗为I类推荐，1~3个阳性者强烈考虑。改良根治术后≥4个腋窝淋巴结阳性者为I类推荐，1~3阳性者强烈考虑，原发肿瘤>5cm或切缘阳性者可考虑内乳区放疗。该患者应接受放疗，包括乳腺、胸壁、锁骨下、锁骨上和内乳区域。

辅助治疗：行EC方案化疗4个周期序贯T方案化疗4周期，辅助放疗25次，50Gy/25次/5周。之后，口服他莫昔芬内分泌治疗(共32个月)。

病情变化：2015年7月，患者复查时，发现左侧锁骨上淋巴结肿大，行细针穿刺活检提示，见恶性肿瘤细胞，但组织量不足以行免疫组化；PET-CT提示：左侧锁骨上窝、左前上胸壁肌肉间隙、纵隔、右肺门、双侧颈部及颌下多发淋巴结增大，考虑淋巴结转移；双肺多发小结节灶，代谢增高，考虑肺转移。行术后组织和ctDNA多基因检测，结果提示：PIK3CA H1047R点突变，PTEN R14Efs29缺失突变。

......

问题:如何进行下一步如何治疗?

乳腺内科专家点评:患者再次对于转移病灶活检取病理证实为恶性,但组织量不足以进行免疫组化分型,根据患者既往乳腺癌病史和内分泌治疗反应,考虑患者锁骨上淋巴结为乳腺癌转移。《NCCN乳腺癌临床实践指南》及专家共识均推荐,激素受体阳性晚期乳腺癌,应首选内分泌治疗,仅对于内脏危象、内分泌耐药或多线内分泌治疗失败的患者考虑化疗。本例患者当时肿瘤负荷小,无内脏危象,无化疗指征,故一线可选择内分泌治疗。基因检测结果提示PIK3CA突变和PTEN缺失,提示PI3K/AKT/mTOR信号通路活化,可促进肿瘤的发生或介导内分泌耐药。mTOR抑制剂依维莫司联合内分泌(依西美坦、他莫昔芬和氟维司群)已被FDA批准用于ER阳性HER-2阴性的乳腺癌。

病理科专家点评:乳腺癌原发灶和转移病灶的激素受体状态和HER-2状态,可能发生受体状态转变(发生率为10%~30%),患者的治疗方案可能随之改变。根据ESMO指南,在乳腺癌术后出现可疑转移病灶时,建议行再活检以明确转移灶的激素受体状态与HER-2状态,指导下一步的抗肿瘤治疗。患者发现左侧锁骨上淋巴结肿大,经细针穿刺明确病理类型为恶性,但组织量不足以进行免疫组化,对下一步治疗指导有限。因此,建议行粗针活检,明确免疫分型。血液ctDNA检测可在一定程度上作为组织无法活检的补充,能动态反应患者的即时基因状态,在反应肿瘤异质性方面具有一定的优势。

一线治疗:患者辅助内分泌TAM应用32个月后出现疾病进展,提示患者为内分泌继发耐药,但患者无内脏危象,因此选择内分泌治疗方案:依西美坦联合依维莫司。2015年8月至2017年4月,共20个月,最佳疗效评价为PR,主要副反应为口腔黏膜炎及血糖升高。

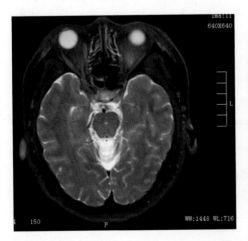 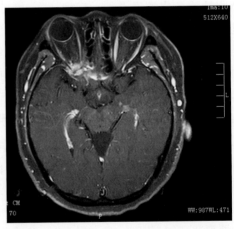

图 4-7-1

病情变化:2017年4月,患者出现右眼睑肿胀及肿物不清,逐渐加重,右眼睑下垂,不能睁眼。完善相关检查,肺CT提示:肺内病灶增大;眼眶增强MRI提示:右侧眶尖部、右侧视神经管周围异常强化。PET-CT:左侧锁骨上淋巴结代谢增高,肺内及胸膜下结节,考虑转移。2017年4月1日,患者再次行科研ctDNA基因检测:PIK3CA基因 H1047R突变,PTEN基因 K13fs缺失移码突变。

问题：下一步如何治疗？

影像科专家点评：眶内组织结构的任何胚层组织均可发生肿瘤，周围结构肿瘤可蔓延至眼眶，远处其他部位肿瘤也可转移至眼眶，所以眼眶肿瘤组织学类型繁多，其病种繁多，诊断复杂。MRI在定位、定性诊断及决定治疗方式上可为临床提供可靠的证据，是目前公认的首选影像学检查方法。大部分眼眶肿瘤及肿瘤样病变在常规MRI图像上特征性表现，在诊断中具有重要意义，但表现不典型的良恶性肿块，容易误诊。动态增强MRI在静脉注射对比剂后对选定的部位进行动态的多期扫描，可以提供肿瘤灌注方面及毛细血管通透性的改变等功能信息，进而揭示肿瘤内的生物学特征。本例患者的眼眶增强MRI结合既往乳腺癌病史，考虑视神经周围转移。

神经外科专家点评：患者当时已有左侧锁骨上、肺、胸膜转移，视神经周围转移病灶手术难度大，且无生存获益，暂不考虑手术治疗，以内科综合治疗为主。

放疗科专家点评：患者眼部转移病灶已严重影响视力，应全身静脉化疗同时联合局部放疗，但眼部转移病灶放疗容易导致视力受损，可采用三维适形调强放疗以减少副损伤。

乳腺内科专家点评：经与影像科、神经外科讨论，患者诊断为晚期乳腺癌，多发脏器转移，伴眼眶神经管周围转移导致右眼睑肿胀，影响视力，因病情进展需全身治疗联合局部放疗以缓解症状。既往关于乳腺癌眼部转移的病例报道中，多西他赛可用于眼部转移的治疗。有研究表明，白蛋白紫杉醇与靶向药物，如抗血管生成的贝伐珠单抗联用，对于治疗转移性乳腺癌比传统的紫杉醇有明显优势，ORR和PFS均可获益。再次行ctDNA多基因尝试寻找依维莫司耐药机制，但未发生新的驱动突变。

后续治疗：患者行白蛋白紫杉醇联合贝伐珠单抗治疗5个周期，主要副反应为周围神经毒性，CTCAE1级。第3个周期开始同步行右眼放疗（共35次），2017年8月23日结束放疗，复查疗效为SD。治疗后，患者右眼睑肿胀下垂明显缓解，视力恢复。2017年9月初，患者再次自行口服依西美坦联合口服依维莫司治疗至今。

病情变化：2017年10月15日，患者就诊于美国，复查彩超甲状腺右叶实性结节伴钙化，大小为1.5cm×1.4cm×1.4cm结节，其内可见少许血流信号，PET-CT可见高代谢。

问题：如何进行下一步治疗？

头颈外科专家点评：甲状腺血管丰富，但转移癌很少见，多为喉、气管、食管等邻近器官恶性肿瘤的直接侵犯。在国外文献中，甲状腺转移的原发肿瘤依次为肾癌、肺癌、乳腺癌；国内报道居于前两位的是食管癌和肺癌。甲状腺转移多无临床症状，目前原发或继发恶性肿瘤的影像学表现不具特征性，确诊主要依靠病理，多为细针吸取细胞学检查。患者可行细针穿刺，结合免疫组化明确甲状腺结节的病变性质。

影像科专家点评：超声是发现甲状腺结节，并初步判断良恶性的重要手段，是细针穿刺活检实施可能性的判断标准。彩超下可疑恶变的指征，包括：低回声结节、微钙化灶、丰富的血流信号、边界不清晰、结节高度大于宽度、实性结节等。其中，结节形态、钙化、内部回声情况在甲状腺结节的良恶性鉴别中更有相关性。

经验教训

患者属于高危Luminal型,辅助内分泌治疗强度不够,短期内复发进展。晚期阶段多基因检测指导下的靶向治疗使患者得到明确生存获益。

要点总结

1.乳腺癌眼部及周围软组织转移的诊治

目前,恶性肿瘤眼部转移性肿瘤的原发肿瘤部位中,乳腺癌是较常见的原发部位,占所有转移至眼部肿瘤的28.5%~58.8%。国内眼部转移发生率显著低于国外报道。可能与以下几个因素有关:①眼部转移患者中无症状患者约占7%;②国内未将眼部检查作为乳腺癌患者的全身常规检查和随访检查;③临床医生对乳腺癌眼部转移认识不够,患者出现视力模糊等轻微眼部症状时,未考虑到眼部转移病变的可能性;④部分患者确诊乳腺癌时,可能已有眼部转移症状,但化疗后眼部转移灶得到控制或好转,症状改善或消失。眼部转移性肿瘤是由其他脏器或组织的恶性肿瘤,经颈内动脉的眼动脉分支血行播散所致,多发生于眼眶和脉络膜,其中脉络膜转移癌占85%~88%,而虹膜和睫状体转移癌仅占10%左右。这与脉络膜血供丰富、血流速度缓慢有关,尤其是后极部脉络膜,肿瘤栓子易滞留于该层小动脉内。而视神经周围的发生率较低。患者可能出现双侧视力下降、视物模糊、突眼、光适应下降和夜盲症,并迅速进展到完全失明,部分患者有疼痛的症状。多数情况下,乳腺癌眼部转移患者以视力减退为主要症状。并非乳腺癌眼部转移患者都有症状,不少病变早期患者可无任何眼部症状。诊断乳腺癌眼部转移时,可采用CT或MRI检查,以及评估肿瘤标志物水平。眼部转移病灶MRI检查表现为T1等信号、T2高信号。而明确诊断需要病理活检。然而,当患者已有其他远处器官的转移时,活检需尽量避免,目的是减轻对患者的损伤。乳腺癌眼部转移的临床诊断较为困难,需进行眼科检查联合主要临床表现来诊断。当患者诊断明确为眼部转移时,应采取及时治疗以避免视力进一步减退和肿瘤组织的浸润。乳腺癌眼眶转移多提示预后不良,但规范的治疗仍能使患者获益。目前临床上对于眼眶转移尚无标准治疗方案。全身治疗包括化疗、内分泌治疗和靶向治疗[6-7]。全身治疗获益者,不仅能促进局部症状的控制,还能有效延长生存期。激素治疗亦能发挥潜在的治疗作用。局部治疗能有效控制缓解症状,提高患者生活质量,包括手术和放疗。有文献报道,局部治疗的疾病反应率可达79%。Amichetti等一项包括49名女性眼眶转移癌患者的研究发现,局部治疗的反应率达79%,与文献报道相符。文献报道指出,如果肿块在第6个周期内扩大,建议行局部放疗,主要并发症是皮肤红斑、结膜炎和视网膜病变。本例采用了局部放疗联合全身静脉化疗联合靶向治疗,局部病灶得到有效控制,对侧未见转移,生活质量尚可。Kanthan等对多项研究进行分析,总结了眼部转移的治疗指征:①病灶所致的视觉症状,如视力模糊、视野暗点、闪光感、眼内悬浮物、视物变形症等;病灶靠近视神经或黄斑,有进行性进展表现;病灶扩大。②全身辅助化疗后病灶仍扩大。③病灶所致疼痛。病灶进展的临床表现:

①病灶生长所致视觉症状进行性出现或加重；②临床或血管造影发现视网膜下积液；③肿瘤细胞扩散或累及虹膜。病灶好转的临床表现：①视觉症状稳定或好转；②转移灶萎缩或变平；③视网膜下积液完全消退。眼部转移多于继发全身多部位转移之后出现。乳腺癌患者术后发生眼部转移，大多数在术后20~40个月，较其他肿瘤发生眼部转移的时间晚。乳腺癌眼部转移的大部分患者已经发生了骨、肺脏、肝脏、脑等重要脏器的转移，眼转移后的平均生存时间约为10个月，一旦转移至视网膜，生存期将小于9个月。

2.乳腺癌转移病灶再活检的价值

乳腺癌是一种高度异质性的疾病，根据其雌激素受体(ER)、孕激素受体(pPR)、人类表皮生长因子受体–2(HER-2)的状态，可将乳腺癌分为 Luminal、HER-2阳性、TNBC等不同的分子分型。不同分子分型的乳腺癌具有完全不同的生物学特性，临床可根据患者的分子分型选择合适的治疗方案，包括内分泌治疗、靶向治疗及细胞毒化疗等。乳腺癌原发病灶和转移病灶的ER状态不一致的观点最早于20世纪70年代末被提出。目前，越来越多的研究发现，乳腺癌转移灶的ER、PR、HER-2状态与乳腺原发病灶相比，均可发生不同程度的变化，导致患者治疗方案也随之改变。文献报道，乳腺原发灶与转移灶的ER状态不符合率为10%~40%[10]，而HER-2的不符合率为0~37.5%[11]。推测乳腺癌术后辅助化疗及内分泌治疗导致癌细胞基因水平上的变化，最终导致激素受体及HER-2 状态的变化。最近一项大规模研究提示，400多例乳腺癌转移灶与原发灶相比，32.4%的患者ER状态发生变化，40.7%的患者PR状态发生变化。另外，通过随访发现，在原发灶ER阳性的患者中，转移灶ER转阴的患者较ER无变化的患者死亡风险增加48%，对于预后判断有一定作用[12]。以上研究表明，由于乳腺癌转移病灶的激素受体和HER-2 状态可能发生改变，根据 ESMO指南，在乳腺癌术后出现可疑转移病灶时，建议行再活检以明确。指南中指出，转移病灶的再活检安全简便，无严重并发症，仅有轻度的穿刺前焦虑和穿刺后疼痛，对于患者转移灶的病理诊断、激素受体状态及HER-2状态的判断有较大作用。对于乳腺癌术后出现转移病灶的患者，在无明显穿刺风险的情况下，建议行转移灶的再活检，明确其激素受体及HER-2 状态，以更好地了解转移灶的生物学行为特点，指导下一步治疗方案。

(李欢　孙涛　辽宁省肿瘤医院/中国医科大学附属肿瘤医院)

参考文献

[1]　Davies,C;Pan,H;Godwin,J;et al.Long-term effects of continuing adjuvant tamoxifen to 10 years versus stopping at 5 years after diagnosis of oestrogen receptor-positive breast cancer:ATLAS,a randomised trial.[J].Lancet.2013,381(9869):805–816 .

[2]　Rea D;Handley K;Bowden SJ;et al.aTTom:Long-term effects of continuing adjuvant tamoxifen to 10 years versus stopping at 5 years in 6,953 women with early breast cancer.[J].J Clin Oncol.2013,31(18_suppl):5

[3]　Ahmad,SM;Esmaeli,B;Metastatic tumors of the orbit and ocular adnexa.[J].Curr Opin Ophthalmol.2007,18(5):405–413.

[4]　Shinder,R;Al-Zubidi,N;Esmaeli,B;Survey of orbital tumors at a comprehensive cancer center in the United States.[J].Head Neck.2010,33(5):610-614.

[5]　Amichetti M,Caffo O,Minatel E,et al. Ocular metastases from breast carcinoma:a multicentric retrospective study[J]. Oncol Rep,2000,7(4):761-5.

[6]　Cho,HK;Park,SH;Shin,SY;Isolated optic nerve metastasis of breast cancer initially mimicking retrobulbar optic neuritis.[J].Eur J Ophthalmol.2010,21(4):513-515.

[7]　姜专基、张斌明等,三阴性乳腺癌眼部转移1例报告并治疗分析.甘肃医药,2013,12(1):959-960

[8]　Kanthan,GL;Jayamohan,J;Yip,D;et al.Management of metastatic carcinoma of the uveal tract:an evidence-based analysis.[J].Clin Experiment Ophthalmol.2007,35(6):553-565.

[9]　Parker JS,Mullins M,Cheang MC,et al. Supervised risk predictor of breast cancer based on intrinsic subtypes [J]. J Clin Oncol,2009,27(8):1160-1167.

[10]　Jensen JD,Knoop A,Ewertz M,et al. ER,HER2,and TOP2A expression in primary tumor,synchronous axillary nodes,and asynchronous metastases in breast cancer[J]. Breast Cancer Res Treat,2012,132(2):511-521.

[11]　Lipton A,Leitzel K,Ali SM,et al. Serum HER-2/neu conversion to positive at the time of disease progression in patients with breast carcinoma on hormone therapy[J]. Cancer,2005,104(2):257-263.

[12]　Karlsson E,Wilking UM,et al. Clinically used breast cancer markers such as estrogen receptor,progesterone receptor,and human epidermal growth factor receptor 2 are unstable throughout tumor progression [J]. J Clin Oncol,2012,30(21):2601-2608.

病例8：乳腺癌术后肺内寡转移的治疗

★病史简介

患者,女性,53岁,2014年5月16日,行左乳癌改良根治术,术后病理:肿物大小为2cm×1.8cm×1.8cm,浸润性导管癌Ⅱ级,淋巴结见转移癌(5/20)。免疫组化:ER(–)、PR(–)、C-erbB-2(3+)、Ki67(+)40%。术后诊断为pT1N2M0 ⅢA期。术后行EC-T辅助化疗(经济原因未行赫赛汀治疗)和辅助放疗。2015年11月23日,复查提示左肺下叶结节近胸膜可见一模糊小结节(结节大小为7mm),未给予处理。2016年1月13日,复查肺CT:左肺下叶结节继续增大(9mm)。2015年11月27日,行PET-CT检查:周身未见异常放射性核素浓聚。2016年1月18日,行气管镜检查未见异常。

病例图片

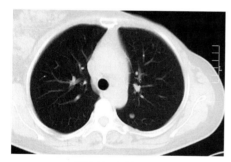 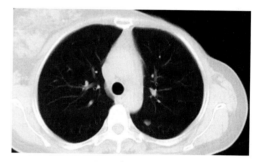

| 2015年11月23日 | 2016年1月13日 |

图 4-8-1

问题:乳腺癌术后是肺转移？还是原发肺癌？

影像学专家点评:影像学上鉴别该结节良恶性:孤立性肺结节(SPN)被人为定义为肺组织包绕的局限性圆形或卵圆形高密度影,直径<3cm。肺癌是恶性SPN的首要原因,其次是单发转移,占SPN10%~30%,类癌和原发淋巴瘤是其他的少见原因。结节越大恶性可能越大。如果伴有分叶和毛刺,恶性可能性大。炎性结节增长速度最快,其次是恶性结节,良性结节较为稳定,增长速度较慢。针对本病例,对比患者多次复查的肺CT的结果,可见肺内单发孤立的结节逐渐增大,且增大速度较快,不伴有其他炎症的临床表现。由于结节较小,未见明显的分叶和毛刺,仍考虑恶性可能性大。结合患者乳腺癌病史,转移结节可能性大。即使该结节未恶性,但结节较小时,代谢并不旺盛,PET-CT可以无高代谢表现。

乳腺内科专家点评:患者既往乳腺癌病史,且病理类型为HER-2阳性乳腺癌,术后未接受抗HER-2治疗,属于高危复发风险。目前肺内出现孤立的短时间内增大的结节,可能为乳腺癌肺转移,但不能排除原发性肺癌的可能。故该患者应该在明确病理之后,再确定进一步治疗方案。

胸外科专家点评:结合病史及影像表现,以及增长迅速的孤立结节,判断该结节恶性可能性大。患者行气管镜检查未见异常,肺结节较小,靠近胸膜,穿刺难以准确地取到病变部位,且容易造成气胸。故而建议患者手术切除,不但利于明确病理,还起到了治疗的目的。为减轻手术创伤,可行电视辅助胸腔镜手术(VATS)病灶切除,行术中冰冻切片病理诊断,再决定进一步术式。

乳腺外科专家点评:有乳腺癌病史的孤立性肺结节患者中,50%以上是肺原发肿瘤。因此,必须活检才能得到正确的诊断,为后续治疗提供依据。乳腺癌转移病例中,10%~25%的病灶仅限于肺内。对于肺内病灶,外科治疗是否可以延长生存时间?大多数指南都认为:没有确切证据证实,乳腺癌肺骨肝转移病例通过转移灶外科干预,可以提高生存时间,除了极少数病例,原则上不推荐外科治疗。另一方面,Niibe等提出寡转移的理论认为,乳腺癌即使复发和远隔转移,如果转移病灶个数很少,通过转移灶的局部治疗可以期待提高生存率。有数项乳腺癌肺转移肺部病灶手术治疗的研究表明,术后5年生存率可以达到35%~88%,DFI>3年,病灶数量少,可以被完全切除的是预后因子。结合本病例,肺单发病灶,没有其他部位的转移,符合寡转移。可以期待通过转移灶手术来延长生存时间。至少也可以通过外科切除,明确免疫组化指标,为后续治疗提供依据。

后续治疗:2016年1月26日,患者行胸腔镜左肺下叶楔形切除术。术后恢复好。术后病理:见癌组织(左肺下叶),结合病史及免疫组化符合乳腺癌转移。局灶侵及胸膜。ER(−)、PR(−)、C-erbB-2(2+~3+)、Ki67(+ 25%)。

问题:下一步如何治疗?

乳腺内科专家点评:患者既往乳腺癌病史,出现肺部寡转移,且病理类型仍为HER-2阳性乳腺癌,原发乳腺癌术后未接受抗HER-2治疗,短期内出现肺转移,这进一步证实辅助抗HER-2治疗在HER-2阳性乳腺癌的重要性。因此,患者此时需要需接受抗HER-2治疗联合单药化疗。患者术后辅助行EC-T方案,DFS为18个月。多西他赛停药1年后,出现疾病进展,转移灶术后辅助治疗可选卡培他滨或长春瑞滨,也可以考虑再次选择紫杉类药物。

后续治疗:术后患者完成长春瑞滨单药12周化疗(患者拒绝赫赛汀治疗)。至2017年9月复查,未见复发转移。

经验教训

曲妥珠单抗等抗HER-2治疗,在HER-2阳性乳腺癌术后辅助治疗中至关重要,Ⅳ期乳腺癌的寡转移病灶需权衡患者的综合因素,手术切除可改善生存,同时也可明确病理优化后续治疗方案。

要点总结

孤立性肺结节的诊断流程与规范

肺结节为小的局灶性、类圆形、影像学表现密度增高的阴影,可单发或多发,不伴肺不张,肺门肿大和胸腔积液。孤立性肺结节无典型症状,常为单个、边界清楚、密度增高、直径≤3cm且周围被含气肺组织包绕的软组织影。

评估直径>8mm的实性结节[2,3]可根据图4-8-2流程评估直径为8~30mm的实性结节,同时考虑表4-8-1中列出的影响实性结节评估和处理的因素。

1.单个不明原因结节直径>8mm者:建议临床医师通过定性地使用临床判断和(或)定量地使用验证模型评估恶性肿瘤的预测概率(2C级)。

2.单个不明原因结节直径>8mm,且恶性肿瘤的预测概率为低中度(5%~65%)者:建议行功能成像,有条件者可考虑PET/CT,以便更好地描述结节(2C级)。

3.单个不明原因结节直径>8mm,且恶性肿瘤的预测概率为高度(>65%)者:视情况决定是否使用功能成像描述结节(2C级)。对于对高度怀疑肿瘤者可考虑直接做PET/CT,因其可同时进行手术前的预分期。

4.单个不明原因结节直径>8mm者:建议临床医师讨论无法取得病理诊断的替代性管理策略的风险和益处,并根据患者对管理的意愿而决定(1C级)。

5.单个不明原因结节直径>8mm者,建议在下列情况下采用定期CT扫描随访(2C级):①当临床恶性肿瘤的概率很低时(<5%);②当临床概率低(<30%~40%),且功能成像检测结果是阴性(PET显示病变代谢不高,或动态增强CT扫描显示增强≤15 HU);③当穿刺活检未确诊,或PET显示病灶代谢不高时;④当充分告知患者后,患者倾向选择非侵袭性管理方法时。需注意的是:随访直径>8mm的实性结节,应使用低剂量CT平扫技术。

6.对单个不明原因结节直径>8 mm者:进行随访,建议在3~6、9~12以及18~24个月进行薄层、低剂量CT扫描(2C级)。需注意的是:①定期CT扫描结果应与以前所有的扫描结果对比,尤其是最初的CT扫描;②如果有条件,可行手动和(或)计算机辅助测量面积、体积和(或)密度,以便早期发现病灶的生长。

7.单个不明原因结节:在定期的影像学随访中有明确倾向的恶性肿瘤增长证据,若无特别禁忌,建议考虑非手术活检和(或)手术切除[7,8](1C级)。需注意的是实性结节缩小,但是未完全消失者,建议随访至不增长的2年后,其后转为常规年度检查。

8.单个不明原因结节直径>8mm者,建议在伴有下列情况时,采取非手术活检(2c级)[2,3]:①临床预测概率与影像学检查结果不一致;②恶性肿瘤的概率为低中度(10%~60%);③疑诊为可行特定治疗的良性疾病;④患者在被充分告知后,仍希望在手术前证明是恶性肿瘤,尤其是当手术的并发症风险高时。需注意的是选择活检的类型应基于:①结节大小、位置和相关气道的关系;②患者发生并发症的风险;③可行的技术及术者的熟练程度。

9.单个不明原因结节直径>8mm者,建议在下列情况下行手术诊断(2c级)[7,8]:①临床恶性肿瘤概率高(>65%);②PET/CT显示结节强烈高代谢或另一种功能成像检测为明显阳性时;③非手术活检为可疑恶性肿瘤;(4)患者在被充分告知后,愿意接受一个明确的诊断方法。

10.单个不明原因结节直径>8mm者:选择外科诊断时,建议考虑胸腔镜诊断性亚肺叶切除术[7,8](1C级)。需注意的是,对深部和难以准确定位的小结节,可考虑应用先进的定位技术或开胸手术。

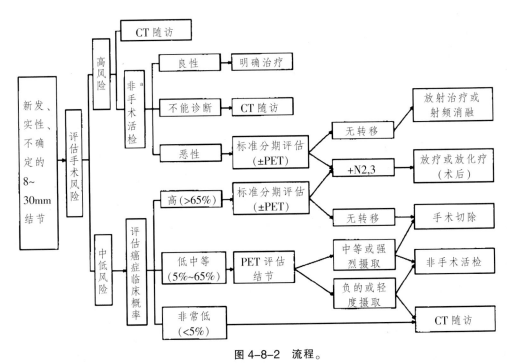

图 4-8-2　流程。

注：流程中手术活检步骤如下，手术并发症风险高的人群中，推荐 CT 扫描随访（临床恶性肿瘤的概率为低~中度）或非手术活检（临床恶性肿瘤的概率为中~高度）。

表 4-8-1　影响直径 ≥8~30mm 实性结节评估和处理的因素

影响	水平	CT 扫描随访	PET 影像	非手术活检	VATS 楔形切除
肺癌的临床概率	非常低（<5%）	++++	–	–	–
	低~中度	+	+++	++	+
	高（<65%）	–	±	++	++++
手术风险	低	++	++	++	+++
	高	++	+++	++	–
活检风险	低	–	++	+++	+++
	高	++	+++	–	+
高度疑似活动性感染或炎症		–	–	++++	++
患者的价值观和意愿	意愿明确	–	+	+++	++++
	反对手术并发症风险	++++	+++	++	–
随访的依从性差		–	–	+++	++++

注：VATS，视频辅助胸腔镜手术；+：推荐倾向，+~++++为最低至最强；±为采不采用均可；–：不推荐。

（鄂颖　孙涛　辽宁省肿瘤医院/中国医科大学附属肿瘤医院）

参考文献

[1]　中华医学会呼吸病学分会肺癌学组,中国肺癌防治联盟专家组.肺部结节诊治中国专家共识.中华结核和呼吸杂志,2015,38(4):249-254.

[2]　Gould MK,Donington J,Lynch WR,et al.Evaluation of individuals with pulmonary nodules:when is it lung cancer? Diagnosis and Management of Lung Cancer. 3rd ed.American College of Chest Physicians Evidence-Based Clinical Practice Guidelines[J].Chest,2013,143(5 Suppl):e93S-e120S.

[3]　Ost D,Fein A.Management strategies for the solitary pulmonary nodule [J].Curr Opin Pulm Med,2004,10(4): 272-278.

[4]　Zhang J,Cui LB,Tang X,et al.DW MRI at 3.0-T versus FDG PET/CT for detection of malignant pulmonary tumors[J].Int J Cancer,2014,134(3):606-611.

[5]　Ashraf H,Dirksen A,Loft A,et al.Combined use of positron emission tomography and volume doubling time in lung cancer screening with low-dose CT scanning[J].Thorax,2011,66(4):315-319.

[6]　Seijo LM,de Torres JP,Lozano MD,et al.Diagnostic yield of electromagnetic navigation bronchoseopy is highly dependent on the presence of a bronchus sign on CT imaging:results from a prospective study [J].Chest, 2010,138(6):1316-1321.

[7]　Freixinet JL,Varela G,Molins L,et al.Benchmarking in thoracic surgery [J].Eur J Cardiothorae Surg,2011,40 (1):124-129.

[8].　Kates M,Swanson S,Wisnivesky JP.Survival following lobectomy and limited resection for the treatment of stage I non-small cell lung cancer≤1cm in size:a review of SEER data [J]. Chest,2011,139(3):1449-1496.

病例9：合并胆囊及脑膜转移的晚期浸润性小叶癌的治疗

★病史简介

患者，女性，64岁，于2015年6月15日以"右乳癌术后10年，腰背疼痛6个月，左上肢外伤2个月"为主诉住入西安交通大学第一附属医院。6个月前，无明显诱因出现腰背部疼痛，按"椎间盘突出"口服药物治疗，其后症状反复发作。2个月前，左上肢外伤，当地医院对症治疗后，效果欠佳，无发热、咳嗽、恶心呕吐等症状。

既往史：10年前（2005年），因"右乳包块"于当地医院行"右乳包块切除术"，术后病理回报为乳腺癌（具体病理诊断不详），术后行化疗（具体治疗方案不详），未行放疗及内分泌治疗，未定期复查。家族史：其母曾患"乳腺癌"。

X线片（2015年6月1日）：左肱骨骨质疏松，左肱骨外科颈嵌插骨折待排。

胸部CT（2015年6月1日）：左肱骨上段松质骨内软组织密度影，内见骨性分隔，肱骨头明显，颈7-胸2椎体，部分肋骨及胸骨骨质内改变；双侧胸腔积液。

腰椎CT（2015年6月1日）：腰椎，椎体附属关节及腰5椎体左侧横突不同程度骨质破坏，考虑转移瘤。

血清肿瘤标志物（2015年6月1日）：癌胚抗原CEA 19.9ng/mL，糖类抗原153 437.2U/mL；**SPECT/CT**（2015年6月1日）：腰、骶全段，双髂骨、双侧多根肋骨、双侧肱骨、左桡骨多发混合性骨质破坏，伴骨代谢活跃，多考虑恶性病变（肿瘤多发骨转移），伴L1椎体病理性骨折。

ECT（2015年6月11日）：全身多发性骨代谢异常活跃，考虑肿瘤广泛骨转移。

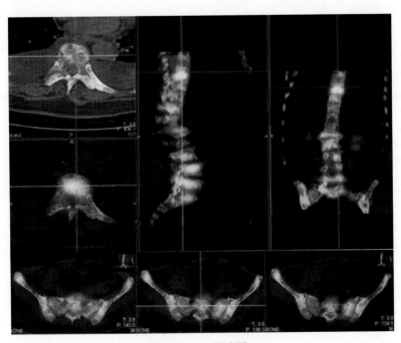

图 4-9-1 （见彩图）

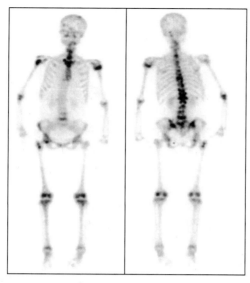

图 4-9-2

入院查体：KPS为60分，NRS为6分，轮椅推入，查体欠合作。右乳可见长约4cm手术瘢痕，愈合良好，外上象限可触及一包块，大小为3cm×2cm×1cm，质硬，活动度可，乳头内陷。双下肺叩诊浊音，呼吸音低。胸椎、腰椎多个椎体压痛阳性。

B超引导下右乳包块穿刺活检术。术后病理："右乳穿刺"小条状乳腺组织内局灶区可见散在及梁索状低分化癌细胞浸润，送材少。免疫组化：ER（强＋80%）、PR（中＋5%）、HER-2（-）、CK5/6（-）、P120（+）、P63肌上皮（+）、Calponin肌上皮（+）、E-cadherin（-）、Ki67（+20%）。结合免疫组化结果提示：倾向于浸润性小叶癌。

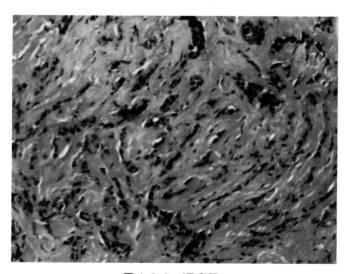

图 4-9-3　（见彩图）

腹部CT：①胆囊结石，双侧肾盂轻度积水并左输尿管中下段结石或炎性狭窄；②盆腔左侧包裹性积液，双侧附件多发点状致密影，考虑结石或钙化；③胸腰椎，骨盆/双侧股骨多发点状类圆形低密度骨质破坏影，考虑骨转移，双侧胸腔积液。

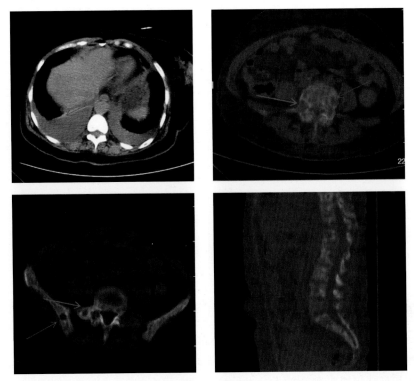

图 4-9-4

头颅增强MRI：①左侧顶部大脑凸面结节状均值显著强化病灶，与脑膜呈宽基底相连，见脑膜尾征，考虑脑膜瘤；②脑膜呈广泛线样强化，并附壁强化结节影，结合病史考虑脑膜广泛转移。

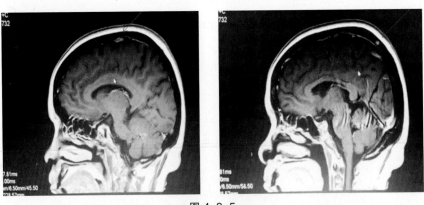

图 4-9-5

问题：浸润性小叶癌的临床特点？与浸润性导管癌相比，有哪些生物学行为差异？

乳腺科专家任予点评：近年来，浸润性小叶癌发病率有所上升。临床上，浸润性小叶癌的肿瘤起病隐匿，具有诊断时肿瘤体积较大，分期较晚，发患者群年龄较大的特点；分子分型上激素受体阳性比例较大，HER-2表达较低，Ki67增殖指数较低。与浸润性导管癌相比，浸润性小叶癌的淋巴结阳性和远处转移的百分比较高，手术后局部复发率也高于前者，同时对术后放化疗敏感性差。有研究报道，内分泌治疗对这部分患者更加重要。另外，值得注意的是，浸润性小叶癌的转移模式也与浸润性导管癌有较大差异,更常转移至骨、胃肠道、脑膜、女性生殖系统器官等,而常见实质转移器官较少。

病理学专家王鸿雁点评:从来源上来说,浸润性小叶癌是起源于乳腺腺泡上皮细胞的一种浸润性癌,占乳腺浸润性癌的5%~15%,各个研究报道稍有差异,但总的来说,它是第二常见的乳腺癌病理类型。浸润性小叶癌是一种在纤维性间质中,由单个散在或呈单行线状分布呈列兵样的非黏附性细胞所组成的通常伴有小叶原位癌的浸润癌。由于这一病理类型癌细胞具有小圆形细胞单行或单个侵入临近结缔组织的特点,不破坏正常的组织解剖结构,因而临床上有时难以触及肿块。从病理指标来看,浸润性小叶癌患者诊断时往往年龄较大,肿瘤较大,组织学分级低,激素受体表达高。多灶、多中心生长是小叶癌的特点,少见位置的转移也多见于小叶癌,如胃肠道、子宫、脑膜、卵巢和浆膜等,肺、脑、肝转移更多见于浸润性导管癌。病理上常借助于免疫组化检测GCDFP-15、CK7、ER和E-cadherin证实转移性小叶癌。

影像学专家杜红文点评:乳腺浸润性小叶癌多病灶和双侧病变发生率均高于浸润性导管癌,影像学表现多样化,诊断与浸润性导管癌相比更困难,易发生漏诊,其中非肿块类型的小叶癌是导致临床、影像学检查漏诊的主要原因。考虑到浸润性小叶癌的发病率有所升高,以及难以诊断、分期晚、分级低、易复发、转移模式独特的特点,临床工作中应对其予以更多关注,强调对可疑征象结合临床利用多种检查手段配合,如钼靶、超声、CT、MRI等,以提高检出率。

目前诊断:右乳浸润性小叶癌Ⅳ期,多发骨转移,脑膜转移,双侧胸腔积液。

★治疗过程

明确诊断后,患者进入治疗阶段。

局部治疗:于2015年6月25日开始进行姑息减症治疗,具体为全脑照射(DT30Gy/15次);L3~5、双侧骶髂关节止痛放疗(DT30Gy/15次);同期口服替莫唑胺1个周期(每天剂量为250mg,2~4天剂量为200mg)。放疗后,腰骶部疼痛明显好转,患者及家属拒绝行腰穿、胸穿。

全身治疗:于2015年7月23日至2015年8月25日行2个周期TX方案化疗,具体为紫杉醇酯质体210mg(每天1次,静脉滴注)+卡培他滨 1.5g(口服,每2天1次,1~14天为1周期,共3个周期),联合唑来膦酸抗骨转移治疗,同时补充钙剂和维生素D。

★病情演变

2015年9月14日,出现间断发热,体温最高达39.5℃,右上腹疼痛;查血培养:大肠埃希菌感染;查体Murphy征(+);腹部B超(如图4-9-6)显示:脂肪肝,胆囊结石(充满型)。结合既往胆囊结石病史,考虑胆囊炎急性发作。抗感染治疗后,体温下降,腹痛缓解。外科会诊建议行胆囊切除术。

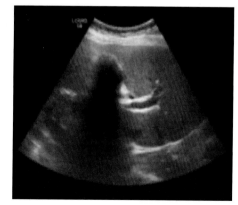

图4-9-6

问题：对患者是否手术？如果手术选择什么手术方式？

☐ 右乳腺原发病灶切除术+胆囊切除术　　☐ 右乳腺癌改良根治术+胆囊切除术

☐ 胆囊切除术

乳腺科专家任予点评：由于患者为晚期乳腺癌，且年龄较大，遵循指南应该以全身治疗为主，局部治疗为辅，以控制肿瘤进展，缓解症状，改善生活质量及延长生存时间为治疗目的。患者在2个周期全身化疗后的间歇期出现急性胆囊炎发作症状，入院后立即给予抗感染、营养支持、对症处理。结合血培养结果，只要抗感染后的病情得到控制，腹痛就会缓解，一般状况良好。虽然患者胆囊炎症状经治疗得以缓解，但考虑到既往胆囊结石病史，以及化疗间歇期出现胆囊炎急性发作实际情况，为顺利完成后续治疗，结合患者一般情况及病情，故而建议进行胆囊切除术。考虑患者10年前初治右乳乳腺癌时，仅行包块切除术，现乳腺局部仍存在病灶，属于一般状况良好，可同时行右侧乳腺切除术，以降低肿瘤负荷，控制肿瘤进展。

肿瘤外科专家周灿点评：根据病史及辅助检查，可明确诊断为：①右乳浸润性小叶癌Ⅳ期多发转移；②急性结石性胆囊炎；③双侧胸腔积液。患者因胆囊炎所致右上腹疼痛伴发热入院，符合胆囊切除术的手术指征。另外，可同时行右乳腺切除术，减少瘤负荷，改善预后。经充分沟通后，患者及家属表示同意行右乳腺原发病灶切除术+胆囊切除术。入院后给予积极抗感染、营养支持治疗，目前患者一般状况平稳，无发热，右上腹疼痛缓解，考虑能耐受手术，可行右乳腺原发病灶切除术+胆囊切除术。

★治疗过程

患者于2015年9月29日行"胆囊切除术+右侧乳腺切除术"，术后恢复良好。术后病理："右"乳浸润性小叶癌，侵及乳头表皮下方并累及局部区乳腺导管癌，其余乳腺切缘及基底未见癌组织；胆囊壁内有低分化腺癌浸润，结合病史符合乳腺癌转移。免疫组化：ER(强+ 90%)、PR(中–强+ 80%)、Her-2(1+)、P53(+30%)、CK5/6(−)、CK7(+)、E-cad(−)、P120(+)、Ki67(+40%)。

2015年10月29日至2015年12月31日，行2周期T方案化疗，具体：紫杉醇酯质体 120mg(静脉滴注，每天1次，共8天，3个周期)；2015年12月10日至2016年4月1日，行6周期TX方案化疗，具体：紫杉醇酯质体 120mg(静脉滴注，每天1次，共8天)+卡培他滨 1.5g(口服，每天2次，1~14天为1个周期，3个周期)。同时联合唑来膦酸抗骨转移治疗，补充钙剂和维生素D。其后，转入卡培他滨维持治疗1.5g(口服，每天2次，1~14天为1个周期，共3个周期)，化疗期间骨髓抑制Ⅱ度，胃肠道反应I度，手足综合征Ⅱ度，患者自诉疲乏，卡培他滨减量无明显改善。

问题：维持治疗如何选择？A 单药化疗？卡培他滨/其他？B 内分泌？TAM/AI/FUL?

乳腺科专家任予点评：2011年，在圣安东尼奥国际乳腺大会上，晚期乳腺癌"慢性病"治疗的理念被提出，而"维持治疗"理念近几年的兴起，则契合了将其作为"慢性病"来长程管理治疗的需要。目前，晚期乳腺癌的诊疗中维持治疗这一治疗策略已经得到国际共识，并写入《NCCN乳腺癌临床实践指南》。在一线化疗6~8个周期治疗有效后，采取维持治疗，使用患者可接受的治疗药物进一步延长疾病控制时间，延缓疾病进展并提高患者的生活质量。另一方面，维持治

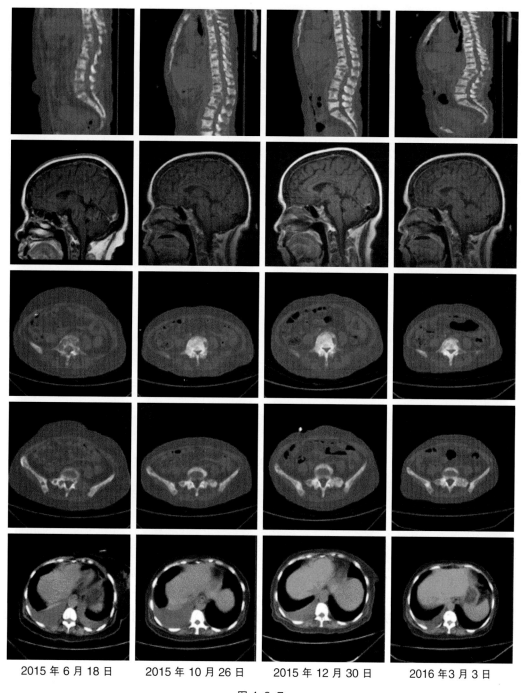

2015 年 6 月 18 日　　2015 年 10 月 26 日　　2015 年 12 月 30 日　　2016 年 3 月 3 日

图 4-9-7

疗也能够延迟后续毒性更大的治疗方案的使用。维持治疗方案的选择原则上应遵循有效、低毒、使用方便，要考虑时间、费用和疗效的权衡。

在维持治疗的方案选择上，既往多项研究对紫杉类、多柔比星、卡培他滨等药物在维持治疗中的疗效给出了相应证据。近年来，含卡培他滨的联合方案已成为晚期乳腺癌全程管理理念下的优选联合方案,卡培他滨联合化疗序贯卡培他滨维持治疗的模式(Xbased-X)已从理念走入实践,成为晚期乳腺癌的合理治疗选择。

本例患者行TX方案化疗的疗效确切,序贯卡培他滨可以作为选择。但患者服用卡培他滨维持治疗期间,出现骨髓抑制Ⅱ度、胃肠道反应I度、手足综合征Ⅱ度,疲乏明显,卡培他滨减量无明显改善。作为HR阳性晚期乳腺癌患者,既往并未接受过内分泌治疗,加之目前高龄、瘤负荷小,内分泌维持治疗也是一个合理的选择。

有回顾性分析显示,内分泌维持治疗可以显著延长HR+/HER-2患者的PFS和OS。作为具有多种作用机制的重要内分泌药物,现有数据显示,氟维斯群500mg方案较其他内分泌治疗药物,如AI,有更好的无进展生存,是PFS最长的一个药物。其优势在FANCY研究中得到了体现,氟维司群500mg作为HR+/HER-2晚期乳腺癌患者治疗中内分泌维持的单药选择,取得了16.1个月的PFS数据,且亚组分析显示,对既往内分泌治疗是否敏感是影响氟维司群维持治疗PFS的独立预后因素。结合患者病情、一般状况,制订氟维司群500mg,4个周期,作为维持治疗方案。

★治疗过程

2016年6月开始氟维司群500mg维持治疗,并调整地诺单抗120mg,以及4个周期的护骨治疗。目前,患者维持治疗中,一般状况良好,病情稳定,无进展征象。

经验教训

患者系浸润性小叶癌,而浸润性小叶癌具有分期晚、分级低、易复发、转移模式独特的特点,临床工作中应当予以更多关注。晚期患者治疗仍以系统性全身治疗为主,外科治疗为辅。患者虽为Ⅳ期,仍然进行了乳腺原发灶的手术。MF07-01结果提示,外科减瘤手术的价值,降低肿瘤负荷可能会对后续的综合治疗产生积极作用,也减少了可能产生耐药肿瘤细胞的数量。未来需要更多前瞻性研究数据来明确对已有远处转移的Ⅳ期患者进行局部姑息性手术切除的价值和意义。

要点总结

1.浸润性小叶癌的临床病理特点、转移模式及预后

乳腺浸润性小叶癌(ILBC)占乳腺浸润癌的5%~15%,是发病率仅次于浸润性导管癌(IDBC)的原发性乳腺癌。近年来,其发病率有所升高[1,2]。多项大宗回顾性研究指出,与IDBC相比,ILBC的基本特点是肿瘤大、年龄大、分期晚、级别较低,而ER/PR阳性率高,HER-2表达较低[3-7]。另外,ILBC的淋巴结阳性和远处转移的百分比也高于IDBC,从而对该病理类型乳腺癌的预后及治疗有较大影响[3,8]。ILBC来源于乳腺腺泡上皮细胞,以多灶、多中心性生长为特点,保乳术后的局部复发率较高,这与小叶组织学与切缘阳性风险较高相关,复发往往是多灶性。ILBC和IDBC两者

的转移模式有较大不同,有别于IDBC常转移至肝、脑、肺的转移模式,ILBC呈现多部位转移,可转移至骨、胃肠道、子宫、脑膜、卵巢和浆膜等,而常见实质转移器官较少[3,9]。免疫组化检测GCDFP-15、CK7、ER和E-cadherin有助于证实转移性小叶癌。有研究发现,80%~100%的浸润性小叶癌 E-cadherin表达完全缺乏,而在30%~60%的浸润性导管癌E-cadherin仅有表达下降。因而,有研究认为,黏附能力的下降可能与ILBC不同的转移模式相关[10-13]。

多项研究表明,ILBC通常为HER-2阴性、bcl-2阳性和p53阴性,具有较低的增殖活性和较少的淋巴管血管侵袭,这可能是ILBC比较有利的生物学特征[9,14-16]。尽管有研究认为,小叶癌预后较导管癌好,但近年有大样本量的回顾性分析指出,ILBC的远期预后较IDBC差[3,17];当考虑分子亚型时,luminal型ILBC的预后差于luminal型IDBC[18],这与ILBC的生物学特性是密切相关的。考虑到ILBC的发病率有所升高,难以诊断,转移模式独特,易复发且预后不优于IDBC的特点,临床工作中应对其予以更多关注。

值得注意的是,有研究[19]表明,与IDBC相比,ILBC更常使用内分泌治疗;与匹配的IDBC患者相比,ILBC患者对辅助激素治疗有更好的反应。从内分泌治疗获益更多[17],这可能与ILBC激素受体阳性率较高有着密切关系,未来仍需要前瞻性研究进一步探索。

2.Ⅳ期乳腺癌进行原发灶切除手术能否获益

由于晚期乳腺癌属于无法治愈的疾病,治疗应该以全身为主,局部治疗为辅,以控制肿瘤进展,缓解症状,改善生活质量及延长生存时间为治疗的目的。对于Ⅳ期乳腺癌原发灶是否手术这一问题,仍需把握这一治疗的目的。《NCCN乳腺癌临床实践指南》推荐,只在全身治疗后对需减轻症状的患者进行原发灶切除,同时保证局部切除干净且疾病状况短期不威胁生命。AGO指南提出,可对个别Ⅳ期乳腺癌进行原发灶和腋窝淋巴结的手术,不明确这样是否可以获益。

对既往19个回顾性研究分析发现:Ⅳ期乳腺癌原发灶切除可提高总生存率,但争议较大。对目前影响较大、证据级别较高的前瞻性研究结果总结如下:

(1)印度TATA研究:这项印度的前瞻性研究入组716名Ⅳ期乳腺癌患者,将350例一线化疗有效的患者随机分为手术切除(原发灶和腋窝淋巴结切除)组(173例)和未手术组(177例),两组中位时间分别为19.2个月和20.5个月(HR=1.04),2年总生存率分别为41.9%和43%。结论:一线化疗敏感的初诊转移性乳腺癌患者,接受原发部位手术和腋窝清扫后,没有总生存获益。

(2)土耳其MF07-01研究:评价原发部位手术对Ⅳ期乳腺癌OS的影响的Ⅲ期随机对照研究。手术组为先手术后续进行系统治疗,非手术组为全程系统治疗,两组在年龄、BMI、HER-2、肿瘤大小、分级及内脏转移具有可比性。但从基线特征看,先手术组单一骨转移为71例(51%),系统治疗组为55例(40%),可见前组偏高。对274例可评估病例(手术组138例,非手术组136例)统计显示,5年OS在先手术后续系统治疗组为41.6%,全程系统治疗组为24.4%(P =0.005),分层分析可见ER+、HER-2-、年龄<55岁以及单一骨转移者,先手术后续系统治疗组比系统治疗组具有生存优势,有多发肺或肝转移者,两组差异无统计学意义。结论:手术可提高患者总生存率,但应考虑转移灶的负荷、年龄、手术的完整性。

(3)美国TBCRC013研究:研究纳入了127例来自多中心的Ⅳ期乳腺癌患者,其中一线治疗有效的共90名患者中,选择手术组(43%),30个月生存率为77%,选择全身治疗组(57%),30个月生存率则为76%,一线治疗无效组对应的30个月生存率为24%。三组中位OS分别是71个月、65个月和13个月。结论:按分子分型分层看,有效手术组与有效非手术组的中位OS均无差别,手术未能提高原发性Ⅳ期乳腺癌生存期,无论何种亚型,如果选择原发灶手术,应仅限于临床研究。但同时并没有发现手术对全身治疗有效的患者存在负面影响。

三项试验结果的差异可以反映出,对于晚期乳腺癌是否进行原发灶手术切除,目前并没有一致的答案,甚至截然相反。但这同样带给了我们一些启示:一方面,对于手术的选择需要结合肿瘤负荷、一般状况、全身治疗效果、年龄、患者意愿等因素来综合考量;另一方面,尚需要长期的探索去发现哪些患者能够更大从原发灶切除术中获益。先手术再全身治疗的做法能够减轻肿瘤负荷、减少耐药株的出现,可能有一定的临床意义。然而,目前晚期乳腺癌治疗原则仍是全身治疗为主、外科为辅,原发灶手术干预的时机还需要个体化的探讨,这就需要我们改变既往老观念,探索设计更好的诊疗计划,利用多学科的手段积极面对治疗中的问题,控制疾病进展,改善患者的预后,提高患者的生活质量。

(陈哲灵 王乐 西安交通大学第一附属医院)

参考文献

[1] Li CI, Uribe DJ and Daling JR: Clinical characteristics of different histologic types of breast cancer. British journal of cancer 93:1046–1052, 2005.

[2] Li CI, Anderson BO, Porter P, Holt SK, Daling JR and Moe RE: Changing incidence rate of invasive lobular breast carcinoma among older women. Cancer 88:2561–2569, 2000.

[3] Chen Z, Yang J, Li S, et al: Invasive lobular carcinoma of the breast: A special histological type compared with invasive ductal carcinoma. 12:e0182397, 2017.

[4] Sastre-Garau X, Jouve M, Asselain B, et al: Infiltrating lobular carcinoma of the breast. Clinicopathologic analysis of 975 cases with reference to data on conservative therapy and metastatic patterns. Cancer 77:113–120, 1996.

[5] Winchester DJ, Chang HR, Graves TA, Menck HR, Bland KI and Winchester DP: A comparative analysis of lobular and ductal carcinoma of the breast: presentation, treatment, and outcomes. Journal of the American College of Surgeons 186:416–422, 1998.

[6] Mhuircheartaigh JN, Curran C, Hennessy E and Kerin MJ: Prospective matched-pair comparison of outcome after treatment for lobular and ductal breast carcinoma. PloS one 95:827–833, 2008.

[7] Korhonen T, Huhtala H and Holli K: A comparison of the biological and clinical features of invasive lobular and ductal carcinomas of the breast. Breast cancer research and treatment 85:23–29, 2004.

[8] Cristofanilli M, Gonzalez-Angulo A, Sneige N, et al: Invasive lobular carcinoma classic type: response to primary chemotherapy and survival outcomes. Journal of clinical oncology: official journal of the American Society of Clinical Oncology 23:41–48, 2005.

[9] Arpino G, Bardou VJ, Clark GM and Elledge RM: Infiltrating lobular carcinoma of the breast: tumor

2016 年 9 月 18 日　　　　　　　　2016 年 11 月 3 日

2016 年 12 月 19 日　　　　　　　　2017 年 2 月 8 日

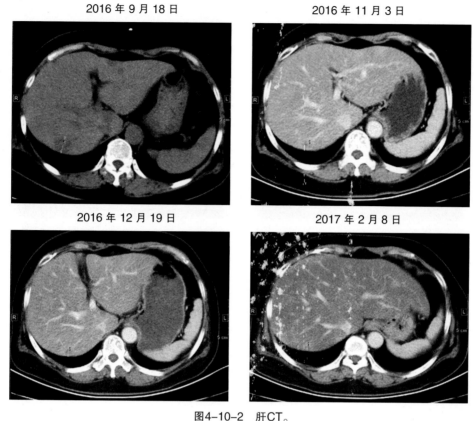

图4-10-2　肝CT。

得到有效控制,肝外转移灶稳定,局部消融可作为姑息性治疗或联合全身治疗的一部分。

乳腺内科专家点评:患者行一线TX方案化疗5个月即进展,考虑化疗失败。肝病灶免疫组化提示ER 70%中-强度表达,可以考虑行二线内分泌治疗。患者辅助、一线内分泌均使用AI类,建议更换其他类型的内分泌药物,如氟维司群±CDK4/6抑制剂、氟维司群、TAM、依维莫司。

后续治疗:2017年2月行二线内分泌解救:行氟维司群内分泌治疗至2017年8月。

病情变化

1. 2017年8月23日乳腺超声显示:右胸壁手术切口上1/3处结节性占位(考虑转移)。行右胸壁肿物穿刺活检,病理提示:右胸壁可见低分化腺癌。免疫组化:ER(强,+,90%)、PR(中-强,+,80%)、HER-2(0)、KI67指数约为15%、P53(3+)。

2. 2017年8月24日影像会诊显示:肝S6/S7出现新发病灶。PFS:6个月。

问题:如何进行下一步治疗(诊断:右乳癌术后,右胸壁复发术后,肝转移,右胸壁复发)?

乳腺外科专家点评:患者再次出现胸壁复发,但是与上次复发时有显著不同的是,现在的胸壁病灶是全身多处病灶之一;在全身治疗不能有效控制疾病的时候,显然不可能针对胸壁病灶单独进行局部治疗,包括手术和放疗。

影像专家点评:与2017年4月17日的影像对比,2017年8月24日的影像片S6/S7见多发新发环形强化病灶,病灶集中分布在S6/S7,大者位于S7,肝内另见多发小环形强化影,散在分布S3/S6

2017 年 8 月 24 日

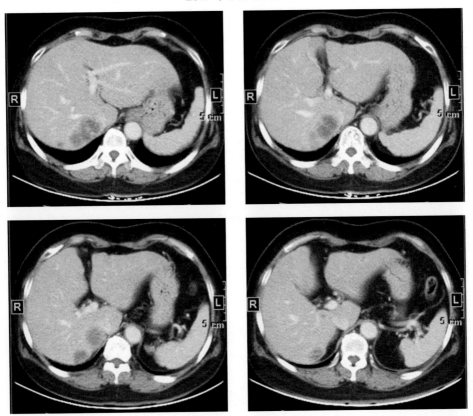

图4-10-3　肝CT。

处。结合病灶特点及临床病史,考虑肝多发转移瘤(进展)。

肝胆外科专家点评:根据《中国进展期乳腺癌共识指南》,目前亟须前瞻性、随机对照临床试验来评价BCLM局部治疗的价值。肝转移病灶的局部治疗能够延长患者生存时间,但缺乏随机对照临床试验的数据证明。目前,局部治疗仅适用于身体状况好、转移部位局限于肝脏且全身治疗效果好的患者。患者右胸壁复发术后再次复发,并且肝脏病变明显增大、侵及下腔静脉,说明全身治疗效果不好,肝脏转移病灶仍然不适合手术治疗。

超声介入科专家点评:建议超声造影,明确肝内肿瘤数目及肿瘤最大直径。如原发病灶已得到有效控制,肝外转移灶稳定,局部消融可作为姑息性治疗或联合全身治疗的一部分。

乳腺内科专家点评:患者使用氟维司群6个月出现疾病进展,考虑为原发耐药(晚期内分泌治疗6个月内出现进展),依维莫司为mTOR抑制剂,可逆转内分泌耐药。TAMRAD研究针对既往接受AI治疗的HER-2阴性的转移性乳腺癌患者, 随机分为TAM组及TAM+依维莫司组, 结果TAM+依维莫司组具有更高的临床获益率(61.1%比42.1%,P=0.045),而且具有更长的肿瘤进展时间(TTP)(8.6个比4.5个,P=0.0026)。建议三线内分泌治疗行TAM+依维莫司。

后续治疗:2017年9月15日行三线内分泌解救:TAM+依维莫司治疗至2017年11月15日。

病情变化

2017年11月15日行乳腺超声显示：右胸壁手术切口上1/3处结节性占位，大小为13mm×10mm，较之前（2017年8月23日大小为9mm×8mm）增大，并出现左锁骨上多个低回声结节，较大的为9mm×5mm，边清，皮髓质分界不清，CDFI：可见点状血流信号。

2017年11月16日增强CT显示：肝脏最大病灶为43mm×80mm。PFS：2个月。

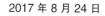 2017 年 8 月 24 日　　　　　　　　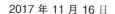 2017 年 11 月 16 日

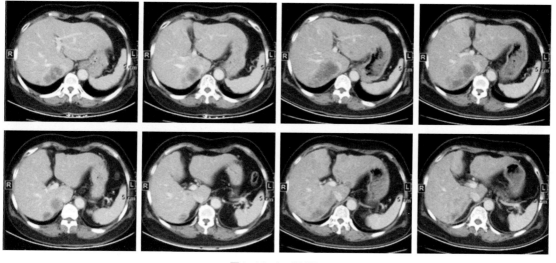

图4-10-4　肝CT。

问题：如何进行下一步治疗（诊断：右乳癌术后，右胸壁复发术后，肝转移，右胸壁复发，左锁骨上转移）？

影像专家点评：与2017年8月24日的片对比，S6/S7环形强化病灶增大，与周围部分病灶融合，肝内小环形强化影增大、增多。结合病灶特点及临床病史，考虑肝多发转移瘤（进展）。

肝胆外科专家点评：肝脏病变较前明显增大、病灶数目增多、侵及下腔静脉、胸壁复发、左锁上转移，说明全身治疗效果不好，不适合行肝脏的局部治疗。

乳腺内科专家点评：患者已连续三线内分泌治疗后进展，不建议继续内分泌治疗。患者一般状态尚可，可尝试化疗。一线选择过TX，二线化疗方案可根据《NCCN乳腺癌临床实践指南》推荐的化疗药物，包括吉西他滨、长春瑞滨、铂类、白蛋白结合型紫杉醇等来进行选择。

后续治疗：患者拒绝进一步治疗。出院后，自行中药治疗。2018年1月9日返院，行"右胸壁肿物切除术"（患者自己要求），病理：右胸壁低分化腺癌。未治疗。

要点总结

1.针对局部胸壁复发,要考虑局部病变范围、大小和深度,因此,建议结合影像学手段充分评估手术切除,可获得阴性切缘的可能性。术后再行局部放疗和内分泌全身治疗,进一步提高局部控制率。

2.肝转移预后较差,PFS缓解时间越来越短,尽可能以提高患者生活质量为主要治疗目的,姑息治疗是必要手段,不可舍弃。

3.乳腺癌肝转移预后差、生存期短,目前是一个研究的难点。随着科技的发展,以及诊断设备和技术的提高,能早期发现小的转移病灶,并给予有效的诊疗,可改善患者的预后。诊断手段有肝脏超声造影、CT、MRI或PET-CT。患者经过两线内分泌和一线化疗方案解救,PFS共13个月,效果比较理想。在全身治疗有效的基础上,必要时,可结合局部治疗来减轻肿瘤负荷。

(庞慧　闫石　蔡莉　哈尔滨医科大学附属肿瘤医院)

病例11：乳腺癌多发转移的肿瘤异质性的治疗

★ 病史简介

病历：患者，女性，44岁（1974年3月），绝经前。

既往：24岁结婚，孕2流1产1，无肿瘤家族史，无高血压、糖尿病、心脏病病史。

2015年8月5日，患者因"左乳肿物1个月"行"左乳癌改良根治术"，肿物1直径为1cm，肿物2大小为1cm×0.8cm×0.7cm。术后病理：左乳浸润性导管癌Ⅱ级，腋窝淋巴结1/19。免疫组化：ER（+，50%，弱－中）、PR（+，80%，中）、HER-2（－）、Ki67指数约为15%。分期：pT1N1M0-ⅡA期。

辅助治疗：2015年9月至2015年11月，行TC方案化疗4个周期（具体剂量不详）。2015年11月至2016年11月行托瑞米芬内分泌治疗。

病情变化

2016年11月，行上腹增强MRI显示：肝多发占位，考虑为转移瘤（图4-11-1）。超声穿刺病理提示：肝脏可见腺癌。免疫组化：ER（+，15%，中－弱）、PR（－）、HER-2（0）、Ki67指数约为25%。DFS：15个月。

2016 年 11 月 25 日

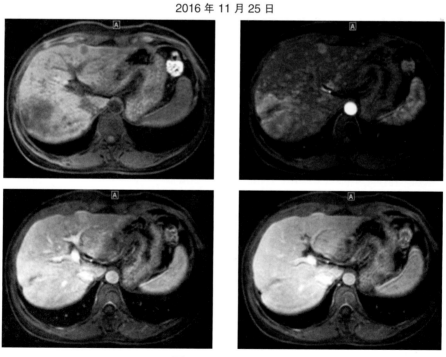

图4-11-1 肝MRI。

图4-11-1中，肝实质内见多个结节状及不规则形异常信号影，T1WI呈稍低信号，T2WI呈稍高信号，DWI可见弥散受限，增强呈快进快出样，肝胆特异期呈低摄取，较大者位于肝右后叶，

大小为59mm×52mm;诊断:肝脏多发转移瘤。

....

问题:如何进行下一步治疗(诊断:左乳癌术后,肝转移)?

影像专家点评:普美显作为肝特异性对比剂,完美结合了动态期和肝特异期,既具有普通肝细胞外周间隙对比剂通过三期增强显示病灶的血运情况,以及根据强化方式和特点可以鉴别肝肿瘤,同时又能提供肝细胞功能信息。有功能的肝细胞摄取普美显,变"白",无功能的肝病灶不摄取普美显,变"黑",并且提高了肝实质与病灶的对比度,普美显增强MRI结合DWI提高了肝转移瘤的诊断效能。本病例为肝内多发病灶,T1WI呈略低信号,T2WI呈略高信号,DWI显示弥散受限,增强后动脉期强化,呈结节状、环形,部分病灶可见典型的"牛眼征",符合转移瘤的特点。肝胆期转移瘤对普美显无摄取,因而表现为低信号,弥散分布在肝内。

病理专家点评:明确2015年手术标本的两个肿物是否均进行免疫组化检测。2016年,肝结节穿刺,ER弱阳性,可支持乳腺来源。

肝胆外科专家点评:乳癌肝转移的手术切除率不高,约1%的乳腺癌仅发生局灶性肝转移,可作为手术的选择对象。手术治疗分为肝叶切除术和肝动脉结扎术,以前者应用较广,疗效也较好,但手术适应证的选择至关重要。总体上认为,对有手术指征的乳癌肝转移患者,实施根治性切除术能够较大程度地延长患者生存期,取得比常规治疗更好的效果,但由于手术选择范围的限制,入选和排除标准不一,对手术适应证的掌握存在争议,再者由于乳腺癌为全身性疾病,局部治疗的选择要考虑全身肿瘤的控制。患者右叶及左叶的病灶均可一期行根治性手术切除。因此,建议行根治性切除。

超声介入科专家点评:建议超声造影,明确肿瘤数目及肿瘤最大直径,如最大直径≤3 cm的3 个以内多发肿瘤,可进行完全消融,如肿瘤数目为>3 个的多发肿瘤,局部消融可作为姑息性治疗或联合全身治疗的一部分。

乳腺内科专家点评:辅助化疗方案。患者肿瘤大小为1cm,组织学分级为Ⅱ级,腋窝淋巴结1/19,Ki67指数为15%,pT1N1M0-ⅡA期,根据国内外指南,应接受术后辅助化疗。US Oncology 9735研究证实,在乳腺癌辅助化疗中TC的疗效优于AC。7年随访结果显示TC组和AC组DFS:81%比75%,P=0.033;总生存期(OS):87%比82%,P=0.032。所以,患者选择TC方案化疗是可以的。

内分泌治疗方案:EBCTCG荟萃分析表明,TAM是HR阳性绝经前辅助内分泌治疗的金标准,15年复发率降低了11.8%,死亡率降低了9.2%。TAM相关副作用:子宫内膜增厚、诱发子宫内膜癌、血栓形成、眼毒性、肝毒性等。考虑患者意愿,在日常临床实践中,可选用托瑞米芬。所以患者选择托瑞米芬是可行的。

患者DFS为15个月,即出现肝多发转移,属于原发内分泌耐药(辅助内分泌治疗2年内进展)。肝病灶穿刺提示ER表达较弱,如继续内分泌治疗疗效有限,建议化疗。蒽环类是乳腺癌的基础用药,而且既往后续未曾使用,推荐蒽环联合紫杉醇方案。

后续治疗:2016年12月13日至2017年3月14日,行TE方案化疗5个周期。体表面积:1.54m²。紫杉醇酯质体240mg(155.8mg/m²)+表柔比星130mg(84.4mg/m²)(d1/21d),第2个周期后,出现Ⅲ

度中性粒细胞减少、Ⅱ度血小板减少、Ⅰ度血红蛋白减少，第3个周期减量至表柔比星120mg（77.9mg/m²），紫杉醇酯质体剂量不变。第2个周期疗效评价部分缓解（PR），第4个周期疗效评价为PR，第5个周期疗效评价为PR，总体疗效评价为PR。

2016 年 11 月 25 日	2017 年 3 月 10 日	2017 年 5 月 11 日
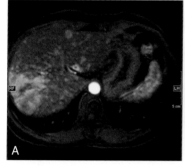	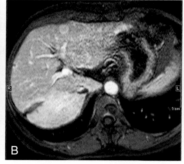	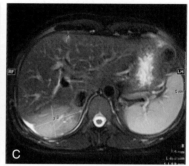

图4-11-2　肝MRI。

问题：如何进行下一步治疗（诊断：左乳癌术后，肝转移）？

影像专家点评：肝内见多发结节及不规则片状强化影，2017年5月11日的增强MRI与2016年11月25日的增强MRI对比，肝内转移灶明显减少，疗效评价为PR。

肝胆外科专家点评：患者2017年5月12日上腹增强MRI与2016年11月上腹增强MRI相比较，肝脏病灶减少，可行根治性切除，建议行肝脏病灶根治性切除。

超声介入科专家点评：患者建议超声造影，明确肿瘤数目及肿瘤最大直径。如最大直径≤3cm的3个以内多发肿瘤，可进行完全消融；如肿瘤数目为>3个的多发肿瘤，局部消融可作为姑息性治疗或联合全身治疗的一部分。

乳腺内科专家点评：患者化疗5个周期，总体疗效评价为PR，考虑化疗效果较好。如身体状态允许，可继续原方案化疗6~8个周期，或改为单药维持治疗，单药首选口服卡培他滨。

后续治疗：患者拒绝进一步治疗，出院回家。2018年1月30日复查，肝病灶评价进展，开始卡培他滨单药治疗。2018年3月13日，肝病灶评价为SD，继续卡培他滨单药维持治疗中。

2017 年 8 月 29 日　　　　　2018 年 1 月 25 日　　　　　2018 年 3 月 13 日

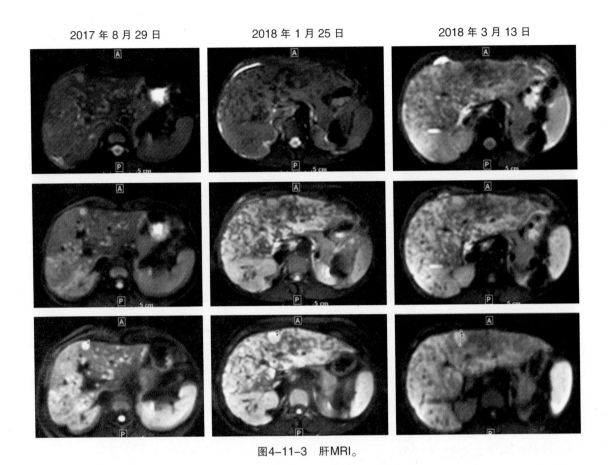

图4-11-3　肝MRI。

图4-11-3中,病灶增大,肝实质弥漫性病变(考虑转移所致),考虑进展。

要点总结

1.对于原发灶为多个的乳腺癌,术后病理应把所有原发灶,甚至腋结阳性的均进行ER、PR、HER-2、Ki67的免疫组化检测。正确评估临床分子分型,以制订规范的化疗方案。

2.可获得的转移病灶再次活检很重要,根据转移灶的免疫分型制订个体化治疗方案。

3.目前认为,通过普美显增强MRI结合DWI能早期发现肝转移瘤。

(庞慧　闫石　蔡莉　哈尔滨医科大学附属肿瘤医院)

病例12：浸润性小叶癌转移的治疗

★病史简介

患者，女性，51岁。2008年8月行"右乳腺癌改良根治术"，肿瘤大小为2.3cm×1.5cm×0.8cm。术后病理：右乳浸润性乳腺癌，淋巴结转移癌16/24，ER(+)，其余不详。术后诊断为pT2N3M0-ⅢC期。术后行多西他赛+表柔比星化疗8个周期，序贯放疗，他莫昔芬20mg/d，服药4.5年自行停药。2015年11月，因右下腹阵发性疼痛入院，腹部CT：右下腹占位性病变，下腹内侧局部近腹壁区域软组织影增厚。胸部CT：右肺下叶局限磨玻璃影。肠镜诊断：升结肠肿物。病理诊断：升结肠少部分黏膜炎性改变。妇科超声：双侧附件区未见异常。入院查体：ECOG为1分。腹部未及包块，无压痛、反跳痛。

腹部CT：右下腹占位性病变，下腹内侧局部近腹壁区域软组织影增厚。

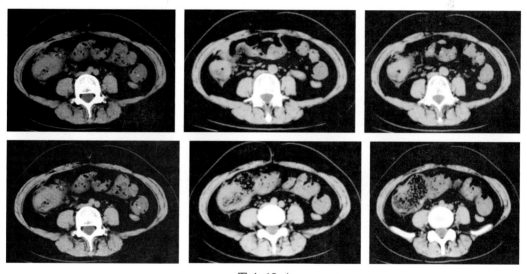

图 4-12-1

胸部CT：右肺下叶局限磨玻璃影。

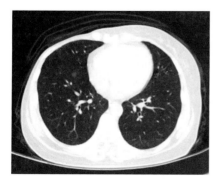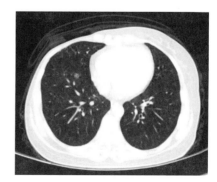

图 4-12-2

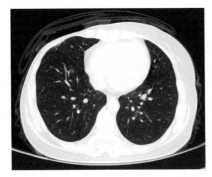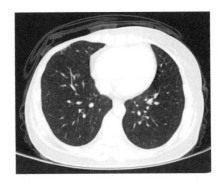

图 4-12-3

肠镜:升结肠近回盲部肠管僵硬,蠕动消失,管腔相对狭窄,镜身勉强通过,病变处表面覆正常黏膜,质韧,硬,取材困难。

检查诊断:升结肠肿物,建议超声内镜检查。

病理诊断:升结肠少部分黏膜炎性改变。

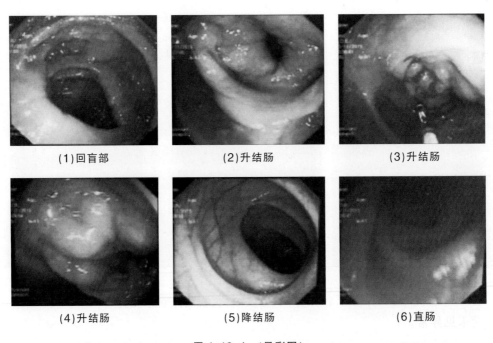

(1)回盲部　　　　(2)升结肠　　　　(3)升结肠

(4)升结肠　　　　(5)降结肠　　　　(6)直肠

图 4-12-4 (见彩图)

妇科超声:双侧附件区未见异常。

问题:新发的升结肠肿物是什么?

□原发性结肠癌　　□乳腺癌肠转移

影像科专家建议:患者需要进行鉴别诊断。CT图像显示,局部肠腔狭窄,肠壁软组织肿块形成,浆膜层周围见索条影,延及前腹壁见软组织肿块。局部肿块明显结合病史除外局部结肠炎性病变肿块形成。原发性结肠癌的CT可以表现为肠壁增厚、肠腔狭窄和肿块形成,但原发性结肠癌起源于结肠黏膜层,在结肠镜检查时会看到黏膜面的异常,结合患者的结肠镜检查可以除外原发性结肠癌。该病例的影像学表现及肠镜表现还需要与结肠淋巴瘤进行鉴别诊断,结肠淋巴瘤为起源于结肠黏膜固有层和黏膜下层的淋巴组织,常在黏膜固有层和黏膜下层沿着器官长轴生长,再向腔内、腔外侵犯。结肠淋巴瘤多伴发周围淋巴结肿大。患者为黏膜层以下起源肿瘤,肿块明显,伴前腹壁软组织肿块,但无周围淋巴结肿大。因此,高度怀疑为转移瘤,但需要病理进一步确定。

大肠外科专家建议:患者为升结肠及腹壁肿物,可行手术治疗。手术方式的选择根据局部病变范围而定。一般的根治术的切除范围,包括癌肿所在肠襻和可能发生转移的系膜淋巴结。患者的局部病变广泛,估计不易彻底切除,但尚无远处转移者,也可做姑息性手术。

问题:肺结节的处理方式是否为手术切除?

胸外科专家建议:因右肺病灶较小,未达到可测量病灶(肿瘤最大径>20mm),不建议行手术治疗,只要定期观察即可。

介入科专家建议:右肺磨玻璃影因病灶较小,穿刺阳性率低,建议定期观察。

后续治疗:2015年11月18日,行"右半结肠姑息性切除术",升结肠起始部见一大小为6cm×5cm肿物。术后病理:升结肠恶性肿物,考虑恶性淋巴瘤可能性大,肿瘤组织浸透肌层及浆膜,断端未见癌,阑尾未见病变,腹壁见肿瘤细胞浸润,淋巴结未见转移0/3。结合免疫组织化学标志符合低分化腺癌伴淋巴细胞非典型增生,癌细胞浸润肠壁全层。CK(-)、EMA(+)、淋巴细胞(+)、CD20淋巴细胞(+)、Bcl-2淋巴细胞(+)、Ki67(70% +)、CD10(+)、MUM-1(-)。辽宁省肿瘤医院病理会诊诊断:结肠分化差的癌,结合免疫组化提示乳腺浸润性小叶癌转移。免疫组化:CK(+)、GATA3(+)、P120胞浆(+)、CD30(-)、ER(+)、PR部分(+)、MPO(-)、CD68(-)、Ki67(25% +)、CD3(-)、CD20(-)、ALK(-)、CD163(-)、CAM5.2(+)。盛京医院病理会诊诊断:结合免疫组化标志结果,符合升结肠转移癌(乳腺来源)。免疫组化:ER(+80%)、PR(-)、C-erbB-2(-)、GCDFP-15(-)、mammaglobin(+)。

病情变化:2016年1月5日入院复查:下腹部MRI见右下腹肠管术后改变;右侧附件区占位,大小为27mm×20mm,盆腔积液。2016年1月25日,全麻下行腹腔镜下双侧卵巢摘除术。术后病理:右侧卵巢转移癌,考虑来源于乳腺,建议免疫组化,右输卵管未见异常;左侧卵巢未见异常,左输卵管未见异常。

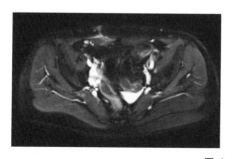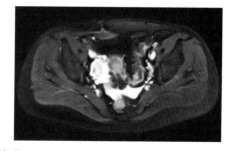

图 4-12-5

问题：如何进行下一步治疗？

□全身化疗　□内分泌治疗

乳腺内科专家建议：根据患者病史，患者为中年女性，晚期乳腺癌多发转移，分子分型为 Luminal 型，既往他莫昔芬规范治疗，停药超过 3 年出现疾病进展，DFS 为 87 个月，属于内分泌敏感型。目前结肠和卵巢转移灶均已经切除，肿瘤负荷不大，无内脏危象，应首选内分泌治疗，可选芳香化酶抑制剂或氟维司群。

后续治疗：2016 年 2 月行来曲唑内分泌治疗，疗效评价为 SD。

病情变化：2017 年 6 月复查，下腹部 MRI 提示：右下腹前腹壁软组织异常信号，较前增大。肺 CT 提示：右肺下叶小结节样磨玻璃影未见明显变化。2017 年 7 月行右下腹壁软组织肿物切除，术后病理提示：腹壁免疫表型部分符合淋巴结转移癌，倾向乳腺来源，ER（部分细胞+）、PR（-）、cerbB-2 未做。

下腹部 MRI：右下腹前腹壁软组织异常信号，较前增大。

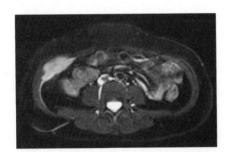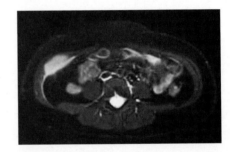

图 4-12-6

肺 CT：右肺下叶小结节样磨玻璃影未见明显变化。

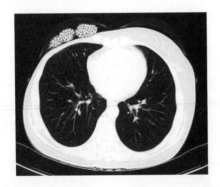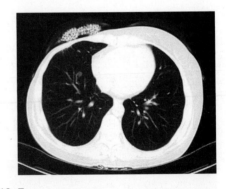

图 4-12-7

经验教训

虽然浸润性小叶癌诊断时的表现常为肿瘤较大和淋巴结转移数目较多，但是激素受体阳性的 Luminal 型，仍可获得长期生存。

要点总结

1.浸润性小叶癌的临床特征,综合治疗和预后分析

与浸润性导管癌相比,浸润性小叶癌的腋淋巴结转移率相对较低,为3%~10%,散在的转移癌细胞常刺激淋巴结窦组织增生,可通过免疫组化染色鉴别[1]。晚期乳腺癌常见的转移部位为附近及远处淋巴结、肺、肝、骨、脑等。结肠转移十分少见[2],其临床诊断率仅为0.3%左右,通过免疫组化有助于鉴别。

临床查体、钼靶片和彩超检查联合应用准确率更高。浸润性小叶癌可能对化疗和靶向治疗不敏感,而可能更受益于内分泌治疗。张奇兵等总结吉林大学第一医院的68例原发乳腺浸润性小叶癌患者的年龄分布、彩超检查、钼靶片检查、TNM分期以及免疫组化等临床和病理指标,并与同期720例乳腺浸润性导管癌相关资料进行比较,结果是在有完整影像资料的病例中,乳腺彩超检查发现病灶的87.5%,乳腺钼靶片为阳性表现的有81.3%,钼靶片和(或)彩超有异常表现的占96.8%。68例乳腺浸润性小叶癌在年龄分布、月经状况、肿瘤大小、腋窝淋巴结转移等方面同浸润性导管癌无显著差异($P>0.05$)。ER和PR的阳性表达率分别为86.8%和88.2%,明显高于浸润性导管癌的69.1%和72.9%($P<0.01$)。HER-2阳性表达率为22.1%,明显低于浸润性导管癌的35.4%($P<0.05$)[3]。

乳腺浸润性小叶癌患者在发病中位年龄上与其他病理类型乳腺癌无明显差异。诊断时,呈现肿瘤较大和淋巴结侵犯较多是该病的一个特点。激素受体阳性率高是该病的另一个特点。临床病理特征的差异没有显著影响患者预后[4]。

2.原发性结肠癌与乳腺癌肠转移的鉴别

乳腺癌肠道转移临床很少见,易漏诊。目前,国内报道的乳腺癌结肠转移多为单发病灶,临床表现为腹痛、腹部包块。内镜下表现或手术切除大体标本多为肠腔内隆起性病变,确诊主要依靠病理和免疫组化。国内首例乳腺癌结肠转移由桑新亭等[5]报道。乳腺癌术后病理为浸润性小叶癌,术后10年发现回盲部转移,临床表现为腹痛、右下腹包块。术后病理:结肠转移性低分化腺癌,免疫组化ER(+)、PR(−)。

原发性结肠癌多发生在中年以上的男性,以40~70岁最为多见,但20世纪末发现30岁以下者亦不少见,男女两性发病比例为2:1。其病理大体形态可分为3种:息肉样型、狭窄型和溃疡型。血便为结肠癌的主要症状,也是直肠癌最先出现和最常见的症状。X射线钡剂空气双重对比造影可以显示出钡剂充盈缺损、肠腔狭窄、黏膜破坏等征象,从而确定肿瘤的部位和范围。乙状结肠镜及纤维结肠镜检查可以直接观察到全结肠及直肠黏膜形态,对可疑病灶能够在直视下采取活体组织检查,对提高诊断的准确率,尤其对微小病灶的早期诊断很有价值。

3.原发性结肠癌与孤立的转移性结肠癌的手术治疗

结直肠癌是常见恶性肿瘤之一,其发病率有逐渐增高的趋势。其主要的治疗方法是根治性手术,手术后的复发及转移是导致患者死亡的主要原因。目前,复发性结直肠癌的再手术是提高患者生存率和生存质量的主要方法。曹晨曦等回顾性分析2003-2006年的35例复发与转移性结直肠癌的外科治疗及预后,结果:手术后1年内复发为9例(26%),3年内复发为26例(74%)。本

组35例复发或转移性结直肠癌均行再次手术,7例复发性直肠癌再切除为4例,造瘘为3例。28例复发性结肠癌中,根治性切除为8例(包括5例肝转移灶切除),姑息性切除为10例,盲肠或横结肠造瘘为10例。总切除率为63 %(22/35),其中根治性切除率为55%(12/22),姑息性切除率为45%(10/22)。术后随访6~36个月,2例失访。12例根治性切除组中,9例无瘤生存,1例肺转移,2例肝转移。23例姑息治疗组中,5例死亡,4例肝转移,其余14例带瘤生存[6]。

结肠癌的手术治疗,应根据其生物学特点,采取规范的手术方式,彻底清除原发灶、转移的肠系膜及淋巴结。术中注意无瘤操作,术后酌情辅以化疗或放疗,定期随访,是预防结直肠癌术后复发的主要措施。而对复发和转移病例,应根据其部位、临床特征,选择以手术为主的综合治疗方案,酌情达到根治或姑息治疗的目的。不能根治术的手术的原则如下,肿瘤浸润广泛或与周围组织、脏器固定不能切除,同时肠管已梗阻或可能梗阻时,可做短路手术,也可做结肠造口术。如果远处脏器转移而局部肿瘤尚允许切除时,可用局部姑息切除,以解除梗阻、慢性失血、感染中毒等症状。

(吴朔 孙涛 辽宁省肿瘤医院/中国医科大学附属肿瘤医院)

参考文献

[1] 李博艳等.乳腺浸润性小叶癌的病理与临床特点及综合治疗[J]:中国医药指南,2012(26).

[2] 戴吉花等.乳腺癌改良根治术后全结肠多发转移1例[J].中国综合临床,2016,2.

[3] 张奇兵等.乳腺浸润性小叶癌临床病理特点[J].中国老年学杂志,2011,31(17).

[4] 王曦等.125例乳腺浸润性小叶癌的临床特征及预后分析[J].肿瘤研究与临床,2010,22(8).

[5] 桑新亭等.乳腺癌迟发结肠转移一例.中华肿瘤杂志,1999,(2).

[6] 曹晨曦等.复发转移性结直肠癌的外科治疗及预后分析[J].中国癌症杂志,2008,18(1).

病例13：乳腺化生癌的治疗

★病史简介

患者，女性，53岁，因右乳腺肿物于2015年3月2日行右乳区段切除术，术后病理为：梭形细胞肿瘤。2015年6月，患者再次出现右乳腺肿物，故行右乳房肿物扩大切除术，术中见肿物最大直径为4cm。术后病理经北京乳腺疑难病理会诊中心会诊为：考虑为梭形细胞化生性癌，ER（－）、PR（－）、Her-2（－）、Ki67（20%＋）。于2015年7月14日行右乳单切术+前哨淋巴结0/7枚。

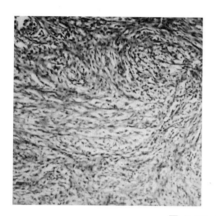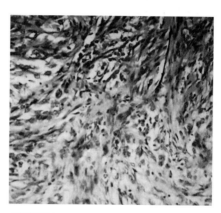

图4-13-1 （见彩图）

问题：患者的术后辅助治疗方案是如何制订？

病理科专家点评：化生性癌包括一组肿瘤，其特征为肿瘤性上皮向鳞状细胞和（或）间叶成分分化，包括但不局限于梭形细胞、软骨细胞、骨细胞和横纹肌细胞。肿瘤可完全由化生的成分构成，也可以由癌和化生的区域混合构成。根据WHO（2012）乳腺肿瘤组织学分类标准，将化生性癌分为：低级别腺鳞癌、纤维瘤病样化生性癌、鳞状细胞癌、梭形细胞癌，伴有间叶分化的癌（软骨分化、骨分化、其他类型的间叶分化），同时把肌上皮癌归入化生性癌。由于化生性癌具有多种形态学表现，曾有很多术语命名，包括癌肉瘤、肉瘤样癌、伴假肉瘤样化生的癌、梭形细胞癌、产生基质的癌及纤维瘤病样化生性癌等。化生性癌占所有浸润性乳腺癌的0.2%~5%，化生性癌的临床特点和年龄分布与其他ER阴性的非特殊型浸润性癌相似。化生性癌没有特征性的肉眼所见，肿瘤界限可以清楚，也可以边界不明显或不规则，囊性退行性变常见于化生性鳞状细胞癌中，与非特殊型浸润性癌相比，化生性癌体积较大，平均为3.9cm。镜下形态学改变，化生性癌由一组异质性肿瘤构成，诊断术语命名采用描述性的分类系统。免疫组化研究显示，大于90%的化生性癌为ER、PR、HER-2阴性，少数可表达激素受体和（或）HER-2。有研究表明，激素受体阳性率[ER和（或）PR阳性]可达12%，HER-2的阳性率可达15%，约为2%为三阳性（ER、PR和HER-2均阳性）。肿瘤细胞表达为CK5/6、CK14及EGFR。病理诊断需要一组免疫组化标志物来确认化生性癌的上皮成分，通常使用的标志物为高分子量角蛋白34βE12、CK5/6、CK14及AE1/

AE3,CK 表达不恒定,低分子量角蛋白通常阴性。超过90%的表达为P63,这是确认化生性癌及其向梭形和间叶恶性分化的标志物。目前,乳腺化生性癌的发病机制尚不清楚。但发现有P13K、P53、Wnt、EGFR和αβCrystllin等通路的异常。基因表达谱显示,化生性癌与基底细胞样亚型、claudin-low型相关,claudin-low型肿瘤富含具有上皮间质转化特征的细胞及所谓肿瘤干细胞。患者的病理诊断为考虑梭形细胞化生性癌,镜下形态学可见梭形细胞束状、鱼骨样、席纹状及车辐状排列,多种不同排列方式混合存在,胞浆细长或短粗形,中−重度核异型性,局部瘤细胞聚集成簇,似上皮样形态,有鳞状分化及肌上皮分化,局部间质黏液样变,间质淋巴等炎细胞浸润。从形态学改变可考虑为梭形细胞化生性癌,还需免疫组化标志做出诊断及鉴别诊断。患者无淋巴结转移,化生性乳腺癌淋巴结转移少见,但远处转移可见于无淋巴结转移的病例,常累及脑和肺。

乳腺外科专家点评:化生性乳腺癌的手术适应证与普通浸润性乳腺癌的手术适应证相差不大。保乳手术和乳腺癌改良根治术均可选择,但由于化生性乳腺癌患者发现时肿块往往较大,因此保乳手术率相对低。另外,由于化生性乳腺癌预后差,所以大多数患者选择全乳腺切除术,并且推荐前哨淋巴结活检。对于前哨淋巴结阳性的患者要进一步进行腋窝淋巴结清扫。患者自病理明确后,遵从上述原则实施手术治疗。

乳腺内科专家点评:化生性乳腺癌的术后化疗方面目前尚无明确定论,尽管有研究认为,化生性乳腺癌不能从化疗中获益。但由于肿瘤较大、分期较晚及激素受体阴性,患者通常会接受术后辅助化疗及姑息化疗。建议术后辅助化疗,具体方案参照非特殊类型乳腺癌。关于化疗在化生癌乳腺癌中的有效性尚缺乏数据统计。

后续治疗:2015年8月,行AC-T方案化疗。

病情变化:化疗2个周期后,出现胸壁结节,2015年10月,取病理诊断为:右胸壁恶性肿瘤,具有肌上皮及化生性癌分化特点。

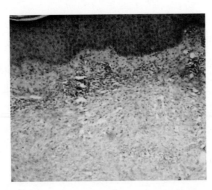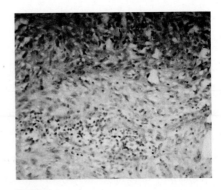

图 4-13-2 (见彩图)

问题:下一步治疗如何进行?

病理科专家点评:患者右胸壁结节病理诊断为恶性肿瘤,具有肌上皮及化生性癌分化特点,镜下组织学改变可见真皮及皮下软组织中瘤细胞呈编织状、车辐状等弥漫分布,细胞梭形、短梭形、卵圆形及不规则形,核异型性显著,病理核分裂象可见,间质透明变或黏液样变,有淋巴等炎细胞浸润。结合右乳腺梭形细胞化生性癌病史可诊断为梭形细胞化生性癌。梭形细胞化

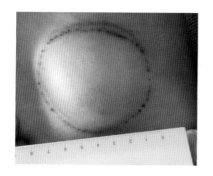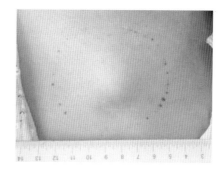

图 2-1-4

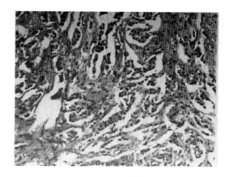

图 2-2-2

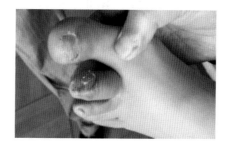

图 2-3-14

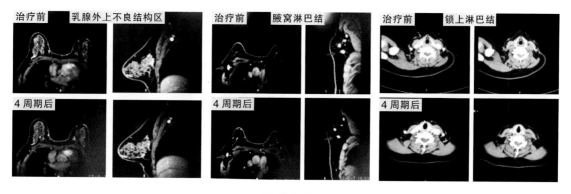

图 3-2-2

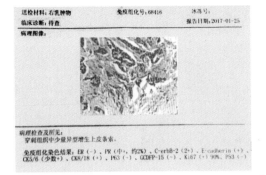

送检材料：右乳肿物　　　免疫组化号：68416　　　冰冻号：
临床诊断：待查　　　　　　　　　　　　报告日期：2017-01-25
病理图像：

病理检查及所见：
穿刺组织中少量异型增生上皮条索。
免疫组化染色结果：ER（－）、PR（中＋，约2%）、C-erbB-2（2+）、E-cadherin（＋）、
CK5/6（少数+）、CK8/18（+）、P63（－）、GCDFP-15（－）、Ki67 90%、P53（－）。

图 3-5-1

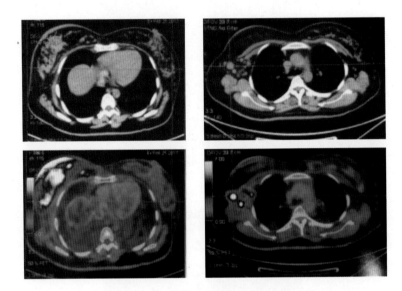

图 3-5-2

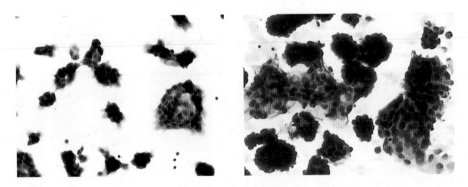

图 4-5-1

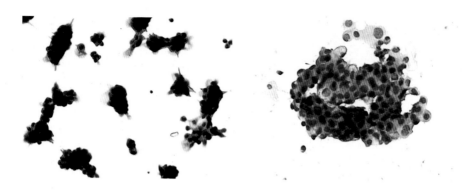

图 4-5-2

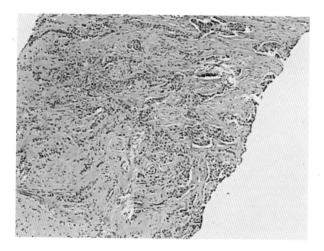

图 4-5-3

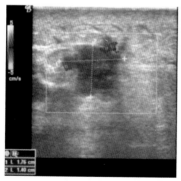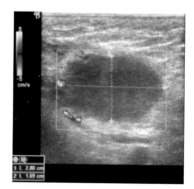

左乳　　　　　　　　　　　左腋下淋巴结

图 4-6-1

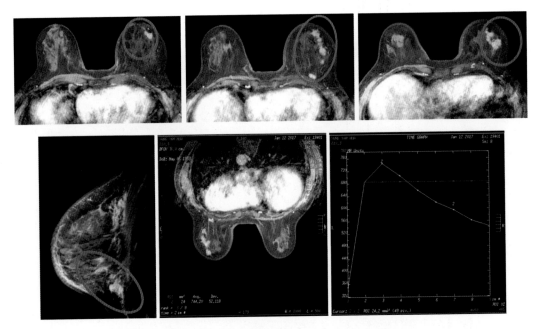

图 4-6-2

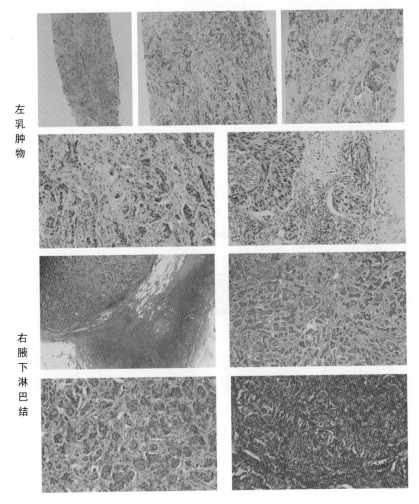

图 4-6-4

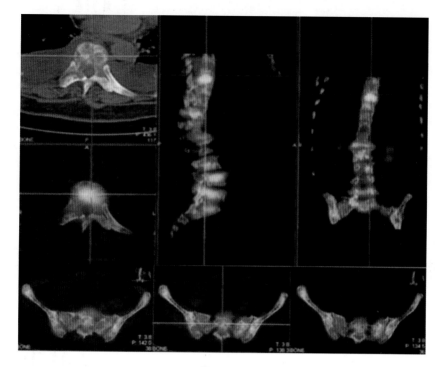

图 4-9-1

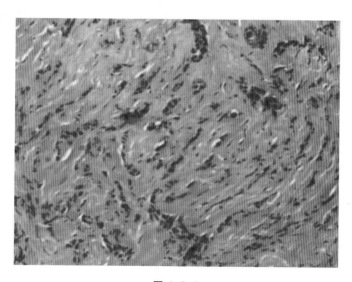

图 4-9-3

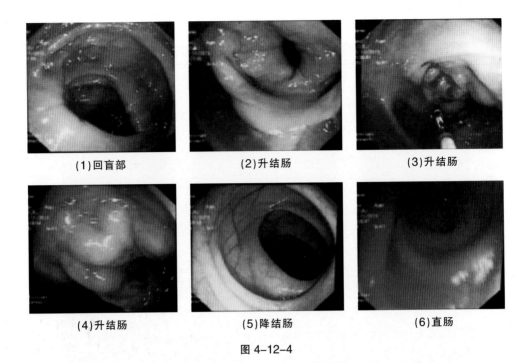

(1)回盲部　　　　　　　(2)升结肠　　　　　　　(3)升结肠

(4)升结肠　　　　　　　(5)降结肠　　　　　　　(6)直肠

图 4-12-4

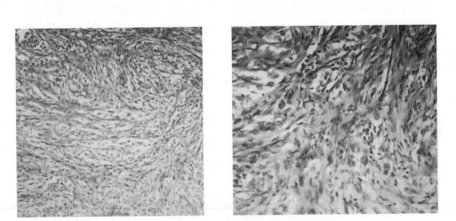

图 4-13-1

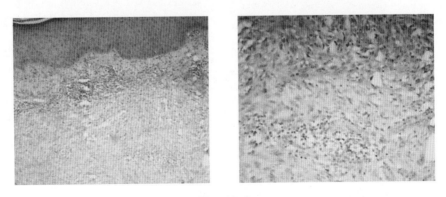

图 4-13-2